Los secretos de la

REFLEXOLOGÍA

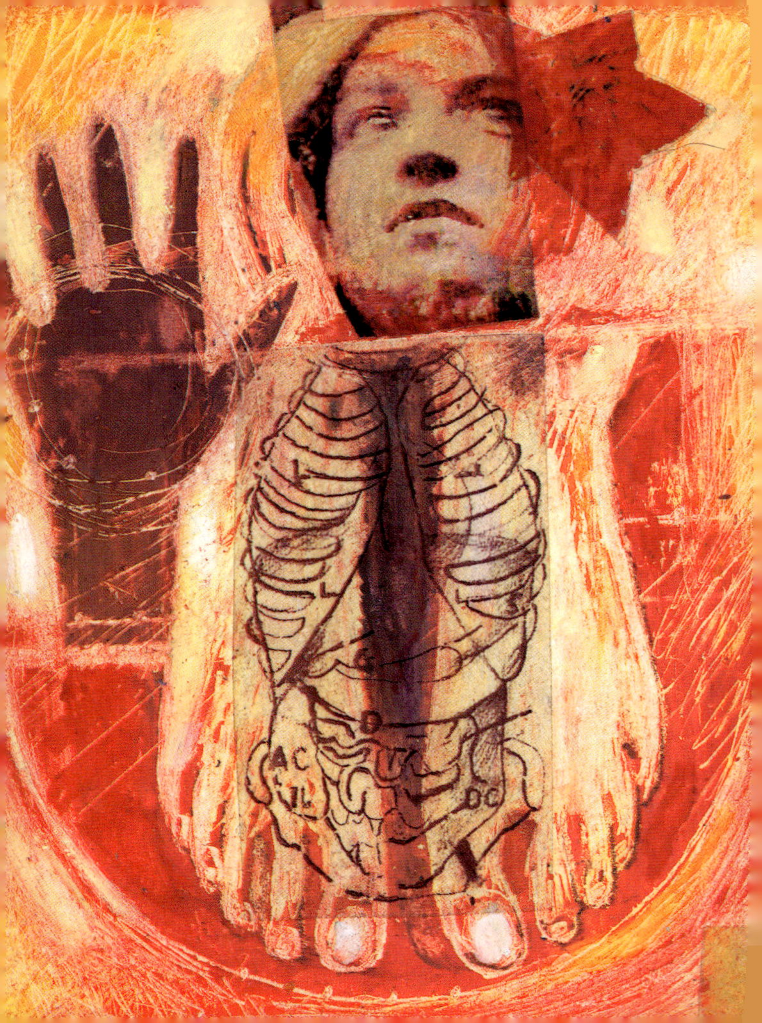
AC
DC

Los secretos de la

REFLEXOLOGÍA

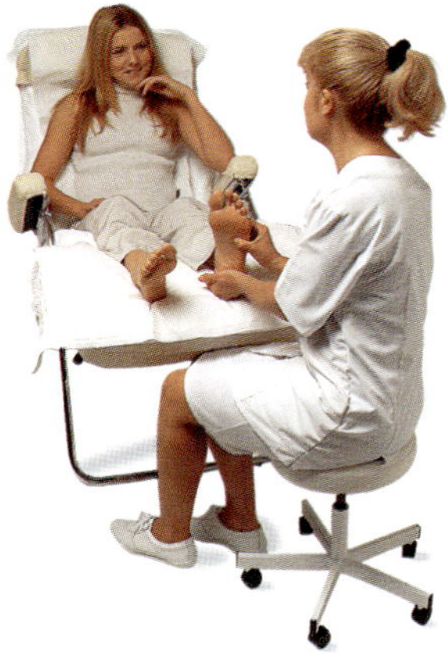

CHRIS MCLAUGHLIN
Y NICOLA HALL

EVERGREEN

EVERGREEN is an imprint of TASCHEN GmbH

Hohenzollernring 53, D-50672 Köln

www.taschen.com

Este libro ha sido concebido, diseñado y producido por
THE IVY PRESS LIMITED,
The Old Candlemakers, Lewes, East Sussex BN7 2NZ
Director artístico *Peter Bridgewater*
Directora editorial *Sophie Collins*
Desiñadores *Kevin Knight, Siân Keogh*
Autores de la edición *Sara Harper, Mandy Greenfield, Rowan Davies*
Investigadora de imágenes *Liz Eddison*
Fotografía *David Jordan*
Organización fotográfica *Kay MacMullan, Siân Keogh*
Ilustraciones *Mike Courtney, Ivan Hissey, Anna Hunter-Downing, Lesley Ann Hutchings, Andrew Milne, Sarah Young*
Modelos tridimensionales *Mark Jamieson*

Producción completa de la edición española:
akapit Verlagsservice Berlin – Saarbrücken (www.akapit.de)
Traducción del inglés: *Eva María Espinosa Santana (akapit Verlagsservice)*
Correctores: *Jorge Vitón Tamayo & Karin Porstmann (akapit Verlagsservice)*

Printed in China

ISBN 3-8228-2488-7

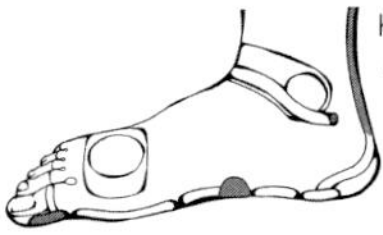

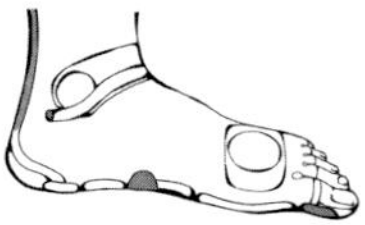

CONTENIDO

Cómo usar esta guía **6**

Introducción 8

Principios de la reflexología **10**

Fundamentos de la reflexología **38**

Sesión de reflexología podal básica **66**

Sesión de reflexología manual básica **94**

Reflexología curativa **118**

La reflexología para casos especiales **186**

Otros títulos de esta serie 216

Direcciones de interés 217

Glosario 218

Índice 221

Agradecimientos 224

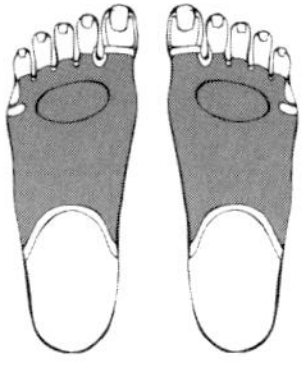

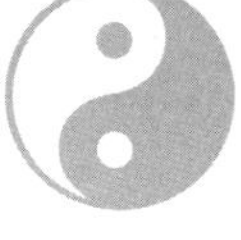

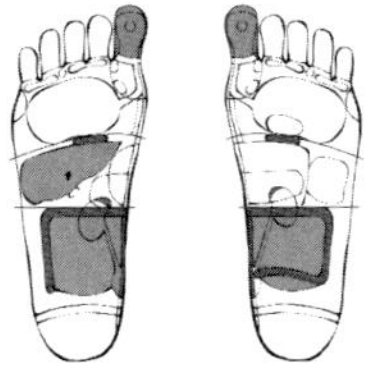

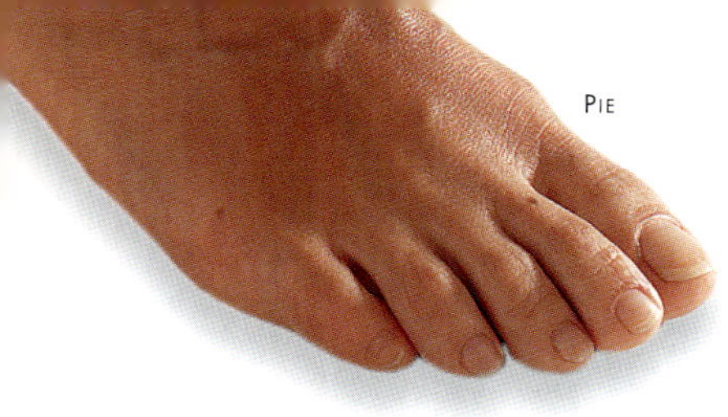

CÓMO USAR ESTA GUÍA

Para acercar esta guía al lector, se ha dividido en varios capítulos. El primero versa sobre los principios básicos de la reflexología (incluye mapas de las manos y los pies). Seguidamente hallamos detalles de lo que acontece durante una sesión del tratamiento, seguido de capítulos separados que describen cómo trabajar todos los puntos reflejos de manos y pies. Para informarse sobre el tratamiento de un reflejo en concreto, refiérase al capítulo quinto, "Reflexología curativa", el centro de esta guía. El capítulo final cubre la reflexología para casos especiales (bebés y niños, mujeres embarazadas y personas mayores).

Importante

Si padece fiebre, trombosis venosa profunda, flebitis, osteoporosis grave o su embarazo es de alto riesgo, no debería someterse a un tratamiento reflexológico. También deberá informar al doctor o terapeuta complementario de que está siendo tratado con reflexología, en caso de que interfiera con alguna medicación recetada o tratamientos complementarios.

No utilice la reflexología para sustituir ningún tratamiento médico por algún problema grave.

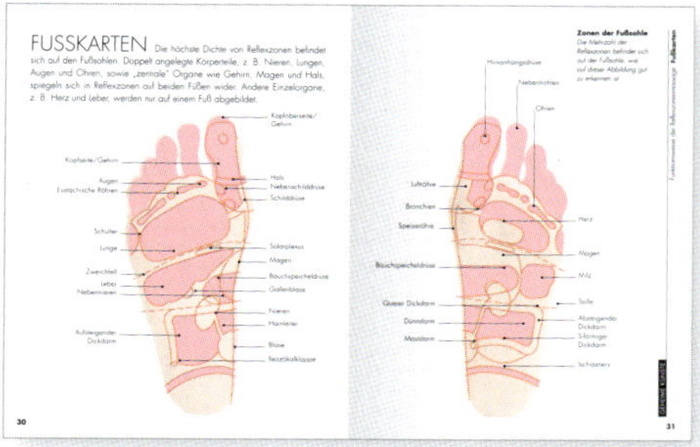

Principios

Este capítulo describe el trasfondo de la reflexología e incluye mapas zonales de manos y pies.

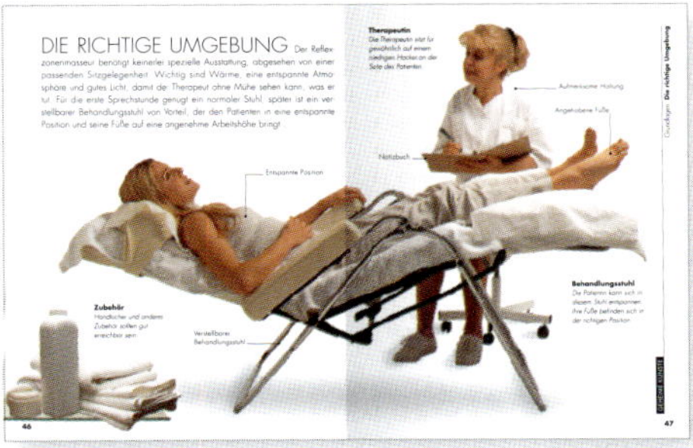

Fundamentos

Este capítulo explica qué sucede durante una sesión del tratamiento.

Una sesión podal

Aquí se muestran las diferentes áreas reflejas del pie, tanto fotográficamente como mediante diagramas, para facilitar su identificación.

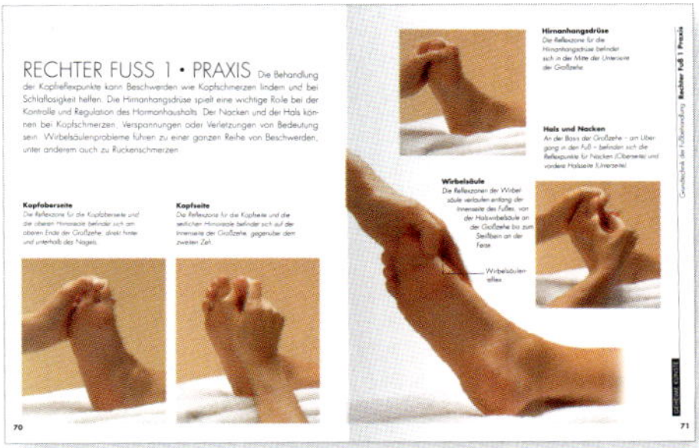

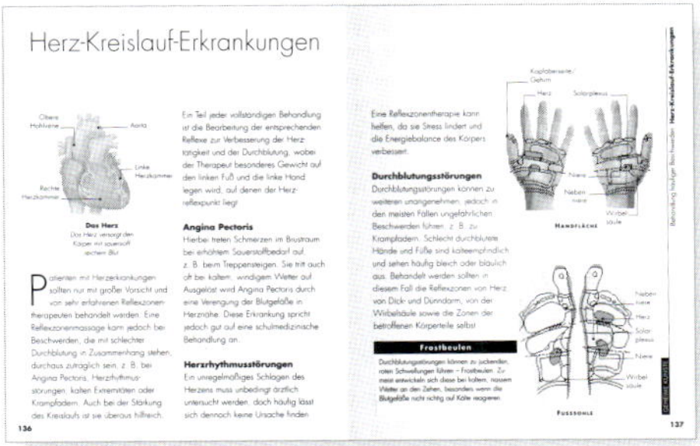

Curación

En este capítulo se cubren áreas reflejas específicas, tanto en la teoría como en la práctica.

Introducción

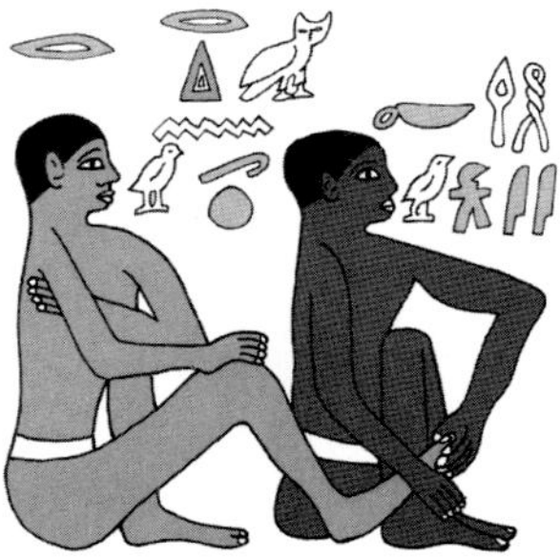

Terapia podal egipcia
Dibujo de una tumba en Saqquara que muestra una técnica similar a la reflexología moderna.

La reflexología es una terapia complementaria en la que se ejerce presión sobre pies y manos para tratar una serie de dolencias, y promover el bienestar psicológico y una salud óptima. Los pies y las manos se consideran espejos del cuerpo, y una presión en puntos específicos (reflejos) trata las áreas correspondientes del cuerpo. La reflexología es holística y trata a los pacientes como individuos, no como conjuntos de síntomas físicos.

Historia

En muchas sociedades antiguas, de la japonesa a la egipcia, se usaban formas de masaje en los pies para sanar. Los indios americanos llevan usando métodos similares durante siglos. A principios del siglo XX, el doctor William Fitzgerald, otorrinolaringólogo especialista de un hospital estadounidense, desarrolló la "terapia zonal", método derivado en parte de principios señalados en escritos europeos, entre otros. Sus técnicas fueron desarrolladas por otra americana, Eunice Ingham, quien identificó y trazó el mapa de las zonas reflejas, y fue en gran medida responsable de la creciente popularidad de lo que llamó "reflexología". Doreen Bayly, una de sus estudiantes, introdujo la reflexología en el Reino Unido en 1960, desde donde su uso se extendió a otras regiones europeas.

Desde entonces, esta segura y eficaz forma de terapia ha ganado aceptabilidad, y tanto la medicina ortodoxa como sus adeptos conocen sus beneficios.

Principios clave

Aplicando presión controlada sobre puntos específicos de los pies y manos (áreas reflejas), el terapeuta puede identificar y tratar problemas en todas las partes del cuerpo. Cada área refleja está relacionada con una parte del cuerpo concreta mediante una serie de zonas longitudinales y transversales. Las primeras pasan por ambas piernas y brazos. Esto significa que existen áreas de zonas relacionadas presentes en determinadas partes del cuerpo, que unen hombro y cadera, brazo y muslo, codo y rodilla, antebrazo y pantorrilla, muñeca y tobillo, y mano y pie. Éstas pueden usarse como áreas alternativas para un tratamiento cuando la parte afectada no puede tratarse directamente, debido a una lesión, p.ej.

Aunque la presión ejercida en la reflexología no es dolorosa, el paciente experimientará diversas sensaciones. El terapeuta usará esta respuesta para determinar el origen de los desequilibrios responsables de los síntomas.

PRINCIPIOS DE LA REFLEXOLOGÍA

Los reflexólogos usan las yemas de los dedos para ejercer una presión firme pero no fuerte sobre las áreas reflejas de los pies (o a veces de las manos) de un paciente, y evaluar así el estado de salud de cada parte del cuerpo. Las áreas reflejas están relacionadas con una parte del cuerpo determinada mediante una serie de zonas cuidadosamente definidas. Cada órgano, glándula, etc. tiene su equivalente en un punto reflejo, a través del cual el terapeuta puede descubrir si funciona como debería y ejercer la presión adecuada para corregir algún problema que perciba. Mediante una sesión de reflexología completa a través de los pies se trata todo el cuerpo y se corrigen desequilibrios generalizados.

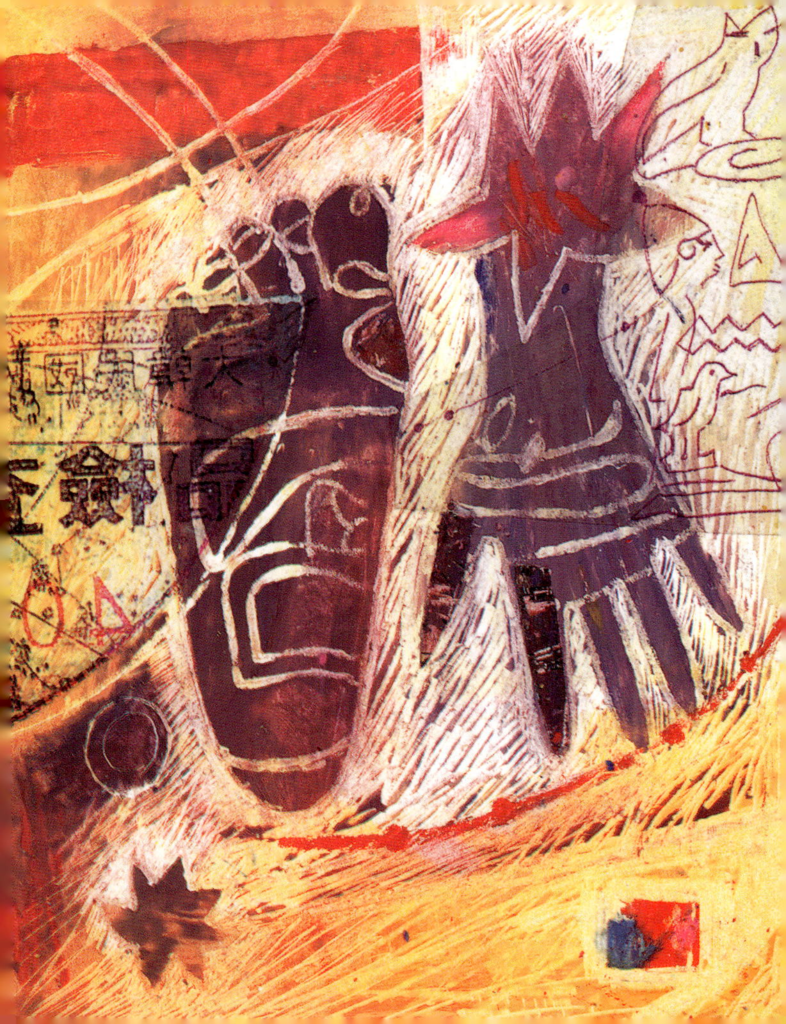

La reflexología bajo estudio

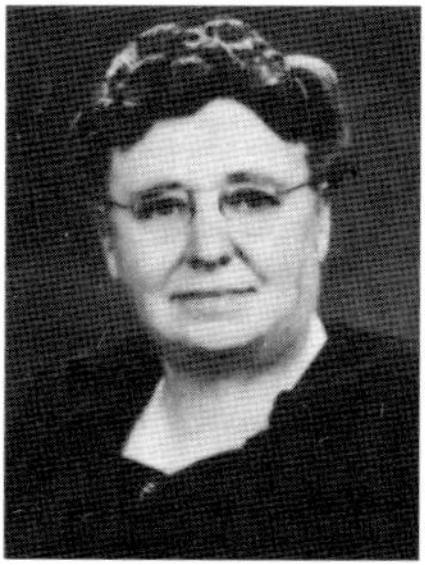

Eunice Ingham
Desarrolló la reflexología moderna en los EUA en los años 30.

Los críticos de las terapias complementarias señalan siempre que su eficacia no se basa en ensayos clínicos de doble ciego usados para probar nuevas formas ortodoxas de tratamiento. De hecho, muchos tratamientos médicos y quirúrgicos no se han visto nunca sometidos a estos ensayos, y los doctores no comprenden realmente cómo o por qué funcionan algunos tratamientos. También se señala que a menudo los pacientes se sienten mejor como resultado del llamado "efecto placebo": los síntomas mejoran porque así lo esperan, aunque el tratamiento haya consistido en un "fármaco placebo" que no tiene efecto fisiológico.

Ensayos clínicos

Es imposible realizar ensayos clínicos en la mayoría de las terapias complementarias debido a las normas que rigen la forma en que se realizan dichos ensayos. En un ensayo de doble ciego, ni el paciente ni el doctor saben si el paciente recibe un tratamiento activo o un fármaco placebo. Los pacientes se eligen teniendo en cuenta sus enfermedades y síntomas, y se comparan por otros factores relevantes, como el tabaco o la dieta. A continuación, todos reciben un tratamiento idéntico (o un placebo) y se comparan las respuestas.

Este enfoque no permite el examen de terapias complementarias. Por un lado, sería imposible practicar la reflexología de forma que ni el terapeuta ni el paciente supieran si se trata de "lo auténtico", o dar un tratamiento equivalente al placebo. Además, la reflexología, como muchos otros tratamientos complementarios, se adapta al individuo, de forma que no es el mismo para todos, aunque aparentemente padezcan problemas muy similares.

Respuesta al tratamiento

La eficacia de la reflexología debe demostrarse de forma distinta, y a menudo dependerá de la observación de la respuesta individual al tratamiento. Después de que la *British Reflexology Association* (BRA) analizara las respuestas a unos cuestionarios enviados a sus miembros, se descubrió que tres cuartos de ellos creían que sus clientes mejoraban o se recuperaban de los síntomas tras el tratamiento. Estrés, dolor de espalda y ciática eran las dolencias más comunes entre la clientela mayormente femenina. El informe de la BRA sugiere que se necesitan más estudios para explorar estos descubrimientos, mediante la definición exacta de afecciones presentes y el seguimiento de los resultados del tratamiento.

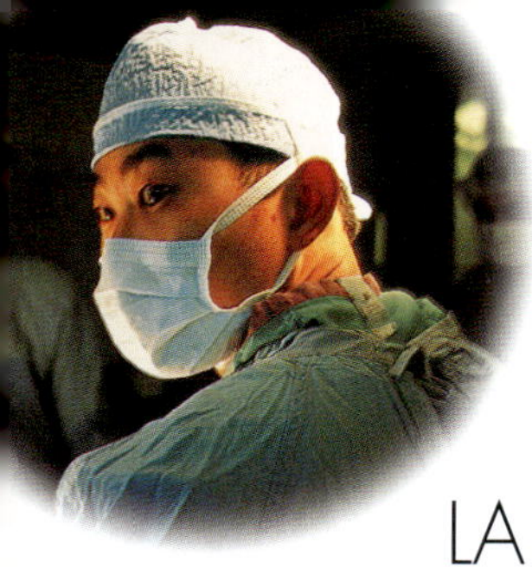

Tratamiento hospitalario
Actualmente en algunos centros sanitarios se ofrecen tratamientos reflexológicos junto a tratamientos convencionales.

LA VISIÓN ORTODOXA

La hostilidad tradicional de los profesionales de la medicina ortodoxa ha dejado de ser tan monolítica e inflexible como antes. Un creciente número de doctores y, en particular, enfermeras, ha dejado atrás los prejuicios. Como mínimo aceptan que no hace daño (siempre y cuando el paciente no abandone el tratamiento convencional) y que proporciona beneficios psicológicos. Por otro lado, una minoría creciente de personal médico cualificado anima a los pacientes que deseen someterse a tratamientos reflexológicos y hace lo posible para que se ofrezcan en los hospitales o centros de salud.

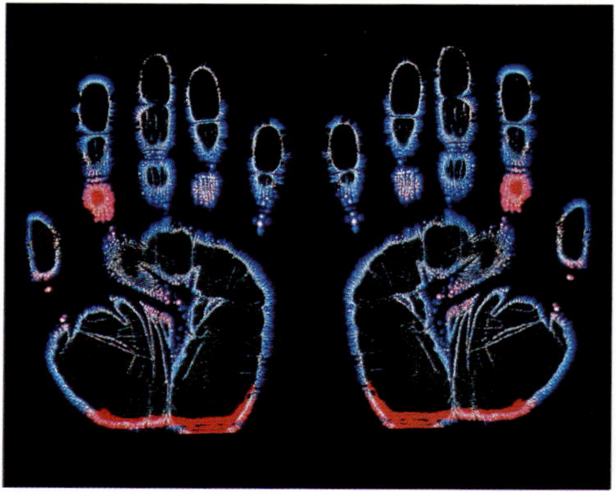

Fotografía Kirlian
Esta técnica especial destaca los cambios energéticos de las zonas reflejas.

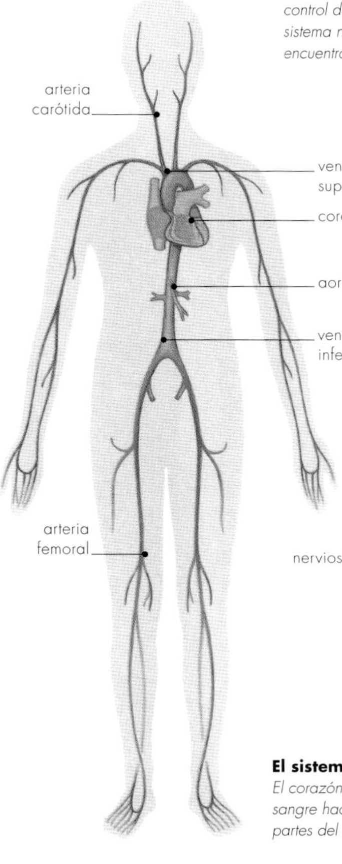

El sistema circulatorio
El corazón bombea la sangre hacia todas las partes del cuerpo.

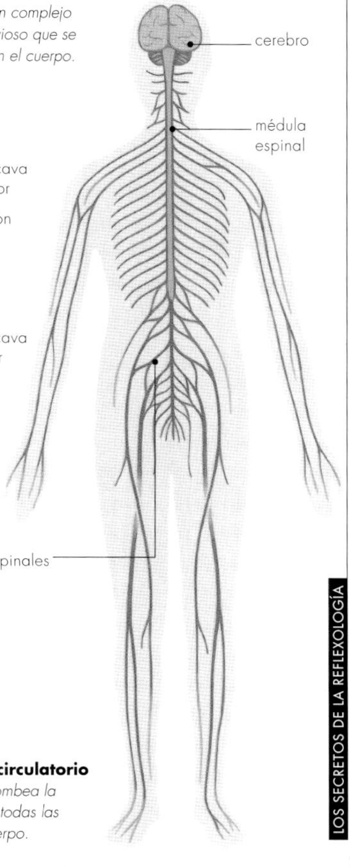

El sistema nervioso
El cerebro es el centro de control de un complejo sistema nervioso que se encuentra en el cuerpo.

La reflexología y las zonas longitudinales

El doctor William Fitzgerald, pionero de la reflexología moderna, identificó 10 "zonas energéticas", que atraviesan el cuerpo verticalmente, de los dedos de los pies a la cabeza. Existen 5 zonas a cada lado de la columna vertebral, con terminaciones en cada pie y mano. La zona 1 se extiende desde el dedo gordo del pie, atraviesa el cuerpo, y desde el pulgar, por el lado interior del brazo, hasta la cabeza. La zona 2 empieza en el segundo dedo del pie y el dedo índice, y las otras 3 zonas siguen el mismo patrón, desde los dedos de los pies y las manos hacia los costados del cuerpo. Es decir, el cuerpo se divide en 10 franjas verticales que se ensanchan o estrechan al igual que el contorno del cuerpo.

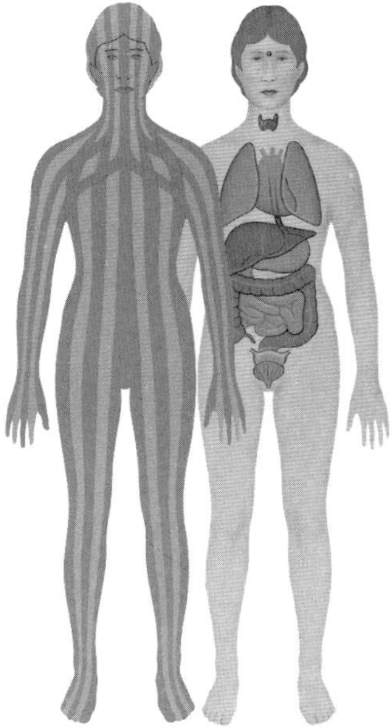

Las zonas longitudinales
Cada parte del cuerpo está relacionada con una o más zonas de energía.

Flujo de energía

Los reflexólogos utilizan estas zonas para acceder al "flujo de energía" que corre por ellas, a través de todas las partes que constituyen el cuerpo y que se encuentran en cada una de ellas. Si en alguna de estas zonas se bloquea o desequilibra el flujo de energía, se considera que afectará cualquier parte del cuerpo que se encuentre en ella.

Los reflexólogos trabajan distintos puntos a lo largo de la línea de las distintas zonas en los pies y manos para tratar patologías o síntomas que resulten de un problema existente en esa zona. Así, se trabajarán áreas reflejas de la zona 1 para tratar problemas que afecten la columna vertebral, cuello, nariz y garganta.

Meridianos

Estas 10 zonas longitudinales suelen asociarse con los 12 meridianos (o canales) regulares en los que se basan las terapias orientales tradicionales (acupuntura o shiatsu). Sin embargo, los terapeutas orientales trabajan puntos señalados a lo largo de todos los meridianos: no sólo manos y pies.

MAPAS DE LAS ZONAS LONGITUDINALES

Las zonas suben de los pies a la cabeza y bajan hacia las manos. Cada zona sigue un segmento del cuerpo de adelante a atrás, y se ensancha y estrecha siguiendo el contorno del cuerpo. Normalmente una sesión de reflexología trata todo el cuerpo a través de los pies y las manos, pero se concentran esfuerzos especiales en las áreas reflejas de la mano o pie a lo largo de la línea de la zona donde se origina el síntoma.

Manos y pies

Las diez zonas longitudinales vienen representadas en las manos y pies: en los derechos aparecen cinco, y en los izquierdos, cinco más.

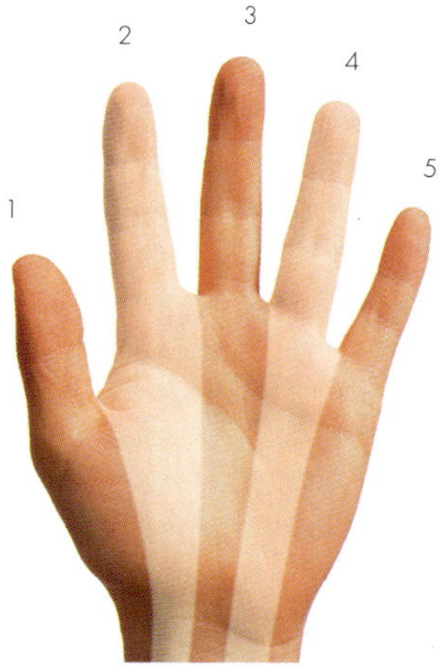

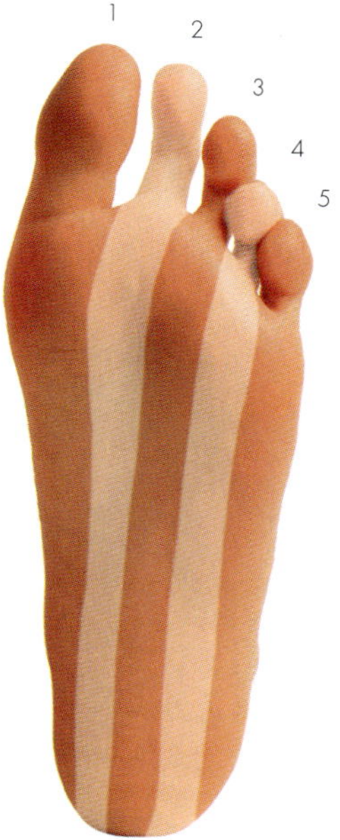

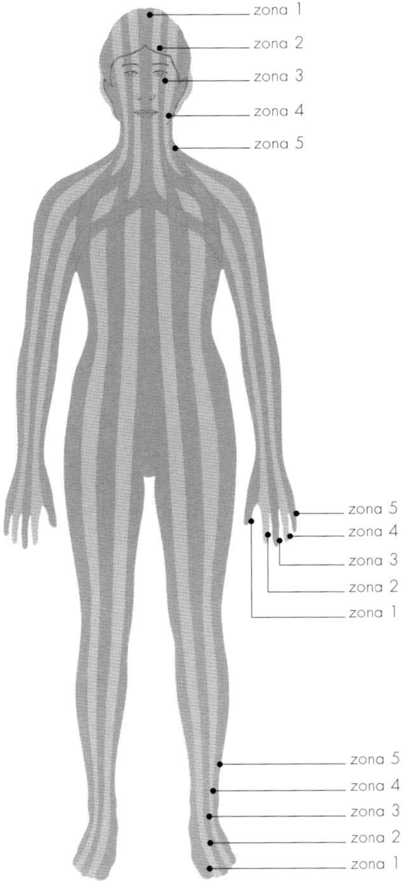

Las zonas longitudinales

Estas zonas se extienden a lo largo de todo el cuerpo, de los dedos de los pies a la cabeza, y hacia abajo hacia las yemas de los dedos de las manos. Existen 5 zonas iguales a cada lado de una línea imaginaria en la mitad del cuerpo.

Zonas transversales de manos y pies

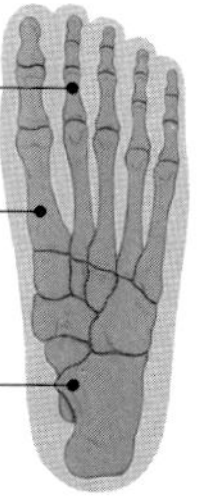

Huesos de los pies
La compleja estructura de los pies los hace extremadamente versátiles.

Para determinar de forma más precisa las áreas concretas de los pies y manos que necesitan tratarse durante una sesión de reflexología, se ha identificado un sistema de zonas transversales para complementar las 10 zonas longitudinales. Estas zonas se encuentran entre las líneas que atraviesan los pies y manos horizontalmente, y hacen más fácil que el terapeuta relacione secciones del cuerpo con las zonas reflejas adecuadas. La ubicación exacta de estas líneas en los pies y manos de una persona puede variar ligeramente, reflejando las distintas proporciones del cuerpo de un individuo. Por ejemplo, la línea de la cintura estará más cerca del talón en una persona con poca cintura y más lejos en alguien con mucha cintura.

Hanne Marquardt, terapeuta reflexóloga que trabaja en Alemania, fue la primera en definir estas directrices, que muestran cómo las secciones horizontales de las manos y pies se relacionan con secciones diferentes del resto del cuerpo. Dos de las tres líneas que dividen los pies en las distintas zonas transversales siguen los puntos de encuentro entre grupos de huesos específicos; la tercera es una línea imaginaria entre los huesos del tobillo.

Zonas de los pies

La primera línea, la del hombro, sigue la intersección entre las falanges (los huesos de los dedos de los pies) y los metatarsianos que empiezan en la base de los dedos de los pies. La segunda línea, la de la cintura, se halla a medio camino a lo largo del pie donde los metatarsianos se encuentran con los tarsianos. La tercera línea, la de la base pélvica, atraviesa el talón entre los dos huesos del tobillo.

Zonas de la mano

Debido a la estructura esquelética de las manos, sus zonas transversales no se identifican tan fácilmente. No obstante, algunos reflexólogos utilizan líneas hipotéticas que corresponderían a las aparecidas en los pies. El área en cada zona transversal de las manos sería menor, debido al tamaño relativo de las manos y pies.

Variaciones

La ubicación de las zonas transversales varía según las proporciones del individuo. En una persona con poca cintura la línea de la cadera está más cerca del talón; en una persona con mucha cintura, más lejos.

MAPAS DE LAS ZONAS TRANSVERSALES

Al observar una ilustración del pie dividido en zonas longitudinales y horizontales, enseguida de visualiza el modo en que la forma y estructura del pie refleja las del resto del cuerpo. Existe también un grado de simetría entre la forma y tamaño del pie y el cuerpo del dueño; así, las personas más altas suelen tener pies más grandes que el promedio.

Las manos
Algunos reflexólogos visualizan líneas "imaginarias" en las manos.

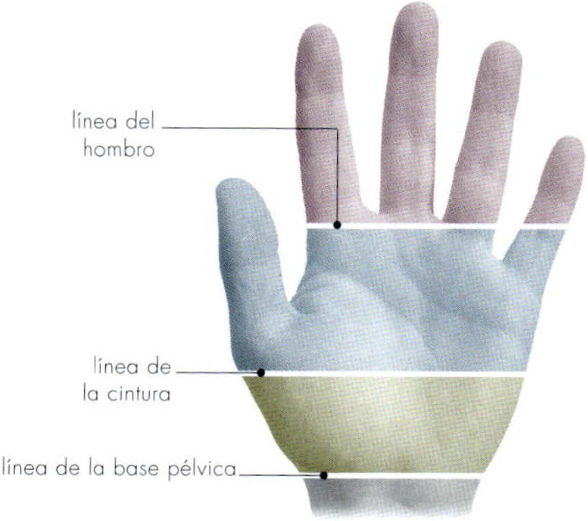

Los pies
Tres líneas dividen el pie en distintas zonas.

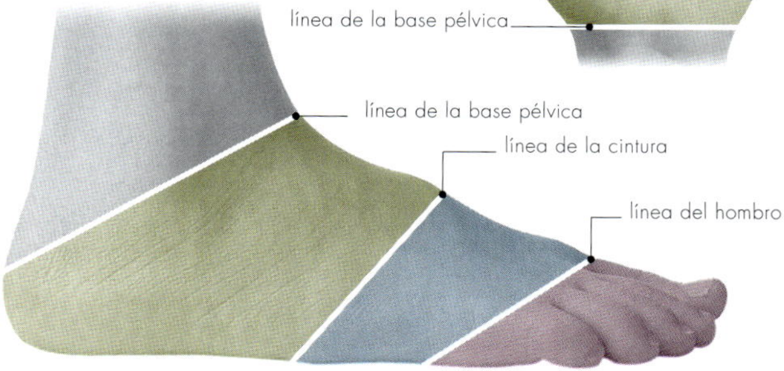

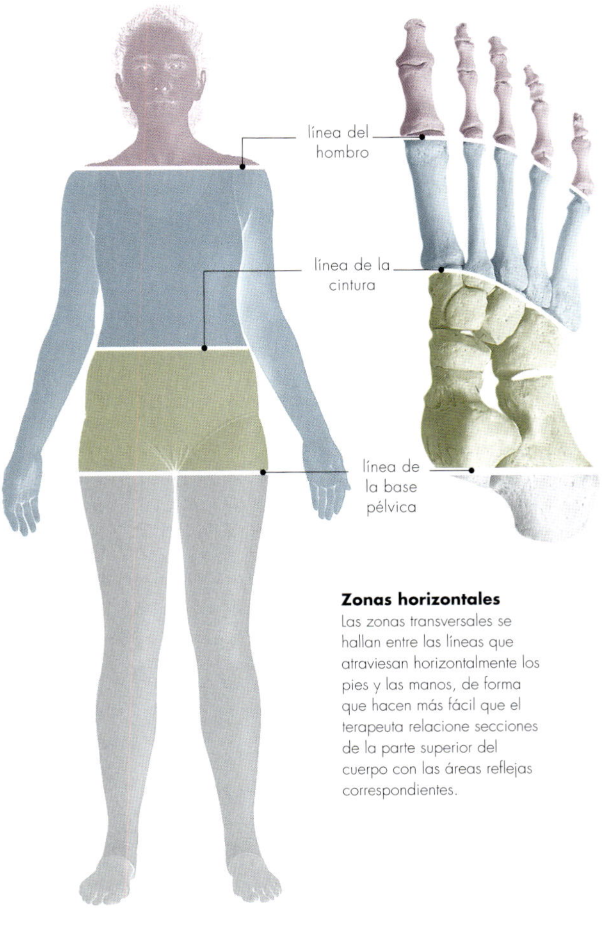

Zonas horizontales

Las zonas transversales se hallan entre las líneas que atraviesan horizontalmente los pies y las manos, de forma que hacen más fácil que el terapeuta relacione secciones de la parte superior del cuerpo con las áreas reflejas correspondientes.

Los efectos de un bloqueo de energía

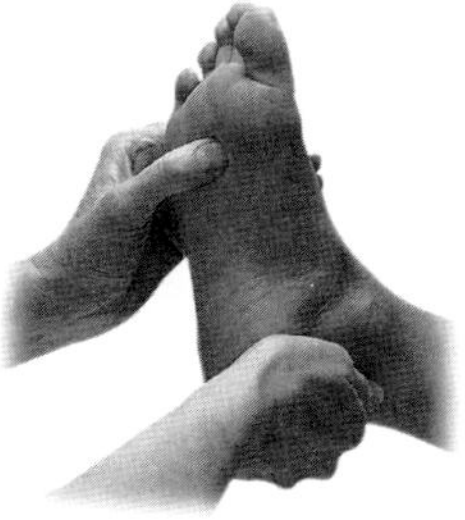

Depósitos de cristales
El reflexólogo tratará desequilibrios identificables como "arenosos".

El tratamiento reflexológico se basa en la idea de que el cuerpo tiene una forma de energía natural que, si fluye libre y fácilmente a través de las zonas, ayuda a mantener una salud óptima y fomentar la curación. En una persona sana, esta energía es dinámica, y se equilibra por sí misma para satisfacer las necesidades del individuo en cualquier momento. Desgraciadamente, este estado ideal de energía equilibrada y fluida puede verse perturbado fácilmente, dando lugar a todo tipo de síntomas y patologías, o a una falta de bienestar generalizada. Los factores que pueden afectar negativamente el flujo de energía incluyen muchos aspectos del estilo de vida moderno.

Enfoque ortodoxo

Cuando nos sentimos enfermos, a menudo solemos acudir a una farmacia o echamos mano de un medicamento recetado por un doctor. Aunque estos tratamientos alivian los síntomas, no tratan los problemas que los ocasionan.

Enfoque holístico

En oposición a este enfoque, el reflexólogo considera a la persona como un individuo, y al planificar el tratamiento considera todos los factores que contribuyen a la falta de buena salud: se forma una visión de conjunto a partir de lo que el paciente le cuenta, junto con información sobre las áreas con problemas específicos percibidos mediante el contacto con las áreas reflejas de los pies o manos.

Depósitos de cristales

Si un área determinada es sensible a la presión o si el terapeuta percibe una sensación arenosa bajo la piel, como si se hubieran depositado cristales, existen desequilibrios que pueden tratarse. Cuanto más arenosa o sensible es la sensación, mayor el desequilibrio.

El reflexólogo tratará de descomponer estas acumulaciones granulares para restaurar el flujo de energía en las zonas y mejorar el riego sanguíneo para eliminar estas "toxinas". Un reflexólogo experimentado percibirá desequilibrios muy sutiles y planificará el tratamiento que desee administrar.

Estilo de vida

Muchos factores, incluyendo estrés, tensión, ansiedad, dieta inadecuada, contaminación ambiental y falta de ejercicio, pueden afectar negativamente nuestro estado de energía natural.

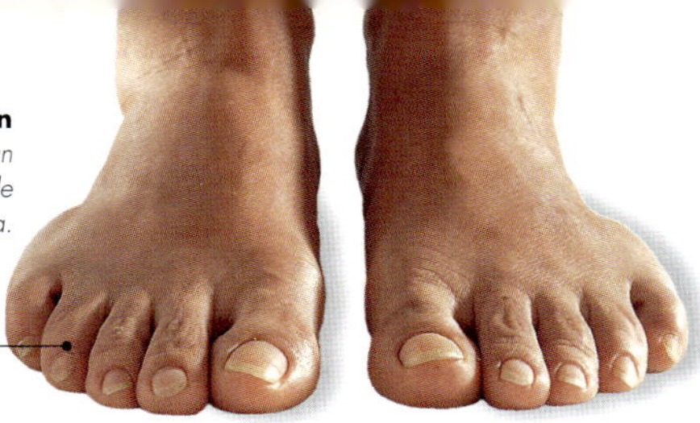

Bajo presión
Nuestros pies están sujetos a todo tipo de estrés a lo largo del día.

LAS FUNCIONES DE LAS MANOS Y LOS PIES

Normalmente nos interesamos poco por las manos y los pies a menos que nos ocasionen molestias. Unos pies saludables son fuertes y flexibles, tienen eficaces neutralizadores de shock en el empeine y el talón, y los dedos de los pies, que mantienen el equilibrio en infinidad de situaciones. La mano humana se adapta rápidamente a un gran número de tareas (transportar objetos pesados o realizar movimientos precisos, sutiles y diestros).

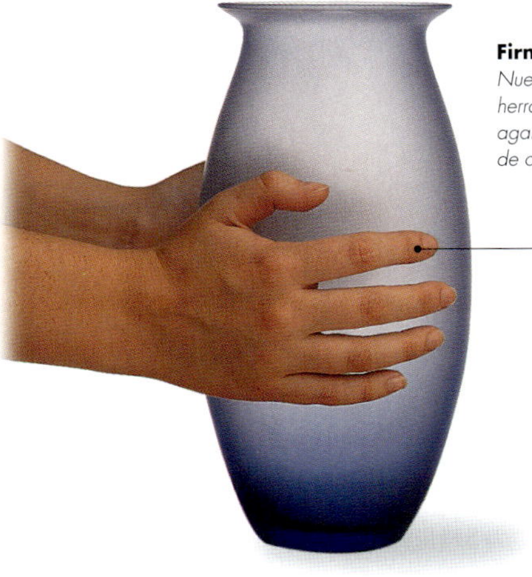

Firme sujeción
Nuestras manos son herramientas eficaces para agarrar y asir un gran número de objetos de formas diferentes.

Equilibrio

Incluso cuando nuestro peso se distribuye de forma desigual, nuestros pies soportan el cuerpo que hay sobre ellos.

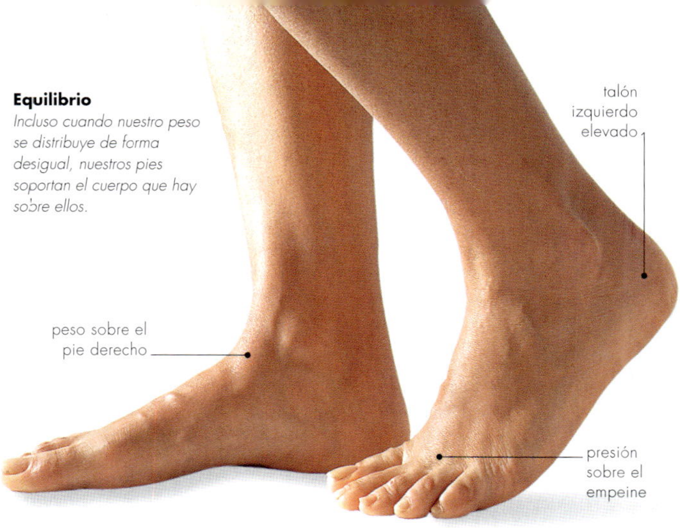

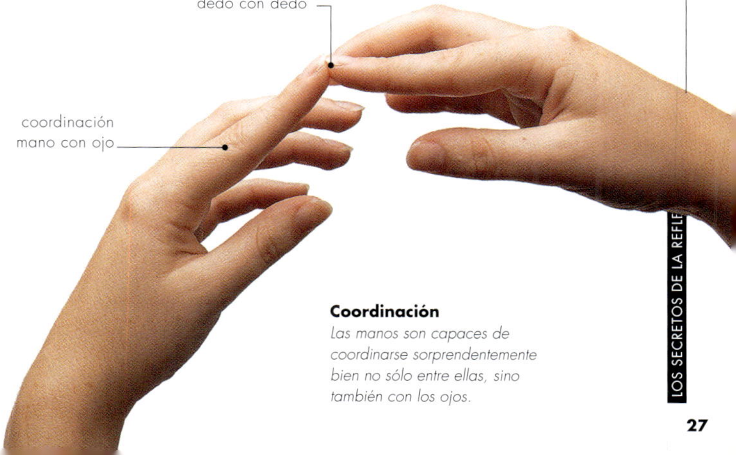

Coordinación

Las manos son capaces de coordinarse sorprendentemente bien no sólo entre ellas, sino también con los ojos.

Anatomía del pie y la mano

La estructura ósea de la mano y la del pie son similares: 26 huesos en el pie y 27 en la mano. Juntos, los huesos de los pies y las manos representan la mitad del número total de huesos del cuerpo. Durante nuestra evolución de monos a humanos, las funciones de los pies y las manos se han ido distanciando; así ni podemos caminar fácilmente sobre las manos ni agarrar bolsas pesadas con los pies.

Los pies

Los dedos de cada pie están formados por 14 huesos llamados falanges (dos en el dedo gordo y tres en el resto). Mediante unos ligamentos se unen a los largos huesos que se extienden desde el pie hacia el talón: los metatarsianos. Los demás 7 huesos reciben el nombre de tarsianos. El apoyo y la estabilidad la proporcionan 3 huesos cuneiformes en medio del pie, que se

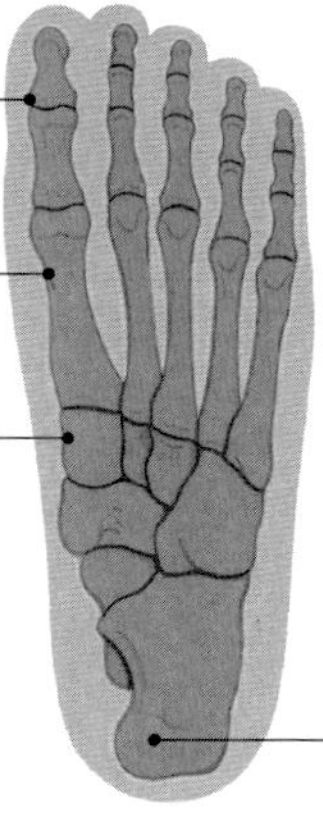

Los pies
Los huesos de los dedos del pie son más planos que los de la mano para soportar nuestro peso.

Las manos
Gracias a las articulaciones y los músculos, los huesos de la mano pueden moverse eficazmente.

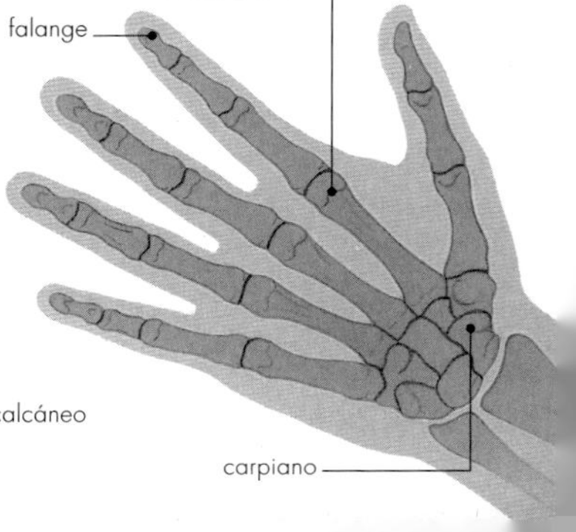

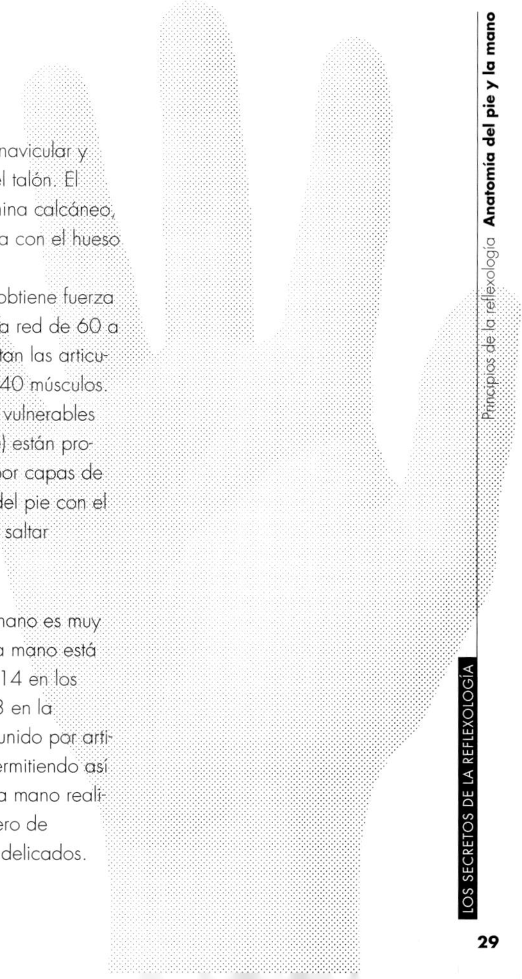

conectan con los huesos navicular y cuboides justo delante del talón. El hueso del talón se denomina calcáneo, y la estructura se completa con el hueso del tobillo: el talo.

Esta estructura básica obtiene fuerza y mobilidad gracias a una red de 60 a 70 ligamentos que soportan las articulaciones, y alrededor de 40 músculos. Las áreas potencialmente vulnerables (como el empeine del pie) están protegidas y amortiguadas por capas de grasa contra el impacto del pie con el suelo al caminar, correr y saltar

Las manos

La estructura ósea de la mano es muy similar a la del pie. Cada mano está formada por 27 huesos: 14 en los dedos, 5 en la palma y 8 en la muñeca. Cada uno está unido por articulaciones separadas, permitiendo así a las diversas partes de la mano realizar un sorprendente número de movimientos complejos y delicados.

MAPAS DE LOS PIES

La concentración más densa de áreas reflejas se encuentra en las plantas de los pies. Las partes del cuerpo que están duplicadas (los riñones, los pulmones, los ojos, los oídos) y las que están "centradas" (el cerebro, el cuello y el estómago) están representadas en áreas reflejas de ambos pies. Los órganos individuales (el corazón o el hígado) están representados en un solo pie.

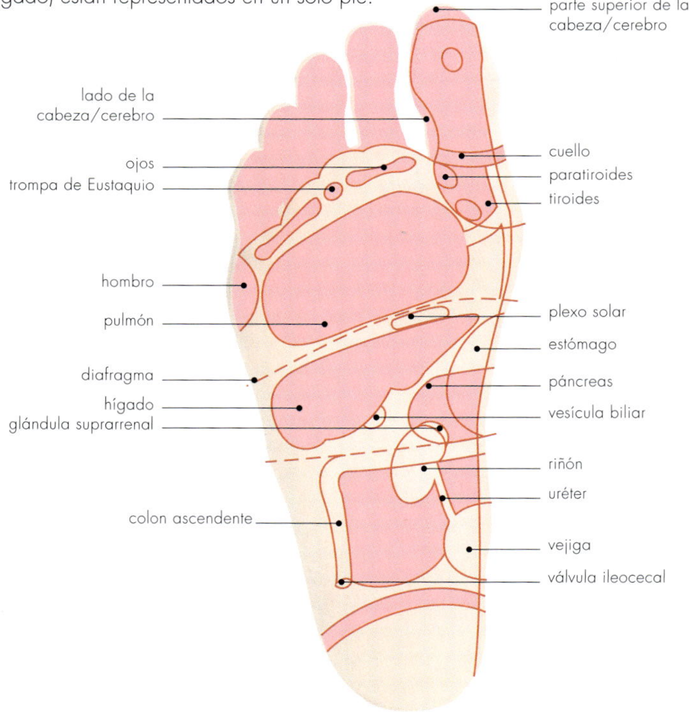

Visión plantar

La mayoría de áreas reflejas se encuentran en las plantas de los pies y pueden identificarse en una visión "plantar" típica, como la que se muestra aquí.

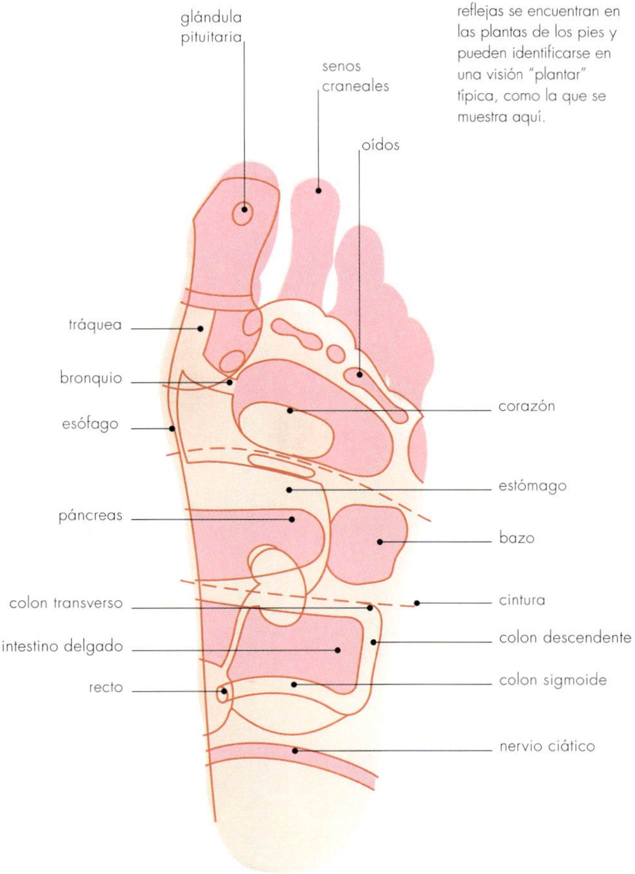

Puntos reflejos de los pies

En un mapa de las zonas reflejas de los pies existen cuatro visiones: la de la planta o plantar, la superior o dorsal, la interior o medial y la exterior o lateral. Debido a que la forma del pie refleja la parte superior del cuerpo, las áreas reflejas se localizan en las regiones correspondientes: en otras palabras, el área refleja de la cabeza se encuentra en el dedo gordo del pie, y el cóccix (el hueso de la cola) hacia la parte posterior del talón.

Algunas áreas reflejas son tan pequeñas, y su defineción tan precisa, que el terapeuta deberá ser muy diestro al ejercer presión para tratarlas.

VISIÓN DORSAL

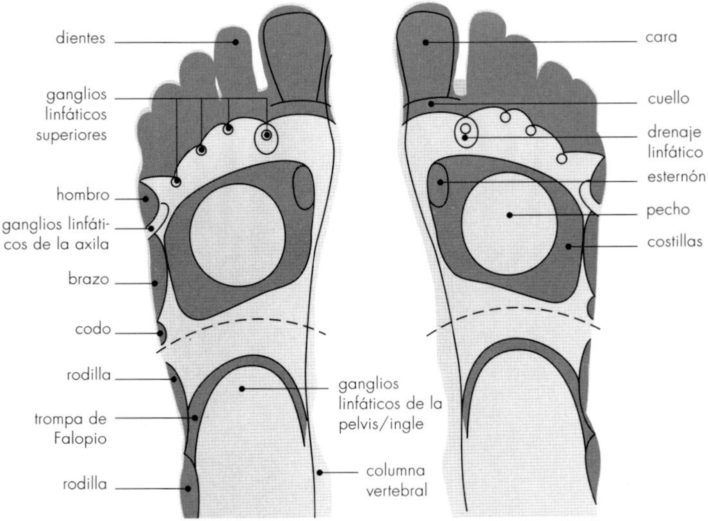

PIE IZQUIERDO EXTERIOR

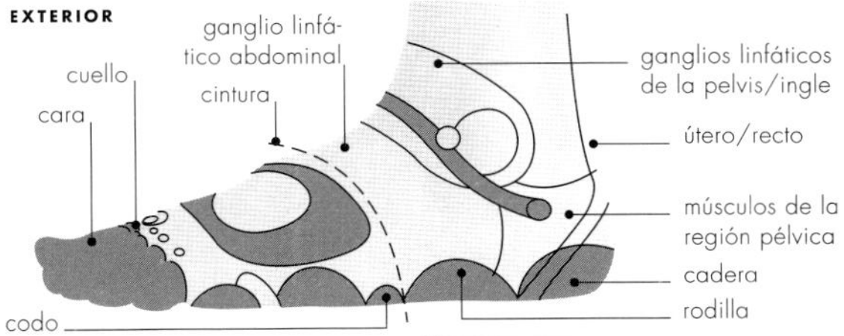

PIE DERECHO INTERIOR

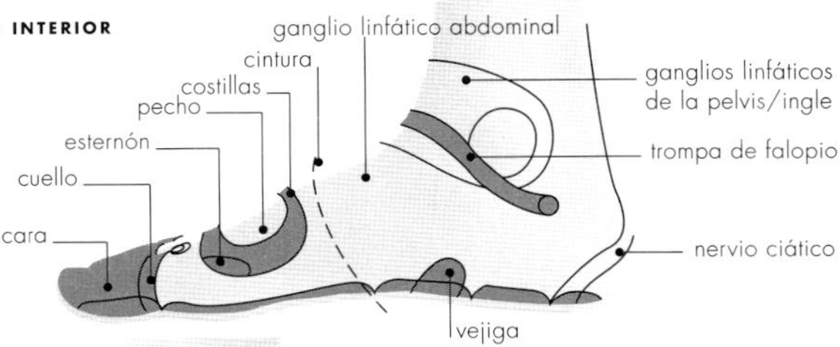

PIE DERECHO EXTERIOR

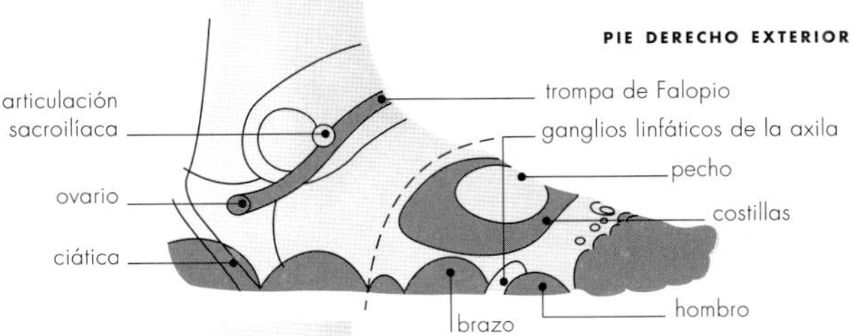

PIE IZQUIERDO INTERIOR

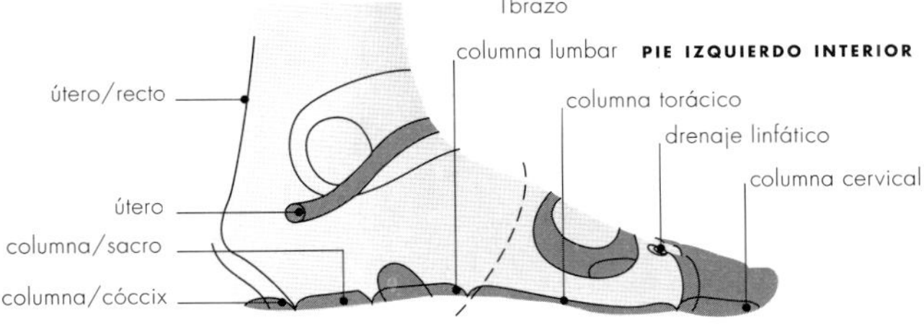

MAPAS DE LAS MANOS

Las áreas reflejas de las manos reflejan las de los pies, aunque debido a que son menos profundas, no se necesitan mapas separados para los lados de las mismas. Todas las áreas se localizan en mapas de la palma (visión plantar) y el dorso de la mano (visión dorsal). La mayoría de las áreas reflejas se hallan en las palmas, y la mayoría aparecen en ambas manos.

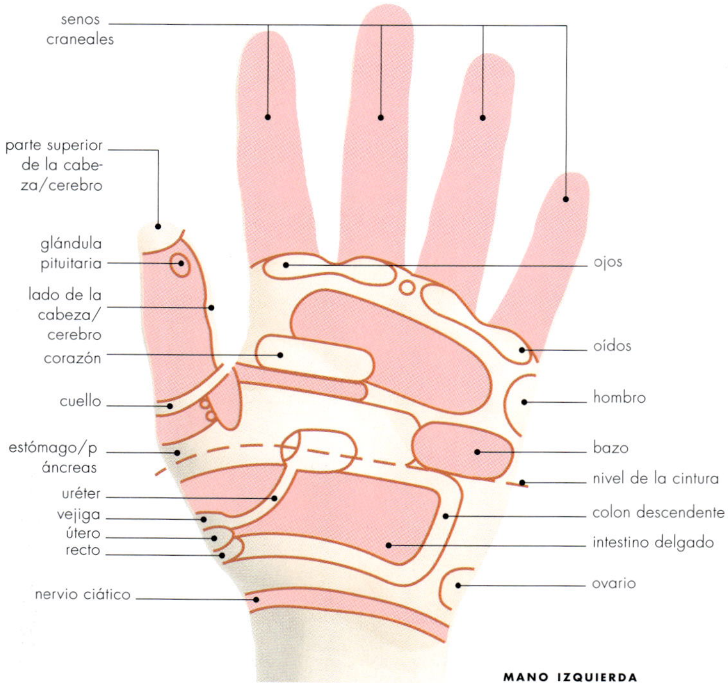

MANO IZQUIERDA

Visión plantar

Cada parte del cuerpo tiene su área refleja en regiones correspondientes de las manos, de manera que, al igual que en los pies, el área de la cabeza se halla en las yemas de los dedos y las áreas reflejas de la base del torso hacia la muñeca. La mayoría de las áreas reflejas se encuentran en las palmas de las manos.

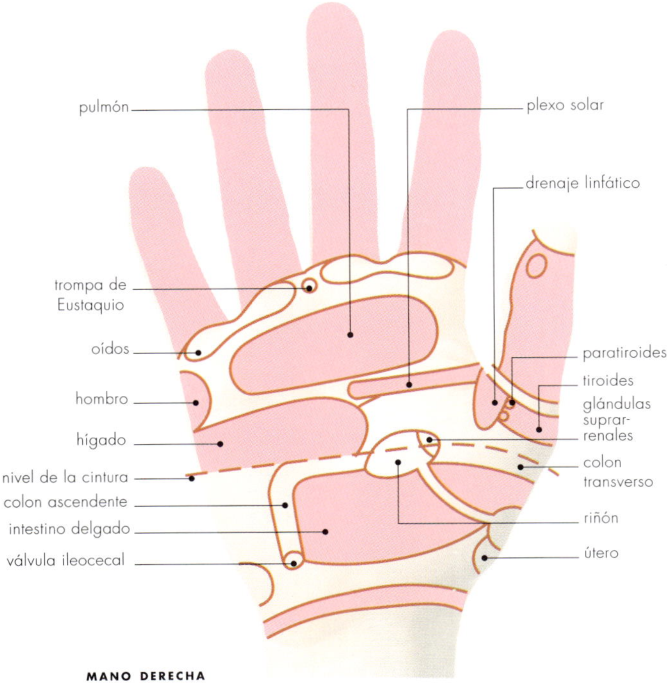

MANO DERECHA

Puntos reflejos en el dorso de las manos

Las áreas reflejas en el dorso del pie coinciden con las del dorso de la mano. Algunas de las mostradas en las palmas se extienden de los lados a los dorsos de la mano (como el diafragma, cadera y pelvis, y ovarios y testículos, por ejemplo).

Aunque el tramiento de la mano suele recomendarse como tratamiento casero, el principiante encontrará difícil localizar las áreas correctas, porque el tamaño de las manos, comparado con el de los pies, puede significar que algunas áreas sean realmente pequeñas.

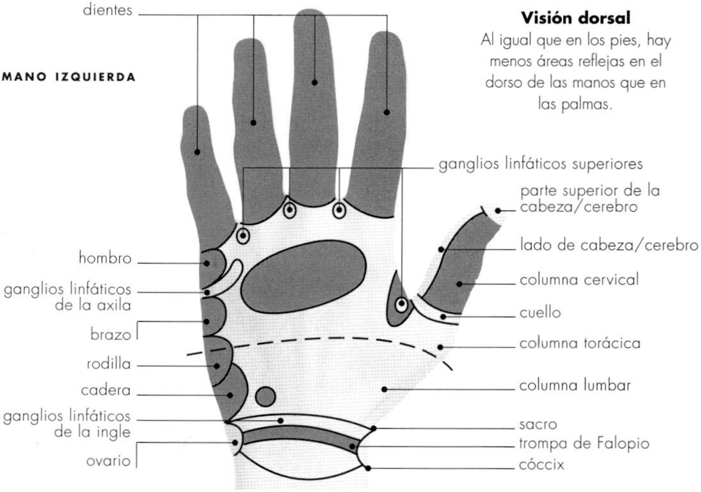

Visión dorsal

Al igual que en los pies, hay menos áreas reflejas en el dorso de las manos que en las palmas.

Sensibilidad

El grado de sensibilidad de las manos en la reflexología varía en gran medida. En ocasiones un reflexólogo elegirá tratar las manos en lugar de los pies, debido a que en ellos existe una herida, malformación o infección, por ejemplo.

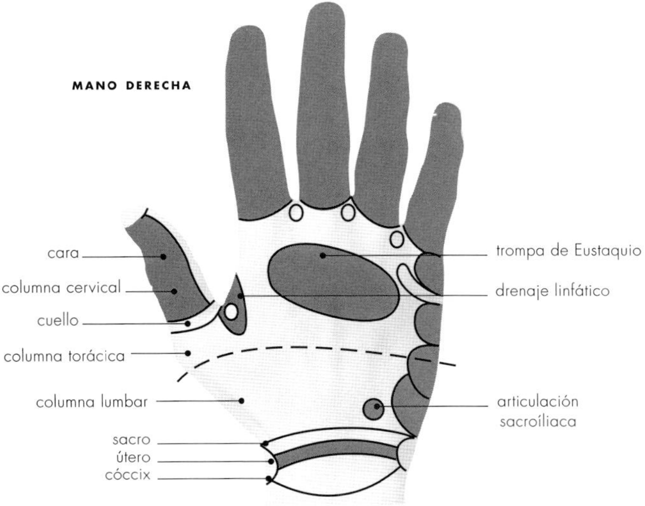

FUNDAMENTOS DE LA REFLEXOLOGÍA

Una sesión de reflexología suele durar entre 45 min. y una hora, aunque es posible que dure menos si el terapeuta prefiere trabajar las manos en lugar de los pies, pues éstas son más pequeñas. El reflexólogo suele empezar a trabajar el pie (o la mano) derecho, seguido del izquierdo. Ésta es la secuencia recomendada por Doreen Bayly. Las sensaciones experimentadas durante el tratamiento varían de individuo a individuo, y el terapeuta deberá ajustar el grado de presión para evitar ocasionar dolor. Asimismo, el reflexólogo deberá tener cuidado de no trabajar demasiado ningún área.

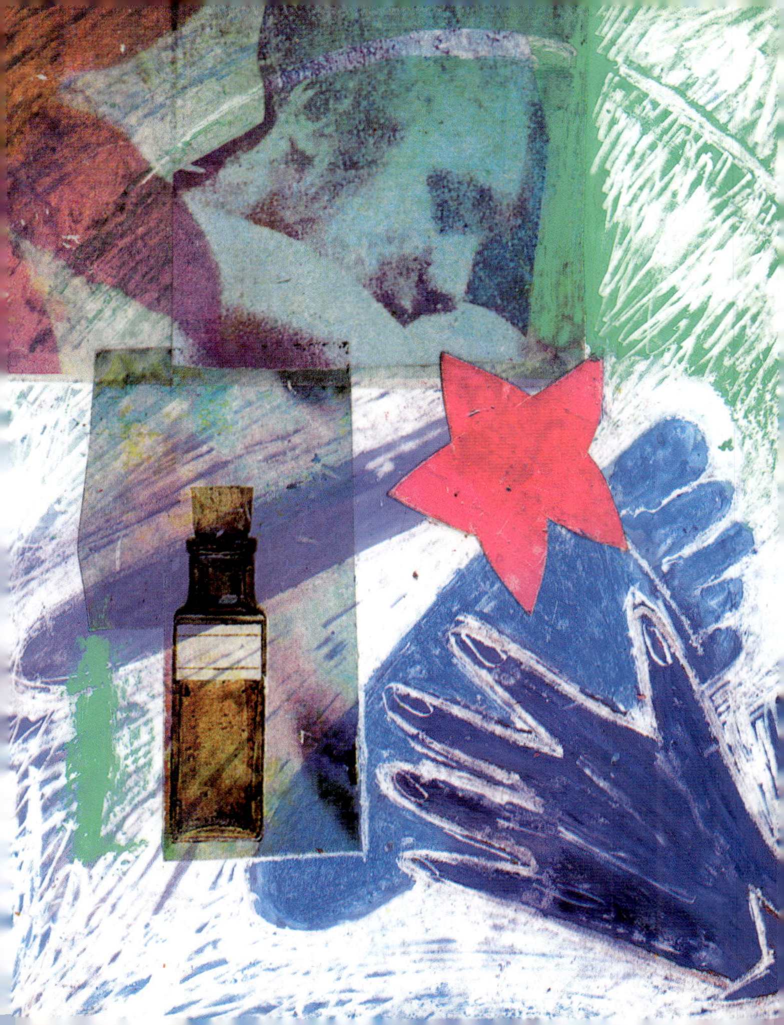

Antes de empezar una sesión de reflexología

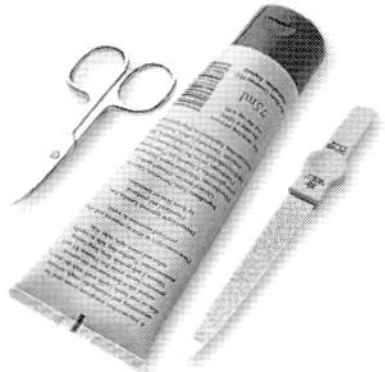

Cuidado de las uñas
El reflexólogo debe tener las uñas limadas y las manos suaves.

Los reflexólogos tratan de trabajar de forma paralela a los médicos ortodoxos siempre que sea necesario, de forma que el paciente se beneficie simultáneamente de una terapia ortodoxa y una complementaria. Antes del tratamiento, el reflexólogo le preguntará sobre su salud y estilo de vida. Existen algunas enfermedades que hacen desaconsejable un tratamiento de reflexología (trombosis venosa profunda o osteoporosis de pies grave) y en determinadas circunstancias se debe atender de forma especial, por ejemplo, al tratar a personas diabéticas, con trastornos tiroideos, mujeres embarazadas o con problemas de salud prolongados (ver pág. 60–61). Comuníquele a su reflexólogo los medicamentos que toma (incluso las plantas medicinales) ya que la reflexología podría variar su efecto.

Preparación

Si va a tratarle los pies, el reflexólogo le pedirá que se quite los zapatos y se relaje en un sofá o silla reclinable. Le refrescará y limpiará los pies de sudor o suciedad con una toalla húmeda. Examinará sus pies en busca de problemas de salud y extenderá polvos de talco para dar un masaje inicial y descubrir áreas sensibles o dolorosas que se puedan trabajar.

Problemas en los pies

La efectividad del tratamiento puede disminuir si los pies del paciente no están en buen estado. Problemas como los callos deberían ser tratados por un podólogo o pedicuro antes de la sesión de reflexología. Las ampollas y cortes o abrasiones también deberían curarse antes de iniciar el tratamiento y en caso de piel seca deberían hidratarse los pies. Si un problema como una infección dificulta o imposibilita tratar los pies, se tratarán las manos. En ellas se aplicarán los mismos principios.

Cuidado de las manos

Las manos del terapeuta son una herramienta importante, de manera que, al igual que un pianista o cirujano, deberá cuidarlas a conciencia. Debido a que usa las puntas de los pulgares (y a veces el resto de dedos) para ejercer presión, es esencial que lleve las uñas bien limadas para evitar dañar la piel del paciente durante el tratamiento. El reflexólogo deberá mantener las manos hidratadas y asegurarse de que no se creen bultos de piel dura o áspera, y sus manos deberán estar escrupulosamente limpias.

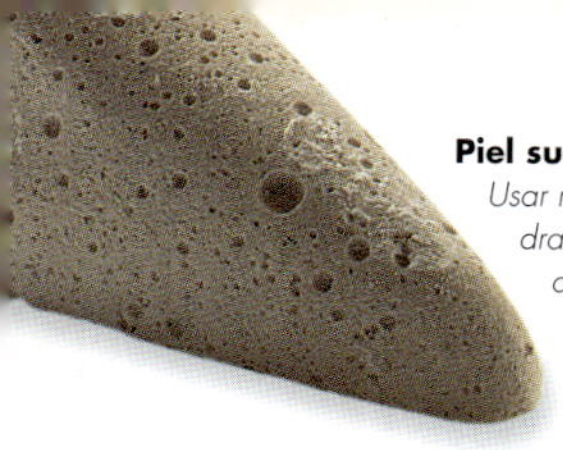

Piel suave
Usar regularmente una piedra pómez suaviza asperezas.

EL CUIDADO DE LOS PIES

Después de lavarse los pies, séquelos bien, especialmente entre los dedos. La humedad provoca infecciones micóticas como los pies de atleta. A menos que su piel esté muy suave, utilice una piedra pómez y una crema poco abrasiva. Mantenga cortas las uñas de los pies, y córtelas rectas en lugar de curvadas, para evitar uñas encarnadas. Complete la pedicura con crema hidratante.

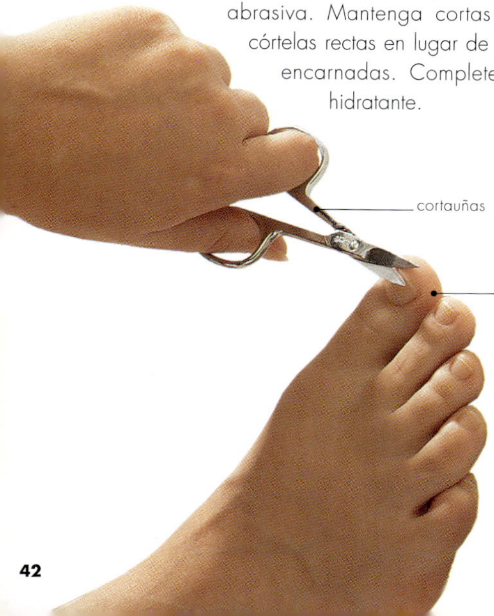

Las uñas de los pies
Es importante cortarse las uñas regularmente para mantener unos pies saludables.

Suave sensación

La crema hidratante sienta bien y mantiene la piel flexible.

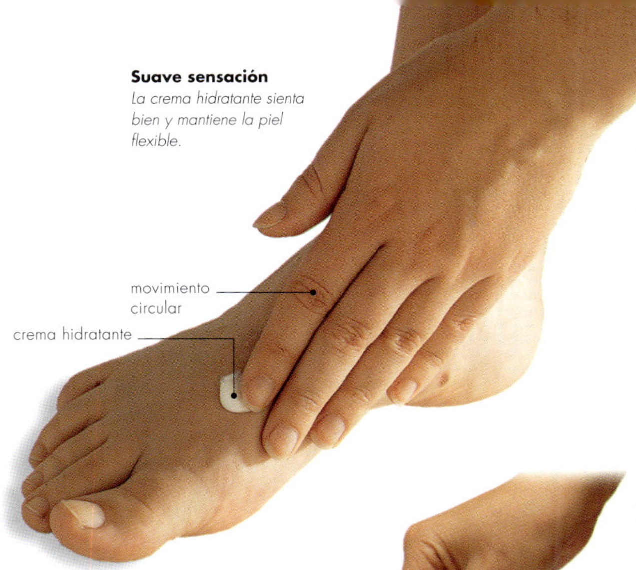

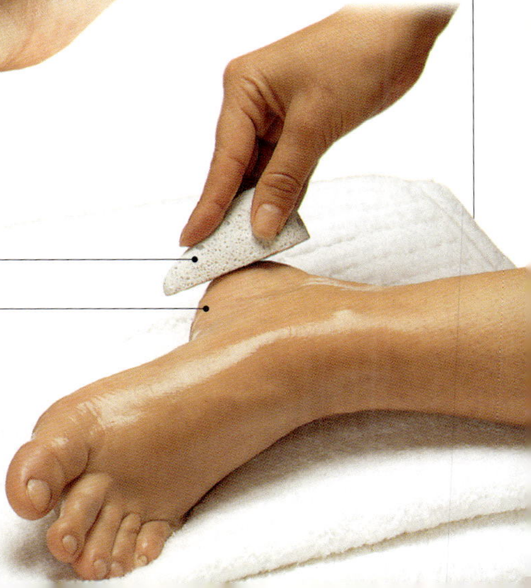

Talones saludables

Utilice una piedra pómez para eliminar las durezas y sequedades que suelen aparecer en los talones.

Relación entre paciente y terapeuta

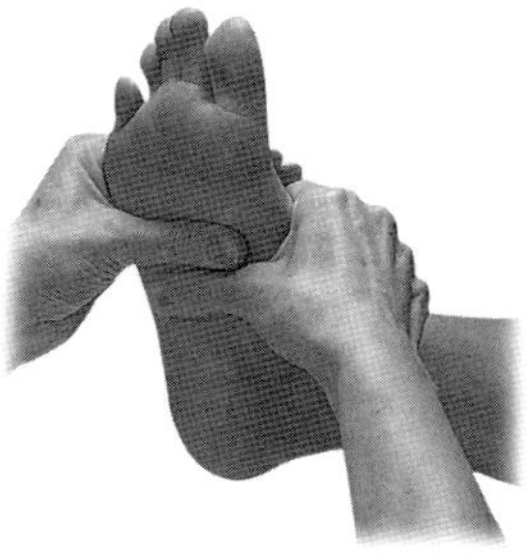

Sensación agradable
Al principio muchas personas se ponen nerviosas cuando se les toca.

En cualquier tipo de terapia (ortodoxa o complementaria) el tratamiento suele ser más eficaz si la relación entre el terapeuta y el paciente es de confianza y entendimiento. Un doctor afable con los enfermos puede conseguir más que uno brusco o abrupto; lo mismo ocurre con un terapeuta complementario. Así se ganará la confianza del paciente, le hará sentirse cómodo y se relajará.

Tratamiento personal

Uno de los aspectos más importantes de las terapias complementarias es su condición holística. El objetivo del tratamiento consiste en estimular los poderes de autocuración del cuerpo y reestablecer su estado de equilibrio natural (homeostasis). Muchas personas afirman que una de las razones principales de someterse a sesiones de reflexología es que pueden explicar cómo se sienten antes, durante y tras el tratamiento, y que se toma en serio lo que dicen.

Confianza total

Aunque la reflexología sólo trabaja los pies, por lo que no es necesario desvestirse completamente (como en un masaje), a muchas personas les altera que un desconocido les toque. Conviene que el propio terapeuta esté relajado y calmado, y debería esforzarse por evitar pensamientos que lo distraigan y centrarse completamente en el paciente.

El entorno apropiado

Muchos reflexólogos son comprensivos y cálidos de forma natural, además de saber escuchar y hacer que los demás se sientan cómodos. Incluso el paciente más nervioso podrá relajarse al notar que se encuentra en un lugar seguro y que el único interés del terapeuta es ayudarlo a sentirse mejor. Es importante que el paciente comprenda que el tratamiento reflexológico se realiza entre él y el terapeuta para conseguir así que su cuerpo y mente recuperen el equilibrio necesario para su curación. No se pretende convertir el tratamiento en una "varita mágica"; éste simplemente libera al cuerpo para que utilice sus propios poderes curativos y restauradores.

Sonidos relajantes

Para hacer que los pacientes se sientan cómodos, algunos terapeutas ponen música relajante o sonidos naturales, como el cantar de un pájaro o el romper de las olas, para estimular la relajación y concentración.

EL ENTORNO ADECUADO

El reflexólogo no necesita nada más que un asiento adecuado. Las prioridades principales son una temperatura agradable, un entorno relajante y una buena iluminación para permitir que el terapeuta vea lo que realiza sin esfuerzo. En la primera consulta deberá contar con asientos normales, además de una silla reclinable para permitir una posición cómoda del paciente con los pies en alto a una altura apropiada para el tratamiento.

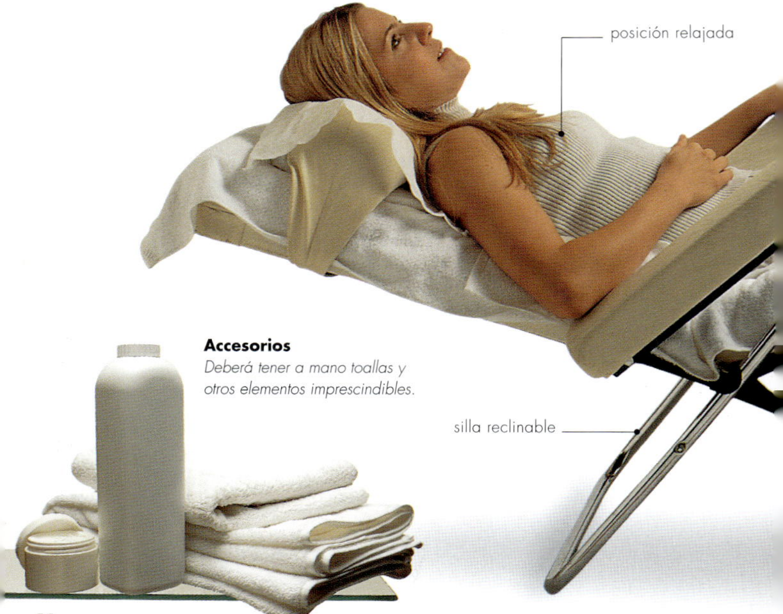

Accesorios
Deberá tener a mano toallas y otros elementos imprescindibles.

En posición

Normalmente el terapeuta se sienta a un lado del paciente, en un taburete bajo.

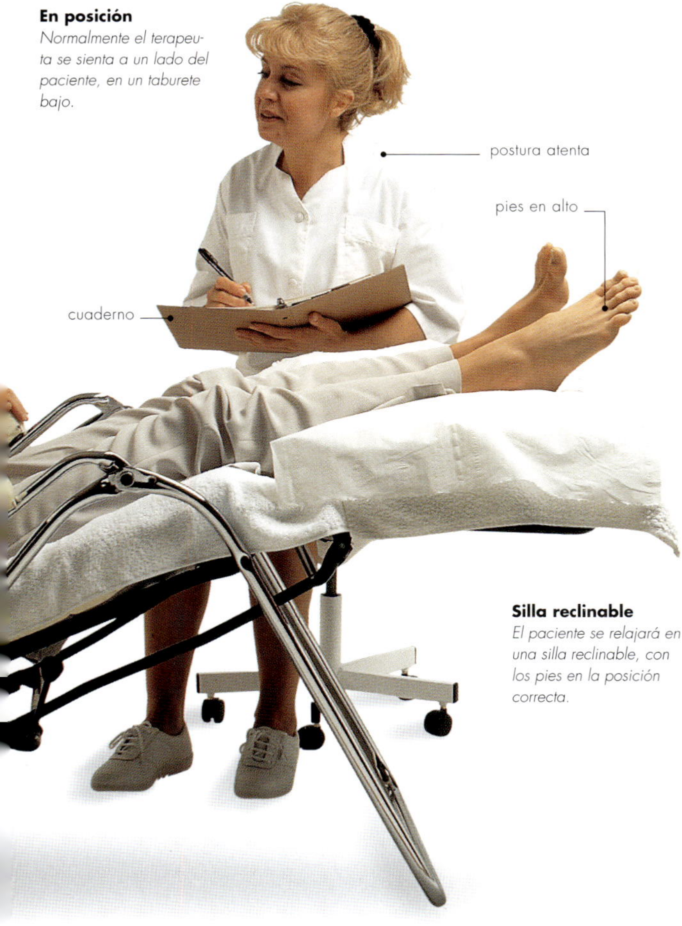

Silla reclinable

El paciente se relajará en una silla reclinable, con los pies en la posición correcta.

Preparación mental

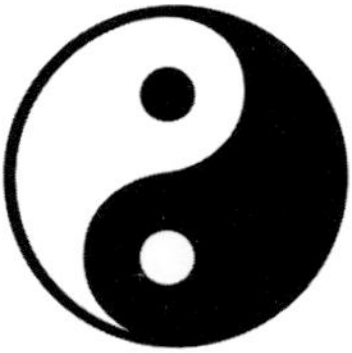

En equilibrio
El terapeuta equilibrará su propia energía antes de un tratamiento.

Una vez creado el entorno de trabajo, para que el tratamiento del reflexólogo sea lo más eficaz posible, éste deberá calmarse y relajarse antes de empezar. De no ser así, no conseguirá relajar al paciente. También deberá concentrarse y centrarse completamente en el trabajo que está realizando. No sólo debe ser capaz de determinar las áreas reflejas con exactitud; además, su mente debe hallarse en el estado adecuado para percibir la respuesta del paciente con precisión. Debido a que cada tratamiento se adapta a las necesidades de cada paciente, el terapeuta debe poder percibir los matices de sus palabras y lenguaje corporal. Ello requiere un alto grado de concentración durante el tratamiento.

Estos requisitos exigen mucho al terapeuta e inevitablemente hay ocasiones en que no es fácil satisfacerlos. Cada individuo cuenta con métodos propios para eliminar los pensamientos que lo apartan de la tarea que está realizando (el yoga y la meditación son sólo dos de las técnicas que suelen usarse para calmar la mente).

Yoga

Un gran número de practicantes utiliza diversas técnicas derivadas del yoga, ya que pueden practicarse inmediatamente antes de un tratamiento o siempre que se requiera. Trate de adoptar la posición de muerto, extendido boca arriba, con los brazos alejados de los lados, las palmas hacia arriba y los pies ligeramente separados. Concéntrese en una respiración regular, notando cómo su abdomen sube y baja al inspirar y espirar 20 veces aproximadamente. Continúe respirando suave y regularmente, mientras siente cómo, junto con el oxígeno, la energía penetra en su cuerpo.

Si al tenderse se siente tenso, concéntrese en tensar y relajar sus músculos, empezando por los dedos de los pies, y subiendo por el cuerpo hasta alcanzar los músculos faciales.

Meditación

Algunas personas aclaran su mente sentados en una habitación vacía y meditando. Se pueden utilizar varias técnicas para alcanzar un estado de profunda relajación, aunque todas consisten en centrar la concentración en una actividad o imagen determinada. Cada vez que su mente divague, atráigala al punto en cuestión; al principio costará alejar pensamientos intrusos, pero con la práctica será más sencillo.

Utilización de un mantra

Existen personas que meditan mejor si tienen su propio mantra, palabra o frase que repiten continuamente. El más común es "Om".

LA POSICIÓN CORRECTA

El paciente se sienta en una cómoda silla reclinable que soporta la espalda, cuello y piernas. La parte inferior de la silla se dobla; así las rodillas están ligeramente curvadas, y las pantorrillas descansan cómodamente. Los pies del paciente se encuentran a una altura adecuada para que el reflexólogo los trabaje. El terapeuta se sienta en un taburete bajo, al final de la silla, frente al paciente.

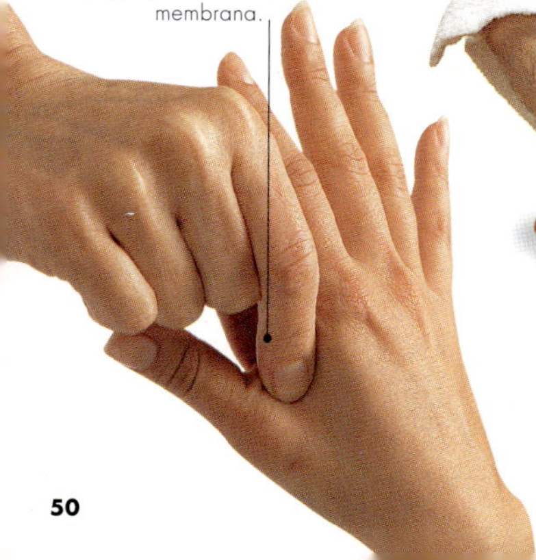

Tratamiento de las manos
En ocasiones es más adecuado tratar las manos de los pacientes, como aquí, para tratar un drenaje linfático.

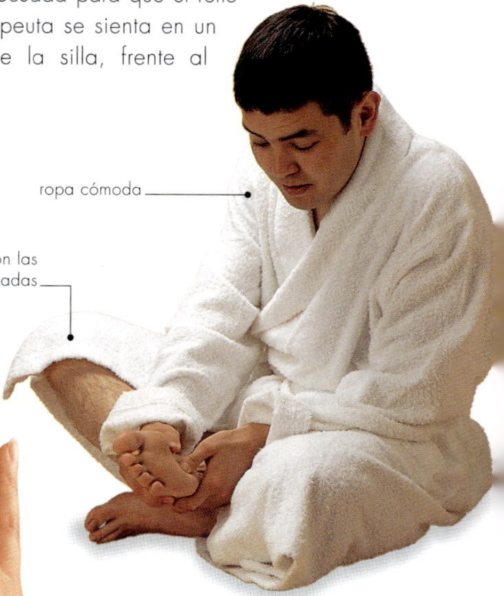

Tratamiento casero
Sentado con las piernas cruzadas es la forma más sencilla de tratarse los pies uno mismo.

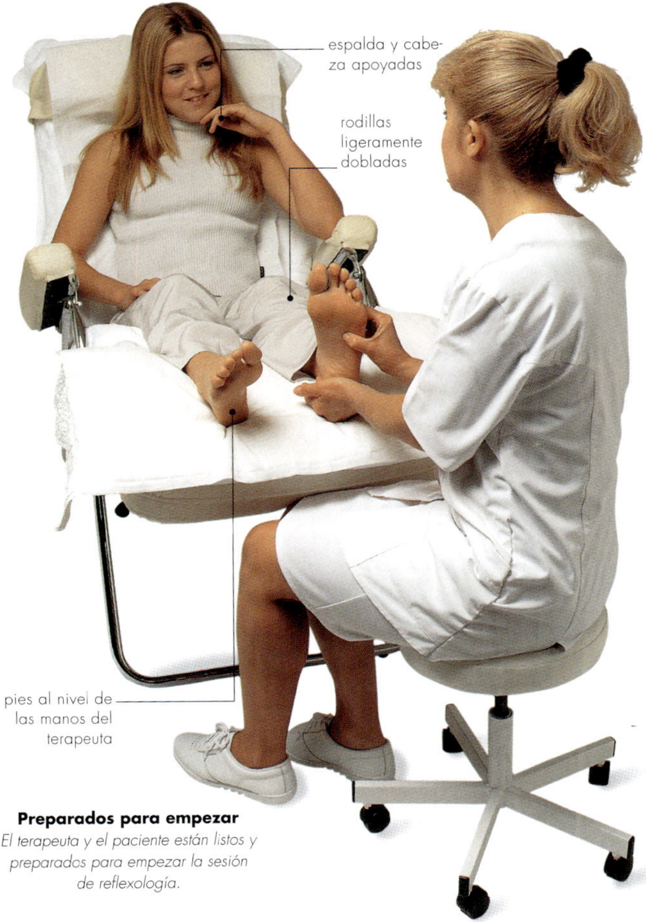

Preparados para empezar
El terapeuta y el paciente están listos y preparados para empezar la sesión de reflexología.

Tipos de presión utilizadas en un tratamiento

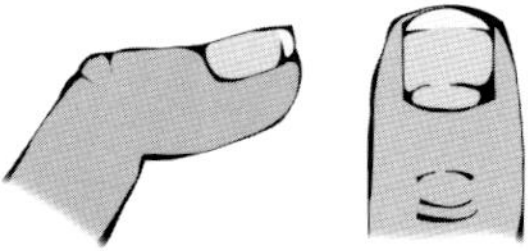

Dedos
Manteniendo el dedo en una posición correcta se controla la presión.

A menudo los principiantes en reflexología se preocupan por la cantidad de presión que deben ejercer. Si se aplica poca será ineficaz, mientras que demasiada puede ser desagradable y, en casos extremos, dolorosa para el paciente. No existe un nivel de presión establecido; el reflexólogo debe ajustar el grado de presión según la respuesta del paciente. A modo de directriz general, la presión debería ser firme pero no fuerte, y el terapeuta no debería esforzarse conscientemente por ejercer una presión firme.

Sensibilidad individual

La sensibilidad individual varía ampliamente. Para algunas personas una ligera presión será relativamente incómoda; otras apenas sentirán una presión bastante fuerte. Determinadas áreas reflejas pueden ser más sensibles si la parte del cuerpo correspondiente no funciona correctamente, por lo que será necesaria una presión más suave.

Esta cuestión dejará de ser importante a medida que el reflexólogo vaya acumulando experiencia y aprendiendo a ajustar el nivel de presión de acuerdo con las respuestas del paciente. Asimismo, se deberá ejercer más presión en el tratamiento de las manos, ya que éstas suelen ser menos sensibles que los pies, aunque hay personas a las que les ocurre lo contrario.

Movimientos del pulgar

Durante el tratamiento, el pulgar (u otro dedo) debería permanecer sobre la piel del paciente, moviéndose lentamente de un área refleja a otra. Debido a que la distancia entre los puntos es muy corta, el movimiento de un punto reflejo a otro debe ser muy preciso. Es importante que evite estirar el pulgar siempre que sea posible. Si mantiene el pulgar doblado en el mismo ángulo durante todo el tratamiento, podrá aplicar una presión controlada sin esfuerzo.

Para conseguir esto y que el pulgar se mueva con facilidad por la piel, se aplica una ligera capa de polvo de talco sobre el pie o mano del paciente. A diferencia de los masajes, en la reflexología no se aplica aceite sobre la piel, para evitar que el pulgar resbale. Si no, sería difícil aplicar una presión sostenida y realizar los diminutos movimientos necesarios entre los reflejos.

Técnica

Trate de mantener el pulgar doblado tanto como pueda, sin volver a doblarlo y estirarlo.

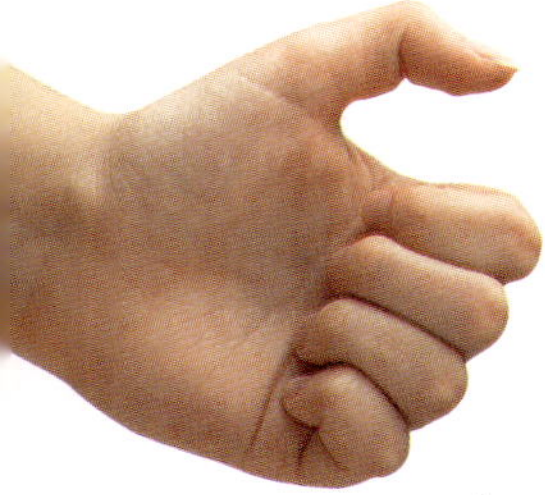

Postura del pulgar
Es importante evitar estirar el pulgar durante el tratamiento.

LA PRESIÓN DE LOS DEDOS

La mayor parte de las áreas reflejas se tratan con el pulgar, pero donde ésto no es posible, puede usarse el resto de dedos. La posición y técnica aplicadas son las mismas. Con el pulgar doblado, se ejerce presión con la parte interior o exterior en lugar de la yema, para evitar presionar con la uña sobre la piel del paciente. Se mantiene la presión en el punto reflejo durante unos segundos y luego se suelta. A continuación, el pulgar se dirige al punto siguiente.

Presión
Se ejerce presión en un área refleja usando los lados de la yema del pulgar, con el pulgar doblado. Se mantiene y luego se suelta.

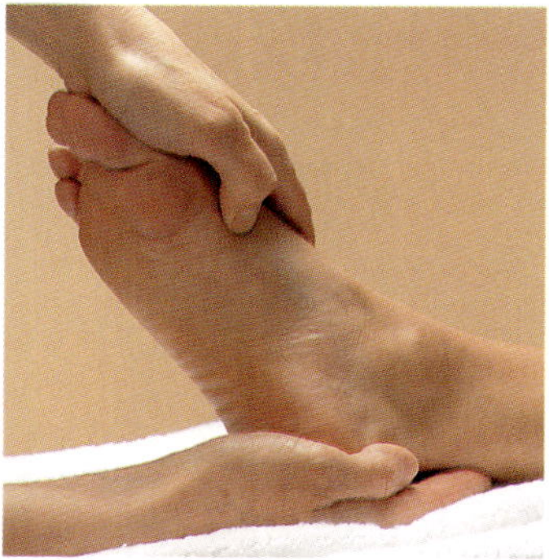

Movimiento
Sin dejar de tocar la piel del paciente, el pulgar del terapeuta se dirige al área refleja adyacente con un movimiento progresivo.

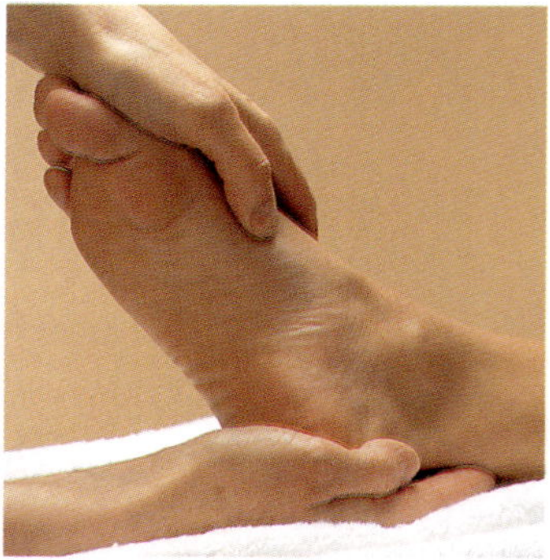

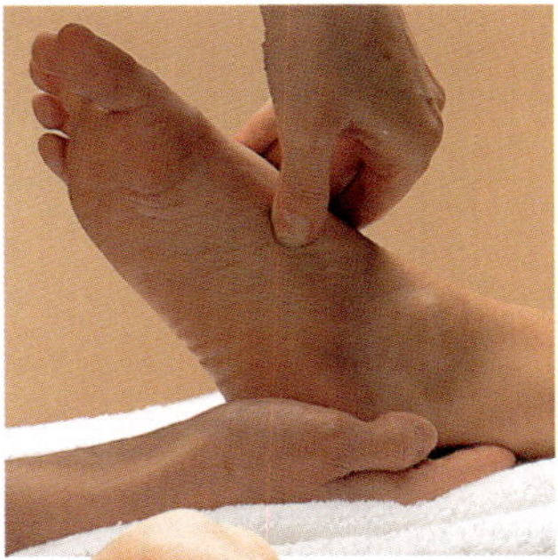

Suavidad

Es importante mover el pulgar suavemente de un área refleja a otra, sin arrastrarlo ni friccionar la piel.

Progresión

Al trabajar los reflejos de la columna vertebral alrededor del pie, es como si el terapeuta visualizara una línea de puntos sobre el pie a medida que presiona cada punto.

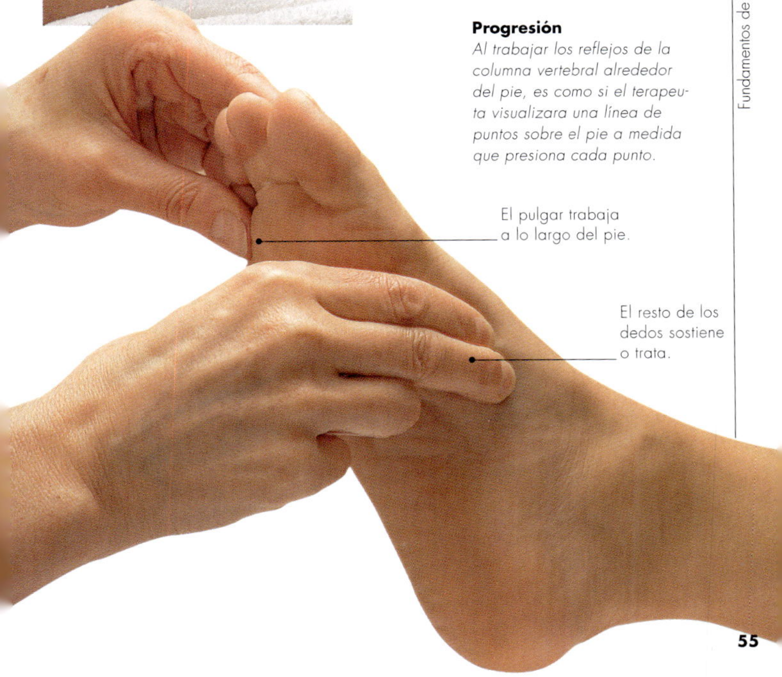

Mantener el contacto durante el tratamiento

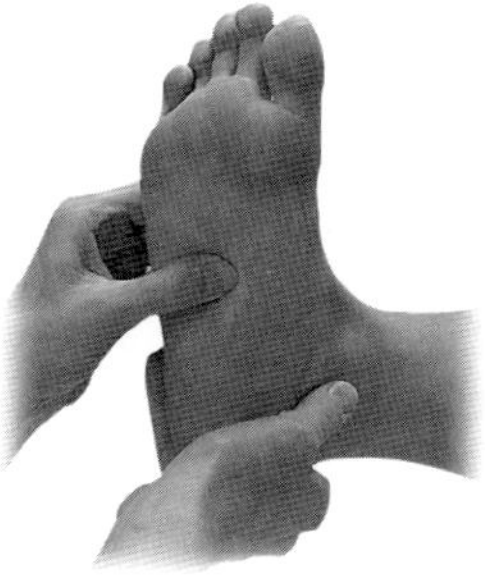

Apoyo constante
La mano que no trabaja debe sostener el pie de forma segura.

Durante el tratamiento los reflexólogos utilizan una silla reclinable para asegurar que el paciente esté cómodo y relajado, su cuerpo bien apoyado, y los pies, en una posición fácilmente accesible. Durante la sesión, ambas manos del reflexólogo deberán mantener el contacto con el pie o la mano que se trabaja. Cualquier pérdida de contacto perturbará al paciente e interrumpirá la fluidez del tratamiento.

Apoyo

Mientras se trabaja un pie o mano, éste debe estar apoyado firme y cómodamente por la otra mano del terapeuta, de forma que el paciente no esté bajo tensión y pueda mantenerse relajado. La mano libre se va moviendo de acuerdo con los movimientos alrededor del pie de la mano que ejerce la presión. El pie recibirá apoyo de cualquier lado, y la piel entre el pulgar y el índice deberá permanecer en contacto constante con el pie del paciente. El terapeuta sostiene el pie de forma que esté ligeramente doblado hacia él, asegurándose de que los dedos de los pies no se doblen nunca hacia atrás. La mano de apoyo soporta la presión ejercida por la mano de trabajo, rodeando el pie para que no se mueva.

Al trabajar la mano se aplican los mismos principios. Normalmente es más sencillo apoyarla desde abajo, de forma que descanse sobre la palma de la mano de apoyo del terapeuta.

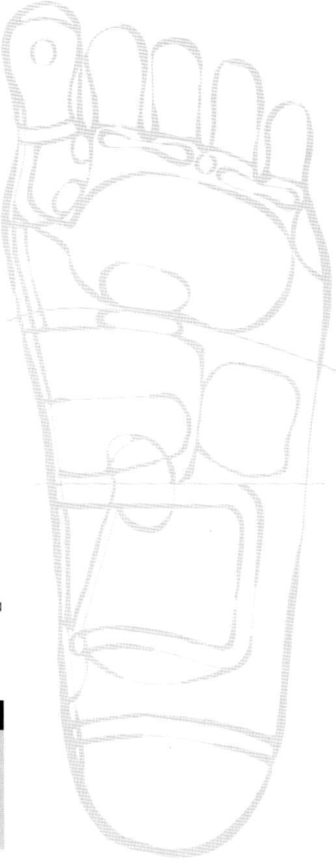

Autotratamiento

En este caso el pie puede apoyarse con la mano libre, pero si elige tratar las manos, deberá apoyar la mano en un cojín sobre su regazo.

Técnica adecuada

Ya se trate Vd. mismo o lo haga otra persona, debe apoyar el pie o mano tratados de forma que el paciente se sienta seguro y cómodo, y que Vd. trabaje libremente y sin esfuerzos antinaturales. Al reflexólogo principiante le llevará tiempo desarrollar la técnica correcta, pero con la práctica empezará a sentir qué es lo adecuado tanto para Vd. como para aquél a quien está tratando.

Silla reclinable

Una silla reclinable sostiene las piernas del paciente de forma relajada, con los pies elevados a una cómoda altura de trabajo. El terapeuta usará una silla si trabaja en la casa del paciente.

POSICIONES DE APOYO

No debe dejar que el pie se mueva, y la mano de apoyo se coloca de forma que contrarreste la presión ejercida por la mano de trabajo. Debe sostenerse el pie en posiciones diferentes dependiendo del punto que se trabaje, pero el "sostén" básico es siempre el mismo, con el pie descansando sobre la membrana que se encuentra entre el índice y el pulgar, y el pie ligeramente doblado hacia adelante, hacia el terapeuta.

Cuello

Este reflejo de la planta (justo donde el dedo gordo se une con el pie) se trabaja en el pie derecho, con el pulgar derecho moviéndose desde el lado interior, mientras la mano izquierda lo apoya.

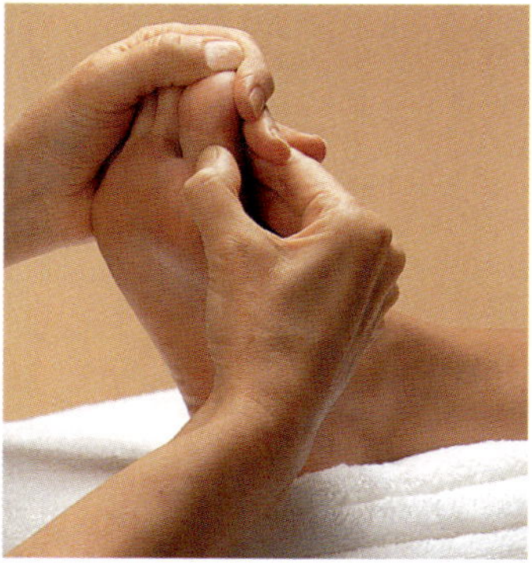

Colon transverso

Este reflejo se encuentra en la planta, a través de todas las zonas, a nivel de la cintura. Se trabaja el pie izquierdo con el pulgar izquierdo, con los dedos de la mano izquierda descansando en la parte superior del pie.

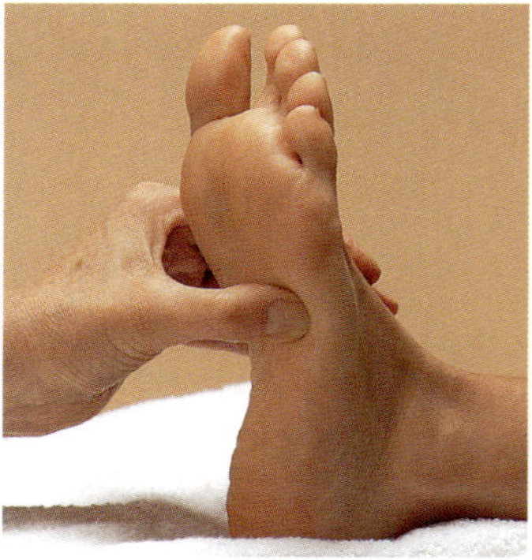

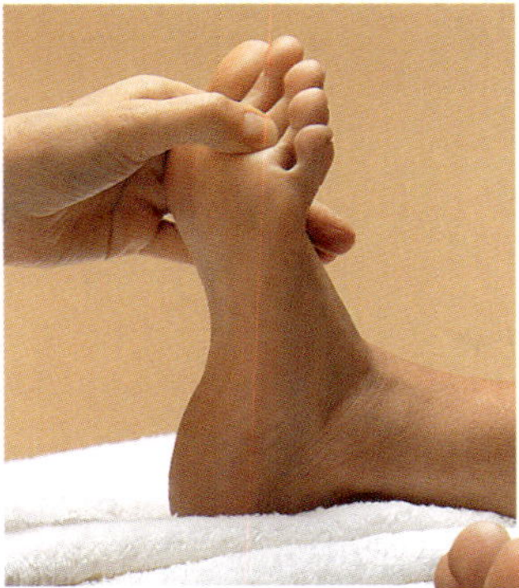

Trompa de Eustaquio

El reflejo de la trompa de Eustaquio se encuentra en la planta, justo debajo de la membrana entre el tercer y el cuarto dedo del pie. El pulgar izquierdo trabaja esta zona del pie izquierdo, mientras la mano derecha apoya las puntas de los dedos de los pies y los estira ligeramente.

Respiración del plexo solar

En este tratamiento los pulgares se sitúan sobre los reflejos del plexo solar en mitad de la planta de cada pie, con los dedos descansando en la parte superior de cada pie y los lados exteriores de los pies apoyados contra los lados interiores de los dedos.

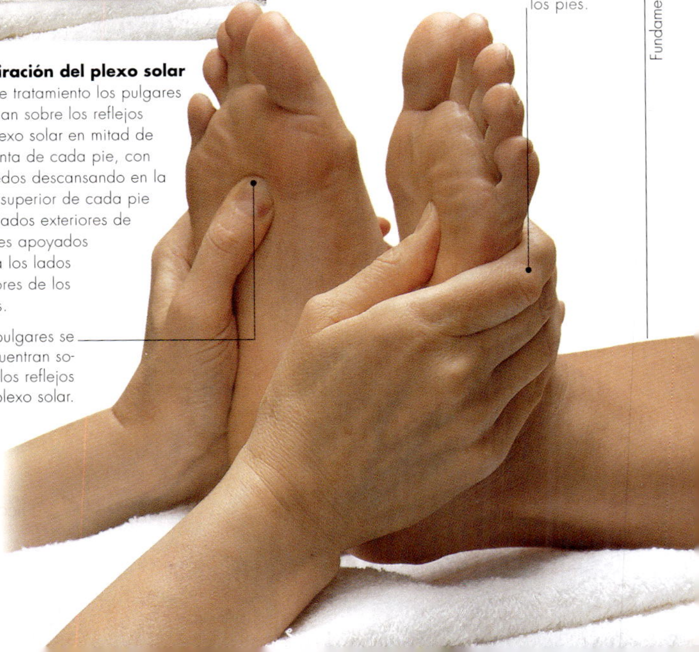

Contraindicaciones de la reflexología

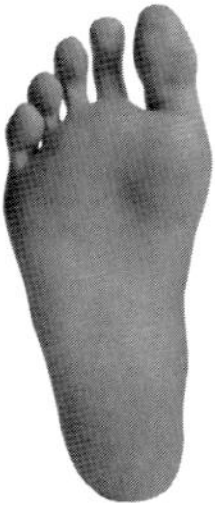

Uso cauteloso
Algunas enfermedades no deberían combinarse con la reflexología.

La reflexología es una terapia complementaria auténtica: los terapeutas a menudo tratan a personas que ya están siendo tratadas de forma ortodoxa. No afirman que sea una alternativa a la medicina convencional, y jamás animarían a un paciente a abandonar un tratamiento sin consultar a su doctor.

Sin embargo, existen algunas enfermedades con las que no se suele recomendar la reflexología, y otras para las que el tratamiento sólo debería ser procurado por un terapeuta experimentado, conocedor de la enfermedad del paciente. Por ejemplo, un reflexólogo aplazará el tratamiento a alguien con fiebre, trombosis venosa profunda o flebitis, o que acaba de someterse a una operación de sustitución de una articulación, hasta que esté recuperado. Si duda sobre si debería someterse a un tratamiento, consulte a su doctor.

Medicación

La reflexología aumenta la proporción y producción de secreciones corporales, por lo que puede interferir en la acción de medicamentos recetados. Es imprescindible que el terapeuta sepa que un tratamiento puede variar la respuesta del paciente a ciertas medicaciones (p.ej. las usadas en trastornos tiroideos, diabetes, epilepsia o hipertensión. Durante un tratamiento reflexológico deben ajustarse las dosis y esto es algo que el paciente debe discutir con el doctor. Recuerde que también puede in-

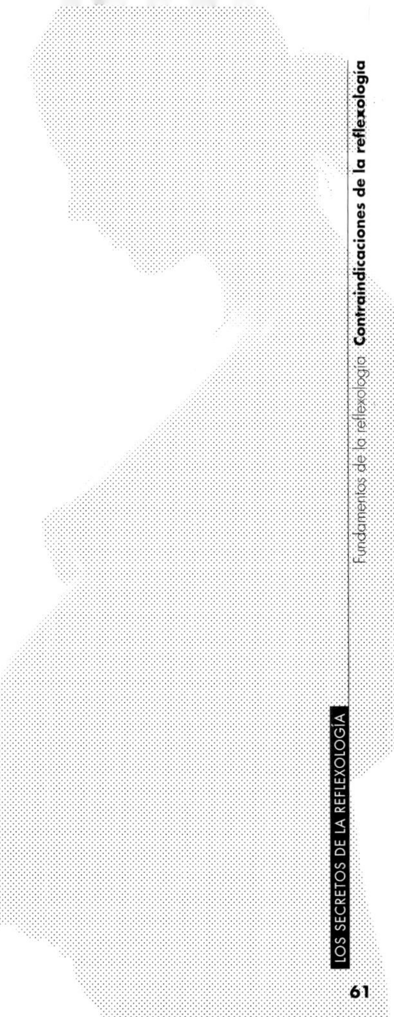

terferir en la acción de tratamientos herbales, homeopáticos o aromaterapéuticos.

Embarazo

No conviene practicar la reflexología a una mujer cuyo embarazo sea de alto riesgo (si ha tenido un aviso de aborto, p.ej.). Tampoco suele aconsejarse durante el primer trimestre.

Huesos y articulaciones

Tampoco es apropiada para quienes padezcan osteoporosis. Patologías como la artritis y la gota que afecten las articulaciones (en especial a las manos y los pies) requieren precauciones especiales, especialmente si existe inflamación, hinchazón o dolor.

Autoayuda

Quienes padezcan o hayan padecido alguna de las enfermedades descritas anteriormente no deberían practicar la autoayuda; consulte a un terapeuta cualificado y experimentado.

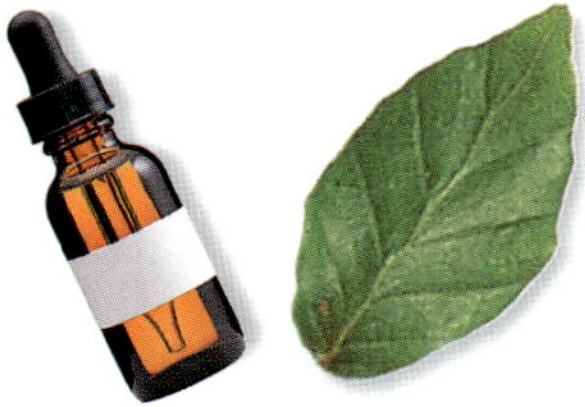

Remedios florales
Los remedios florales de Bach pueden usarse para ayudar a solucionar problemas emocionales.

AUTOAYUDA

La reflexología no pretende "curar" una enfermedad, sino que trata de habilitar al cuerpo y la mente para recuperar un flujo energético equilibrado y de estimular nuestros propios procesos de curación naturales. Sin embargo, sería esperar demasiado que su cuerpo se cure a sí mismo si lo maltrata constantemente. Para gozar de buena salud, su cuerpo necesita una alimentación y ejercicio adecuados, y una exposición mínima a la contaminación medioambiental.

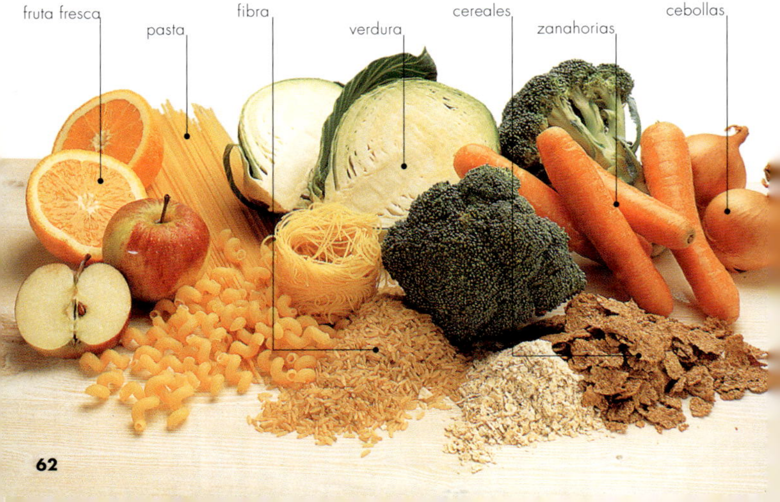

Estilo de vida saludable

Seguir una dieta y practicar deporte son esenciales para una salud óptima. Coma mucha fruta fresca y verdura, comida "integral" como arroz, pasta o cereales, y un mínimo de grasas animales, azúcar, sal y alcohol. Practicar deporte diariamente es más constructivo que practicar un partido de squash semanal o la visita ocasional al gimnasio.

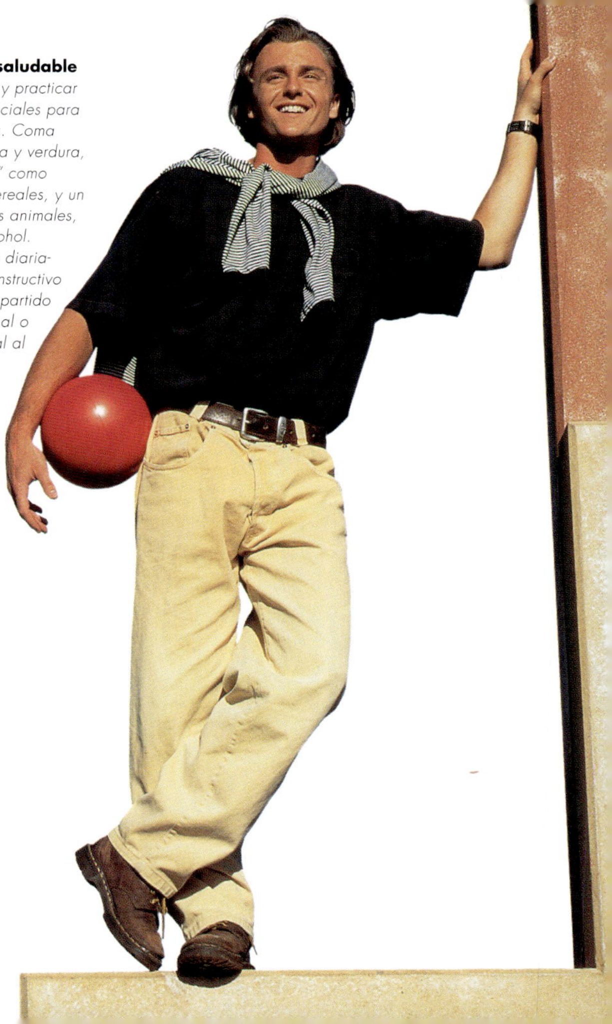

Reflexología y otras terapias complementarias

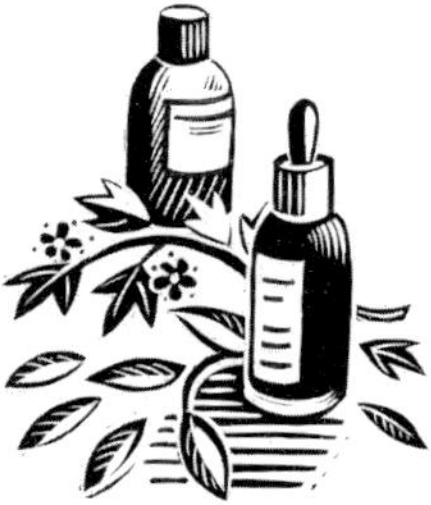

Terapia de masaje
La aromaterapia con aceites esenciales puede complementar a la reflexología.

A menudo se usa la reflexología junto con la aromaterapia, y, siguiendo el principio de que "cuanto más mejor", muchas personas deciden intentar otras terapias complementarias al mismo tiempo como parte del tratamiento reflexológico. Aunque el resto de las terapias tiene mucho que ofrecer, es más razonable usarlas de una en una, en lugar de simultáneamente. El hecho de que estas terapias funcionen de forma diferente, podría interferir en la eficacia de cada una, pero, más importante aún, si empieza a sentirse mejor, será difícil saber cuál fue la responsable. Sin embargo, los beneficios de algunas actividades, definidas complementarias a la ligera, reforzarán en lugar de entrar en conflicto con las reflexológicas. Éstas incluyen diversas terapias de movimiento, masaje y medicinales.

Terapias de movimiento

El yoga, el tai chi y la técnica Alexander reducen la ansiedad y tensión muscular, y relajan. También ayudan a corregir malas posturas. Como mínimo al principio, convendría aprender de algún profesor cualificado y experimentado para asegurarse de que realiza los movimientos o posturas correctamente.

Terapias de masaje

Si disfrutó con el contacto físico de la reflexología, tal vez le apetezca intentar una de las diversas formas de la terapia de masaje, como el masaje sueco, el rolfing o la aromaterapia (masaje con aceites esenciales). Estas terapias estimulan el sistema circulatorio e inmunológico e incrementan extremadamente su sensación de bienestar general. Estas terapias son beneficiosas para problemas crónicos como el dolor de espalda y el insomnio.

Terapias medicinales

Si sus problemas tienen una base emocional, los remedios florales de Bach pueden ser una buena elección: puede usarlos como autotratamiento. A menudo los síntomas físicos y psicológicos responden bien ante el tratamiento de un homeópata, y aunque es posible tratarse a sí mismo, los resultados no serán tan buenos. El abanico de remedios herbales para autotratamiento es enorme, pero, debido a su efecto poderoso y a que cada marca difiere en fuerza y pureza, es conveniente consultar con un herbolario.

SESIÓN DE REFLEXOLOGÍA PODAL BÁSICA

Durante la sesión, el reflexólogo trabajará todos los puntos reflejos del pie: normalmente empezará por el derecho. Además, dedicará tiempo adicional a áreas relacionadas con síntomas concretos, o a aquéllas donde su sensibilidad indique que dicha parte del cuerpo no funciona como debería. El reflexólogo se guiará por las respuestas del paciente. Al final de la sesión, volverá a trabajar las áreas problemáticas, antes de acabar con la relajación del pie y la secuencias de respiración del plexo solar.

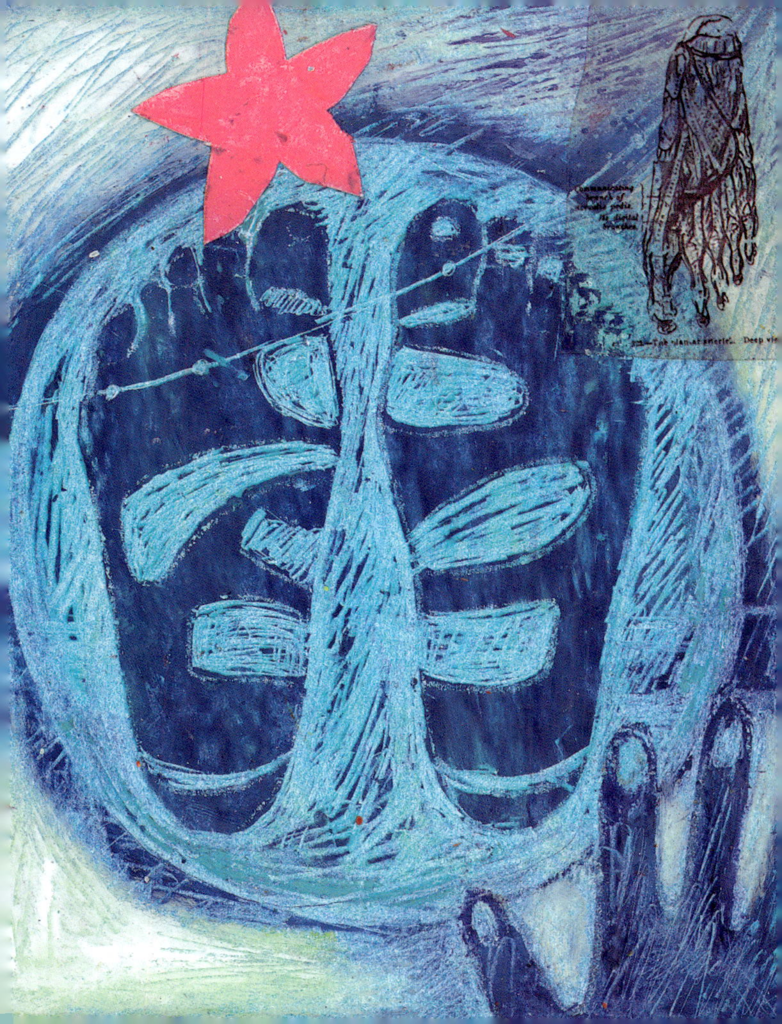
Communicating
Its digital
branches

Trabajo completo

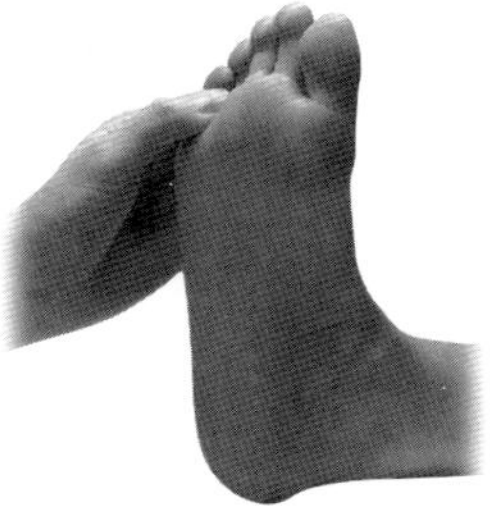

De arriba a abajo
El tratamiento se realiza de la parte superior del pie al tobillo.

Durante una sesión de alrededor una hora, se deben trabajar todas las áreas reflejas de ambos pies. El terapeuta deberá dedicar más tiempo a aquellas áreas que el individuo considere más importantes tratar. Se centrará en estas áreas y volverá a trabajarlas al final de la sesión. Si la primera vez que las trata siente que están sensibles, cuando vuelva a trabajarlas lo estarán menos, siempre y cuando la parte relacionada del cuerpo haya empezado a responder al tratamiento.

Orden del tratamiento

Los terapeutas varían el orden del tratamiento: algunos empiezan por el pie derecho, otros por el izquierdo y algunos los van alternando, trabajando diversas áreas al mismo tiempo. Aunque los diferentes enfoques tienen su base, muchos terapeutas siguen el orden introducido por los pioneros de la reflexología, Eunice Ingham y Doreen Bayly, y finalizan el tratamiento del pie derecho antes de trabajar el izquierdo.

Las ventajas de este enfoque incluyen el hecho de que las primeras partes del intestino grueso, representadas en el pie derecho, se tratan antes que las finales del pie izquierdo. Esto significa que el tratamiento del corazón, representado sólo en el pie izquierdo, no empieza hasta avanzada la sesión, cuando el individuo ha tenido tiempo de acomodarse al tratamiento y relajarse.

El tratamiento empieza en la cabeza y el cerebro. Estas partes superiores del cuerpo están representadas en los dedos gordos del pie. A continuación, el tratamiento baja por las otras áreas, las trabaja y va de los dedos de los pies a los tobillos.

Diferencias entre pies

Mientras que muchas partes del cuerpo están representadas en ambos pies, ciertos órganos sólo aparecen en uno, lo que significa que existe alguna diferencia en el modo en que se trabaja cada pie. Algunas partes importantes del cuerpo no representadas en ambos pies incluyen el hígado, vesícula biliar, y colon ascendente (sólo en el derecho), y el corazón, bazo, recto y colon transverso, descendente y sigmoide (en el izquierdo). Así, si un individuo tiene bloqueada una parte del cuerpo relacionada con un área específica del pie, como el bazo, ésta deberá tratarse varias veces durante la sesión.

Todo el cuerpo

Sea por donde sea que desee empezar el tratamiento el terapeuta, la norma más importante es que deberán trabajarse todas las partes del cuerpo en los pies.

PIE DERECHO 1 • PRÁCTICA

Trabajar sobre los reflejos de la cabeza puede ayudar a mitigar síntomas como el dolor de cabeza y los ocasionados por patologías con componente psicológico como el insomnio. La glándula pituitaria desempeña un papel importante en el control y regulación del equilibrio hormonal. El área del cuello es importante si la persona padece dolores de cabeza, tiene una lesión o siente rigidez. Los problemas en la columna vertebral pueden causar un gran número de síntomas, incluyendo dolor de espalda.

Parte superior de la cabeza

El área refleja para la parte superior de la cabeza y el cerebro se encuentra entre el pulpejo de la parte superior del dedo gordo del pie, justo detrás y debajo de la uña.

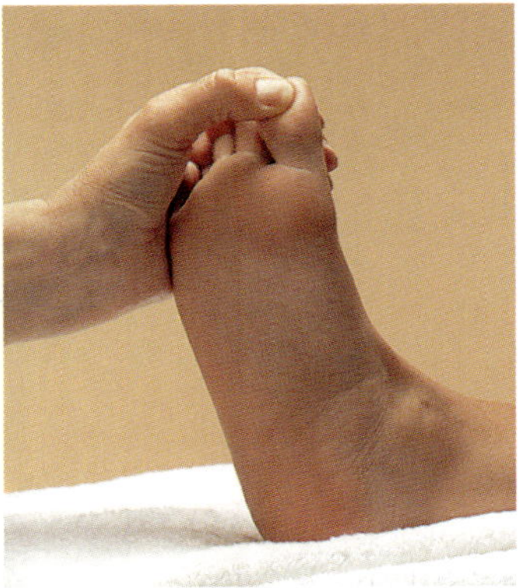

Lado de la cabeza

El área refleja del lado de la cabeza y el cerebro se encuentra en el lado del dedo gordo del pie, a lo largo del segundo dedo del pie.

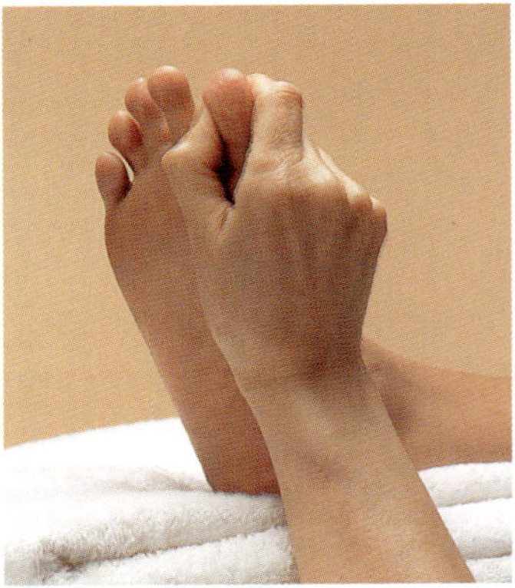

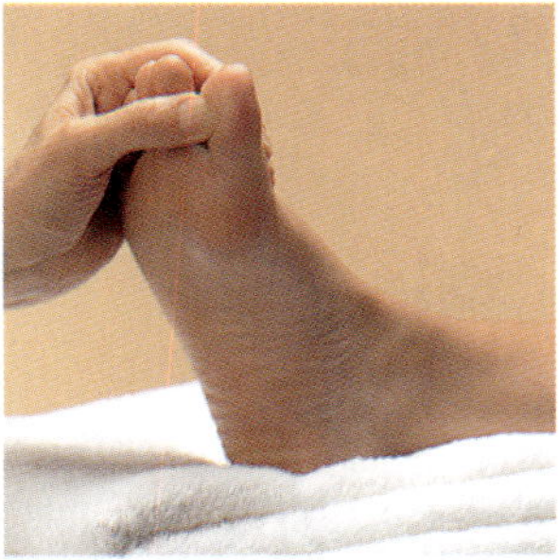

Glándula pituitaria

En el lado inferior del dedo gordo del pie se encuentra un pulpejo y en el centro de éste se halla el reflejo de la glándula pituitaria.

Cuello

La parte delantera y trasera del cuello están representadas en la parte delantera y trasera del dedo gordo del pie respectivamente, donde el dedo se une al pie.

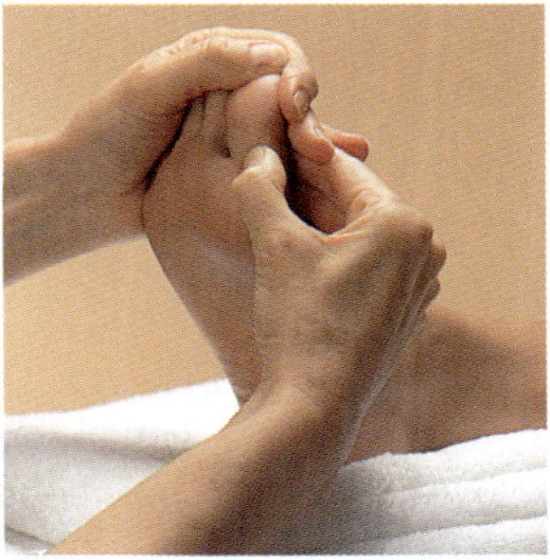

Columna vertebral

Las áreas reflejas de la columna vertebral se encuentran a lo largo del lado interior del pie, desde la columna cervical a lo largo del lateral del dedo gordo hacia el cóccix, justo antes del talón.

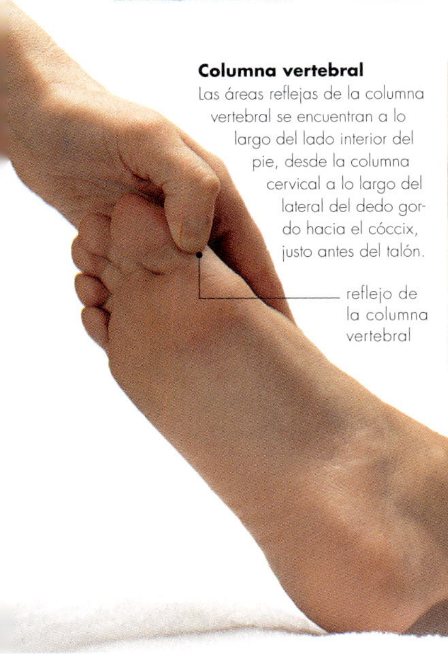

Pie derecho 2 • Teoría

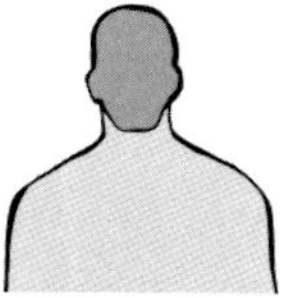

Tratamiento de la cabeza
Muchas patologías se benefician de un tratamiento en las áreas de la cabeza.

Probablemente el reflexólogo dedique mucho tiempo trabajando los numerosos reflejos alrededor del dedo gordo del pie y el punto donde se une a la planta del pie, debido al gran número de áreas reflejas representadas en esta zona. Además de la cabeza y el cerebro, se encuentran otros órganos y estructuras importantes de la cabeza. Éstos pueden ser significativos por diferentes razones y pueden verse involucrados en un gran número de patologías y síntomas, tanto físicos como psicológicos. Muchos de estos reflejos son extremadamente pequeños y requieren gran precisión al trabajarlos.

Cara

La cara cuenta con un gran número de nervios, responsables de problemas como la neuralgia, y las zonas reflejas de los dientes y las encías podrían necesitar ser tratadas adicionalmente ante síntomas como el dolor de muelas o una infección de las encías.

Senos craneales

Los senos craneales, ambos sobre los ojos y detrás de las mejillas, pueden congestionarse o infectarse, provocando dolor y/o problemas respiratorios. Sus reflejos se encuentran a los lados y en la base de los dedos de los pies y deberán tratarse tras un resfriado grave o en caso de infección crónica.

Trompa de Eustaquio

Cualquier infección en el tracto respiratorio superior, catarro o alergia (fiebre del heno o rinitis) provocará el bloqueo de la trompa de Eustaquio (que une la garganta y el oído). Como resultado, la capacidad auditiva de la persona se verá afectada.

Oídos y ojos

Los reflejos del oído y el ojo se encuentran en la planta del pie, donde los dedos se unen a ella. A una persona con problemas de visión u oído (además de vértigos o problemas de equilibrio) se le deberán tratar estos reflejos de forma especial.

Incluso si la persona tratada no padece ningún síntoma relacionado con estas áreas, es importante prestarles una atención especial para asegurarnos de que funcionan correctamente.

Cualquier tipo de trastorno o desequilibrio del flujo de energía en estas áreas puede provocar que la persona se sienta mal y reflejará un estado de tensión general que no permitirá que el cuerpo funcione tan bien como debería.

Más información

Para más información sobre el tratamiento para patologías que afecten estas partes del cuerpo, ver pág. 156–157, 176–177, y 180–181.

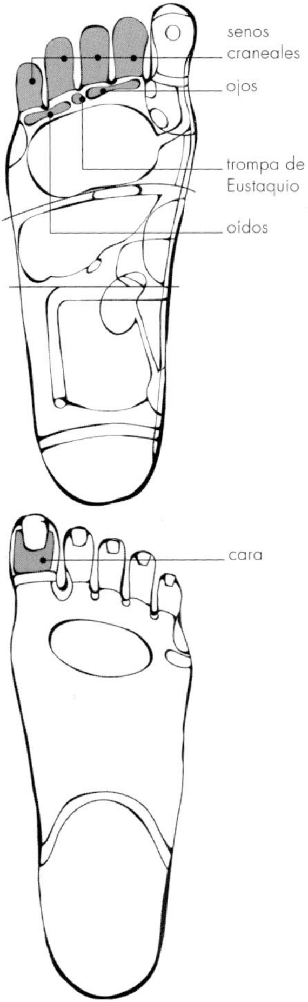

PIE DERECHO 2 • PRÁCTICA

Muchos de estos reflejos son relativamente pequeños y deberán trabajarse con precisión. Sin embargo padecer patologías como la alergia o una infección que produzca distintos síntomas en algunos de estos órganos y estructuras significará que deberán tratarse todos. Un tratamiento por problemas en alguna parte de la cara (boca, labios, ojos, oídos o nariz) conllevará trabajar esta área además de los reflejos específicos para dichas partes.

Cara

El área refleja de la cara se encuentra en la parte delantera del pie, bajo la uña del dedo gordo. Los dientes están representados en la parte superior del pie, justo bajo las uñas y se extienden de la zona 1 a la 5, según su posición en la mandíbula.

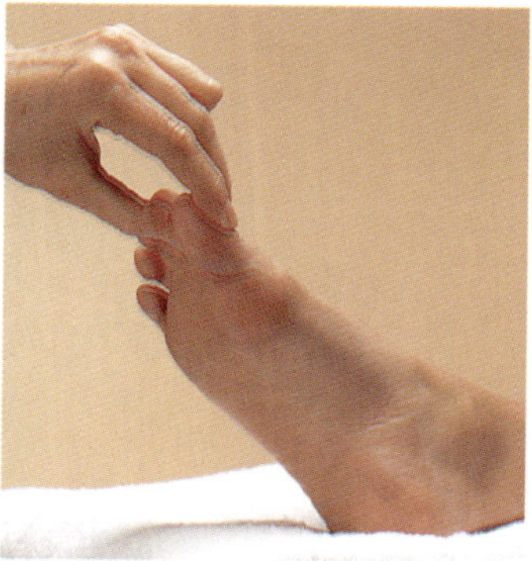

Senos craneales

Los reflejos de los senos están representados a los lados y en la parte trasera de los dedos de los pies. Dependiendo de los que se vean afectados (en las mejillas o maxilares, o sobre los ojos o frontales) el tratamiento se centrará en las áreas correspondientes.

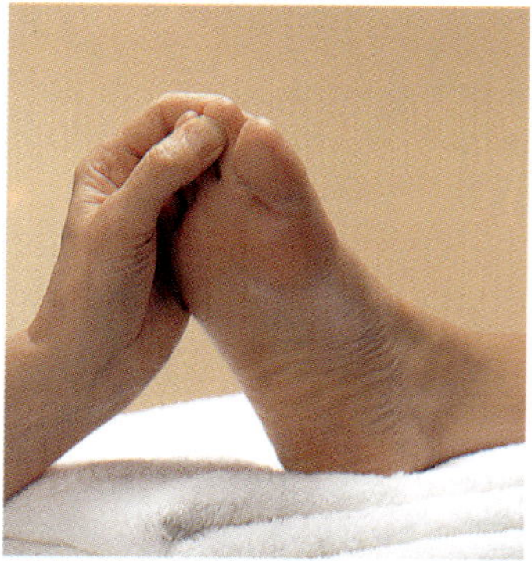

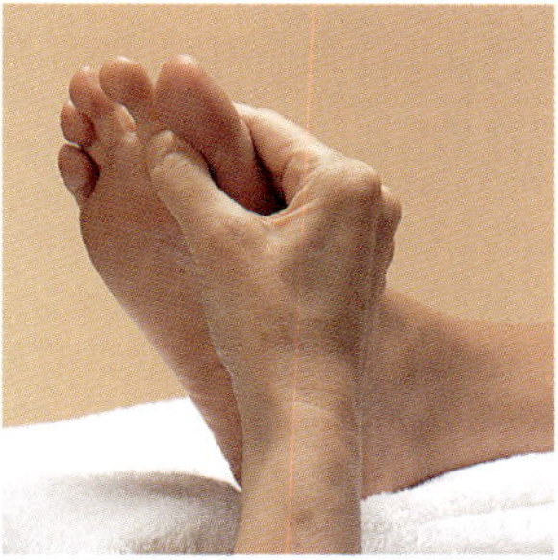

Ojos

El reflejo de los ojos se encuentra en la planta del pie, donde se unen el segundo y tercer dedo.

Oídos

Su reflejo se encuentra bajo la intersección entre el cuarto y quinto dedo, en la planta del pie.

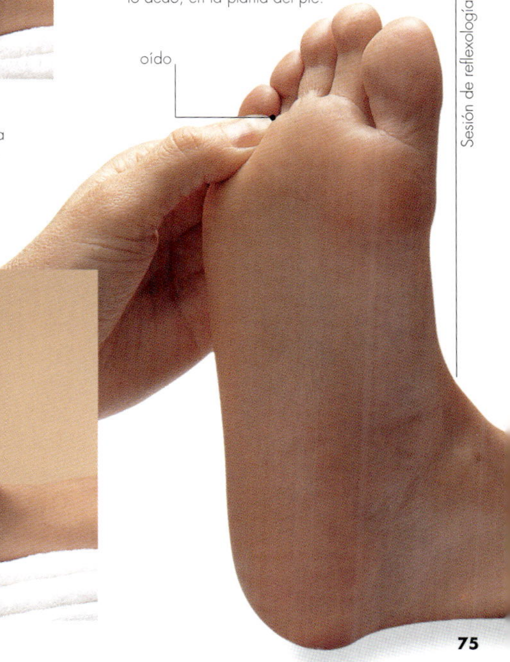

Trompa de Eustaquio

Su reflejo se encuentra justo bajo la membrana de piel entre el tercer y cuarto dedo, aunque a veces se encuentra en la parte superior del pie, en lugar de la planta.

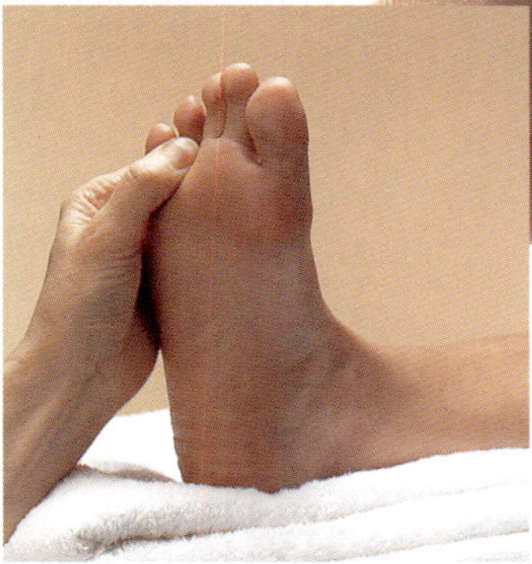

Pie derecho 3 • Teoría

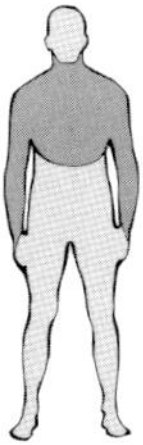

Parte superior del cuerpo
Se tratarán las áreas reflejas de muchos órganos vitales, así como de los brazos y hombros.

Al trabajar los reflejos de la parte superior del cuerpo, el terapeuta buscará indicios de flujo de energía bloqueado o desequilibrado. No será extraño que estas zonas estén sensibles.

Hombro y brazo

Al trabajar los reflejos del hombro y el brazo, debe prestarse atención a las articulaciones principales (hombro, codo y muñeca) para estimular el movimiento. Cierta sensibilidad en los reflejos relacionados significará tensión o lesiones musculares.

Tiroides

La glándula tiroides en la parte delantera del cuello regula varios aspectos del metabolismo. Si la glándula tiroides no funciona correctamente, es probable que la persona sienta malestar general.

Pulmones

El buen funcionamiento pulmonar es vital, debido a que es la fuente del oxígeno que necesita cada célula del cuerpo, así como la forma en que se elimina el dióxido de carbono. Cualquier problema que afecte los pulmones resultará en un suministro insuficiente de oxígeno a las distintas partes del cuerpo. Un gran número de afecciones (asma, bronquitis, infección del tracto respiratorio superior) impide el buen funcionamiento de los pulmones, y en ocasiones el estrés y la ansiedad causan una respiración anormal.

Plexo solar

Al tratar a una persona estresada, el reflexólogo prestará una atención especial al área refleja del plexo solar, una red neuronal situada en el abdomen superior justo debajo del diafragma, para estimular una relajación general. El reflexo del plexo solar es importante al tratar síntomas relacionados con el estrés o la ansiedad, y para estimular el equilibrio energético y una relajación mental y física.

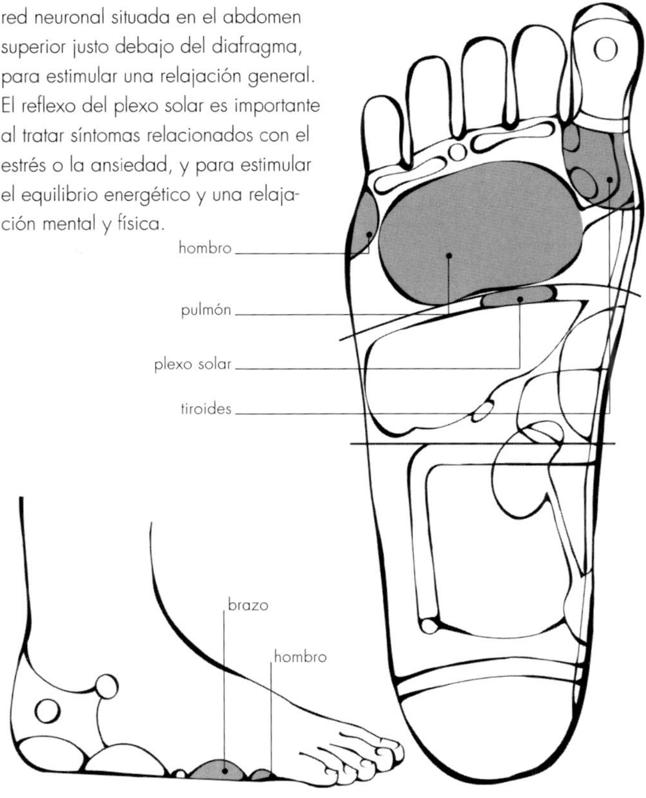

PIE DERECHO 3 • PRÁCTICA

Es importante tratar estos reflejos como parte de un tratamiento completo general, y muchas personas padecen problemas en estas áreas en algún momento, ya sea como resultado de una lesión, enfermedad o del estrés. Además de tratar las áreas reflejas correspondientes, a cualquier problema en esta parte del cuerpo también le vendrá bien un tratamiento en el área de la zona relacionada (el tobillo por la muñeca o la rodilla por el codo, por ejemplo).

Hombros

El área refleja del hombro está representada en la planta y el dorso del pie, alrededor de la base del dedo pequeño.

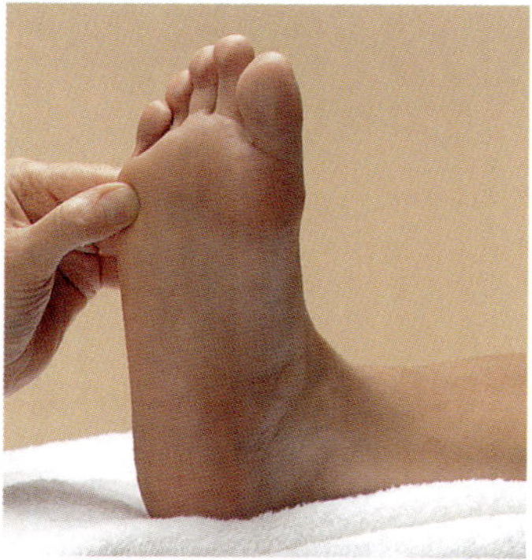

Brazos

Los reflejos del brazo bajan por el lado exterior del dorso del pie; el codo se halla a medio camino entre los dedos y el talón.

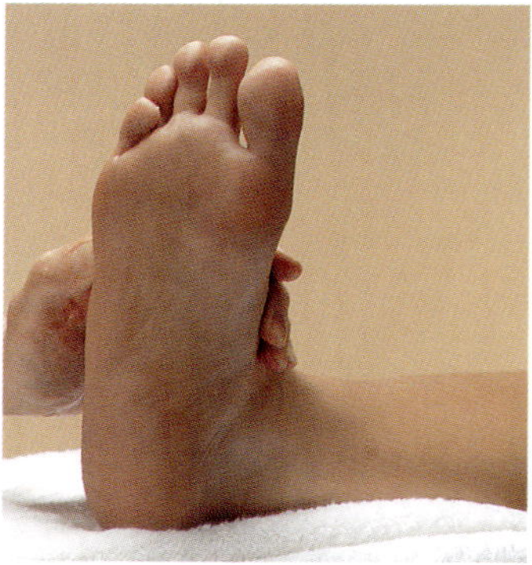

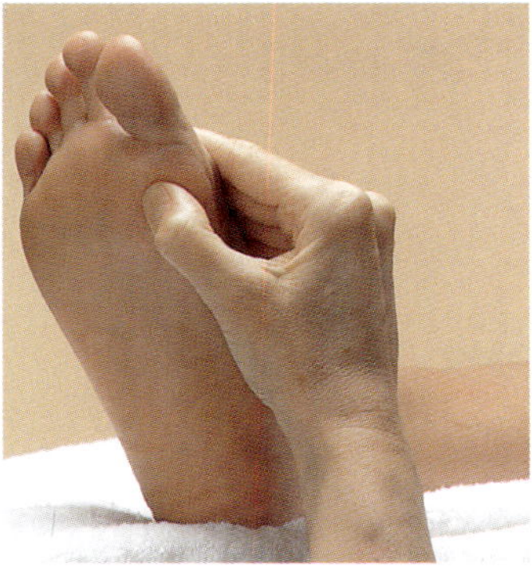

Tiroides

La glándula tiroides está representada alrededor del empeine del pie, justo debajo del dedo gordo.

Plexo solar

El reflejo del plexo solar se encuentra en la planta del pie, justo debajo del nivel diafragmático en las zonas 2 y 3.

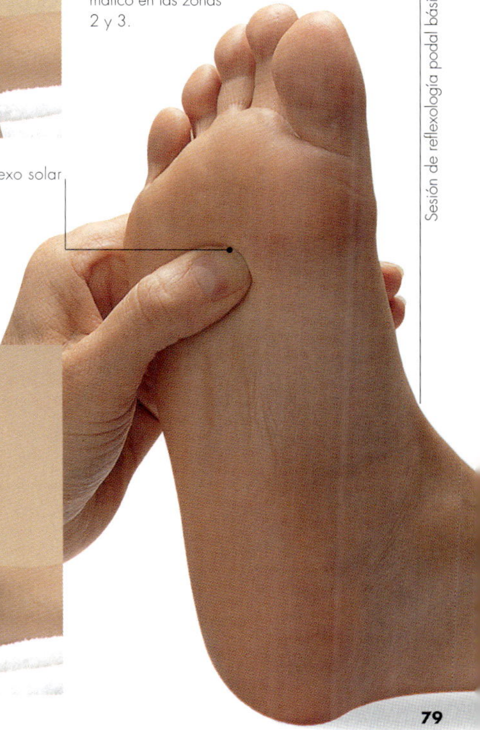

Pulmones

De forma adyacente a la tiroides, sobre el empeine del pie, debajo del segundo al quinto dedo, se encuentra un reflejo relativamente grande que representa los pulmones.

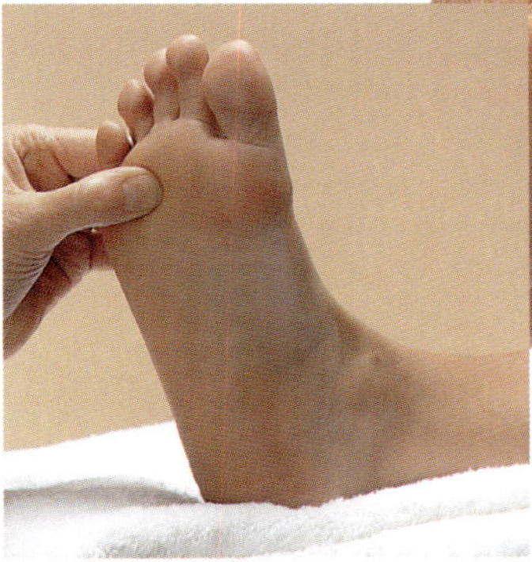

Pie derecho 4 • Teoría

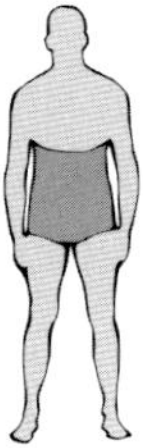

Parte inferior del cuerpo
Estos reflejos son especialmente importantes para síntomas digestivos.

Al trabajar el área abdominal y la parte inferior del tronco, el reflexólogo sabe que muchos órganos del sistema digestivo e inmunológico se encuentran en esta parte del cuerpo. Los reflejos del hígado, vesícula biliar y parte del intestino grueso se hallan sólo en el pie derecho, mientras que otros, como los de los riñones y la vejiga, están en ambos pies.

Hígado

El hígado es el órgano interno más grande del cuerpo, y si no funciona correctamente, la persona experimentará malestar general o determinados síntomas (ictericia cutánea y conjuntival, y problemas digestivos). El reflejo del hígado es muy grande y atraviesa las cinco zonas en la planta del pie. La vesícula biliar, al lado derecho del hígado, desempeña un papel importante en la digestión de las grasas y almacena la bilis producida por el hígado.

Estómago

Todo cuanto comemos y bebemos llega al estómago, donde empieza el proceso digestivo. Los problemas en esta área son tan comunes como universales: casi todos hemos padecido dolor de estómago alguna vez, sobre todo si estamos estresados, ingerimos el tipo de comida inadecuado o "picamos" algo.

Intestino grueso

El pie derecho suele ser el primero en ser tratado porque es aquí donde están representados los reflejos de la primera parte del intestino grueso. El terapeuta puede trabajar las diferentes partes del colon, siguiendo el orden en que los productos de la digestión viajan por él, de forma que se estimule el flujo natural por todo el cuerpo. Cualquier fluido innecesario será filtrado y transmitido de los riñones a la vejiga, donde se almacenará hasta que se elimine en forma de orina.

Nervio ciático

El nervio ciático empieza en las áreas de la columna lumbar y sacra, y pasa de las nalgas al muslo, bajando hasta las rodillas. Los problemas que afecten este nervio pueden causar un dolor atroz.

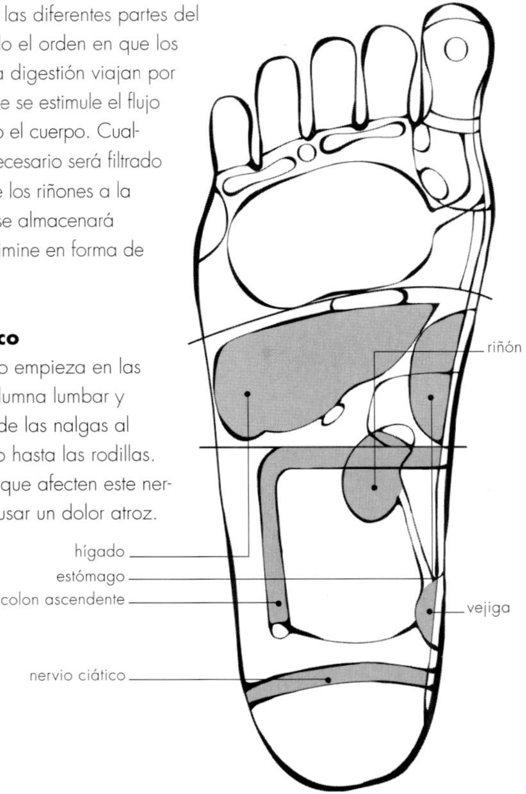

PIE DERECHO 4 • PRÁCTICA

Mediante un tratamiento en las áreas del hígado y la vesícula biliar se estimula al cuerpo a sacar el mayor provecho de los nutrientes vitales de la dieta, manteniendo un buen suministro de "combustible" energético y controlando la temperatura corporal. El intestino grueso en su totalidad debe funcionar correctamente para asegurar que el cuerpo extraiga toda el agua necesaria de la dieta y que los productos de desecho se eliminen de forma eficaz.

Hígado

Su reflejo se encuentra en la planta del pie derecho, entre los niveles diafragmático y de la cintura, y atraviesa las cinco zonas, mientras se estrecha al alcanzar el lado interno del pie. La vesícula biliar colinda con el hígado en la zona 3 del pie derecho.

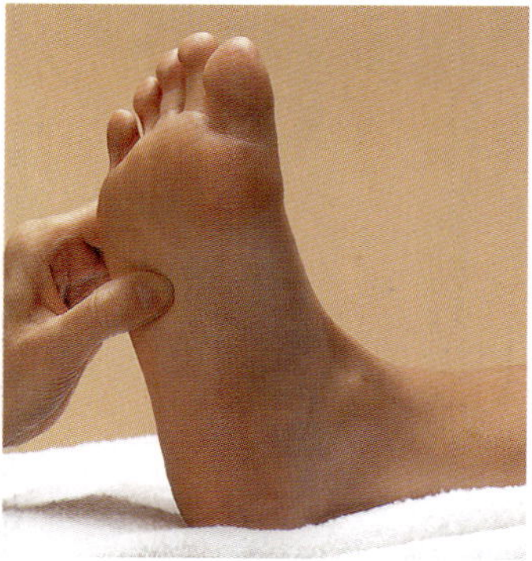

Estómago

El reflejo en el pie izquierdo es el más importante en el tratamiento del estómago, aunque esta área del cuerpo también está representada en la planta del pie derecho en la zona 1, entre los niveles diafragmático y de la cintura.

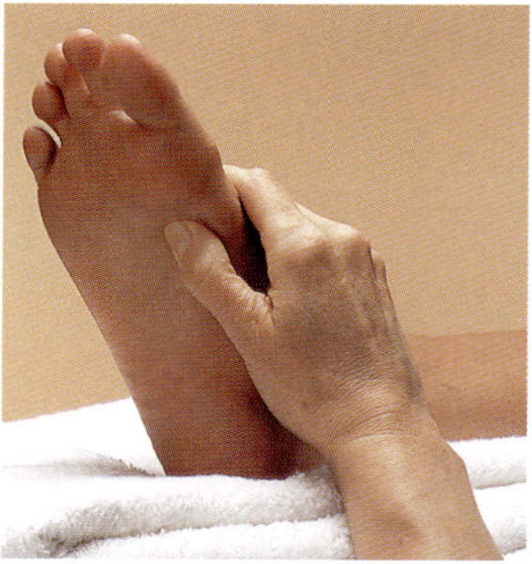

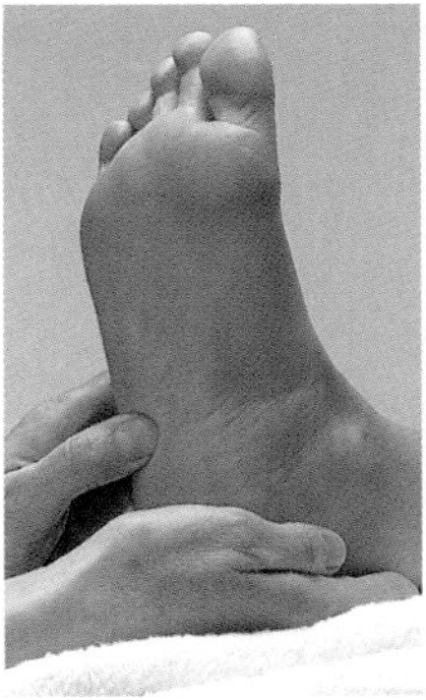

Intestino grueso

Los reflejos de diversos elementos del intestino grueso están representados en áreas de ambos pies: el pie derecho tiene el colon ascendente y parte del transverso.

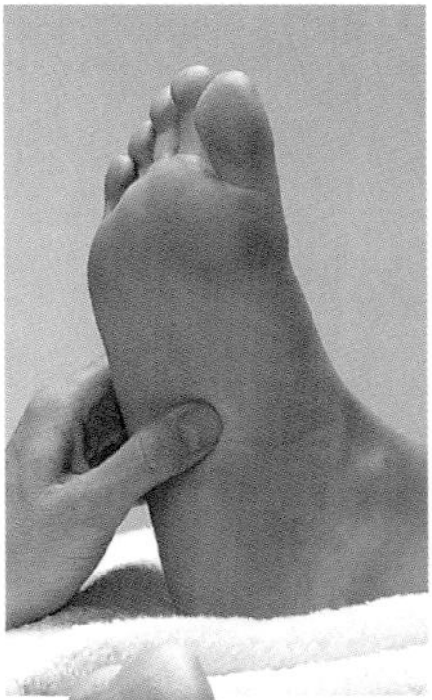

Riñón

El reflexo del riñón se encuentra en la planta del pie, en el mismo nivel que la línea de la cintura en las zonas 2 y 3.

Vejiga

Trabajar los riñones y la vejiga, en la planta y el lado del pie respectivamente, ayuda al cuerpo a eliminar cualquier fluido no deseado en forma de orina.

Nervio ciático

El reflejo del nervio ciático se encuentra a lo largo del talón; existe un reflejo adicional a cada lado del tendón de Aquiles.

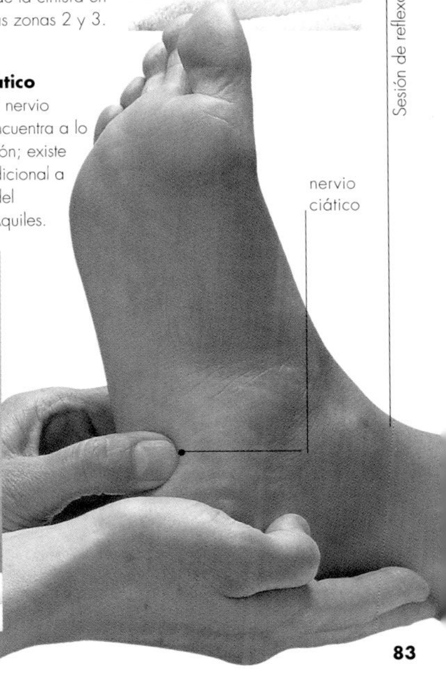

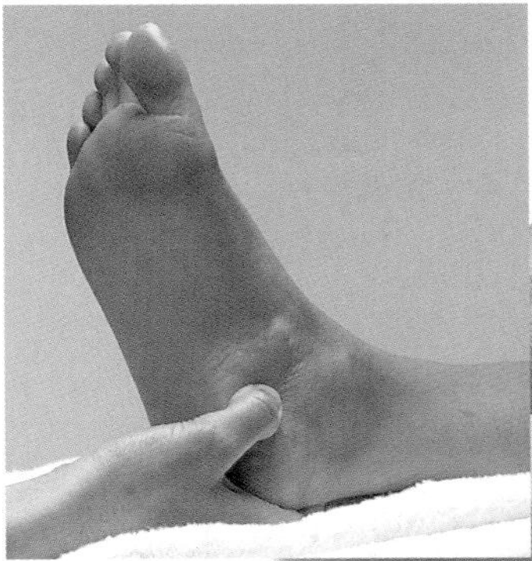

Pie izquierdo • Teoría

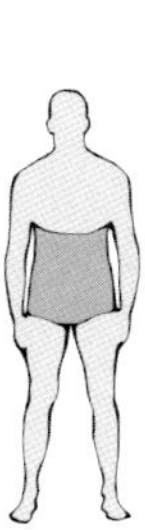

Órganos individuales
Los reflejos del corazón y el bazo sólo se encuentran en el pie izquierdo.

Cuando el reflexólogo pase al pie izquierdo, trabajará todos los reflejos que trabajó en el pie derecho, además de los que sólo están representados en este pie: corazón, bazo y las partes finales del colon.

Al igual que antes, el reflexólogo empezará trabajando la cabeza y el cerebro, así como los reflejos representados en o justo debajo de los dedos de los pies, bajando lentamente por el pie (o por el cuerpo), tal y como hizo previamente en el lado derecho. De nuevo, dedicará tiempo y atención adicional a algún reflejo que parezca especialmente sensible, lo que indicará que la parte del cuerpo relacionada no está funcionando de forma adecuada.

También tendrá un cuidado especial en trabajar los reflejos que correspondan a síntomas o señales determinados de desequilibrios energéticos experimentados por el paciente. Algunos reflejos del pie izquierdo requerirán una atención especial si existe un problema relacionado específicamente con dicho lado del cuerpo (una rodilla, articulación de la cadera, etc.).

Corazón

El corazón se encuentra mayoritariamente en el lado izquierdo del cuerpo y se extiende hasta la zona 1 del derecho. Sin embargo, sólo aparece en el pie izquierdo, en las zonas 2 y 3.

Trabajar el reflejo del corazón es beneficioso para la circulación en general y en patologías determinadas como la angina de pecho. Asimismo, puede prevenir dolencias cardíacas futuras en una persona saludable.

Bazo

Tratar el bazo ayuda a mantener el buen funcionamiento del sistema inmunológico, debido a que este órgano desempeña un papel importante: es la fuente de linfocitos (células blancas que atacan los organismos infecciosos invasivos). Se encuentra en el lado izquierdo del cuerpo, justo sobre el nivel de la cintura, y su reflejo se halla en el pie izquierdo.

Intestino grueso

Las áreas reflejas de las partes finales del intestino grueso (la extension del colon transverso, el colon descendente y sigmoide, y el recto) se encuentran en el pie izquierdo en lugar del derecho.

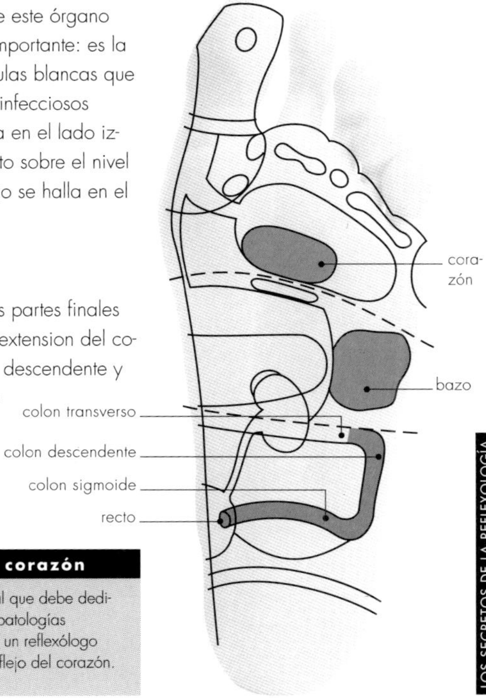

El reflejo del corazón

Debido al cuidado especial que debe dedicarse en el tratamiento de patologías cardíacas específicas, sólo un reflexólogo experimentado tratará el reflejo del corazón.

PIE IZQUIERDO • PRÁCTICA

Los reflejos de los distintos elementos que forman el sistema reproductivo se encuentran en ambos pies: las mismas áreas representan diferentes órganos masculinos y femeninos. También existe un reflejo adicional sobre el tobillo, por encima del talón, a ambos lados del tendón de Aquiles. Al igual que el bazo, los ganglios linfáticos son un componente vital del sistema inmunológico, y es imprescindible tratar los reflejos de ambos pies si deseamos que el cuerpo se defienda contra posibles infecciones de forma eficaz.

Corazón

Aunque el corazón se encuentra en parte en el lado derecho del cuerpo, su área refleja se halla únicamente en las zonas 2 y 3 del pie izquierdo, sobre el nivel diafragmático.

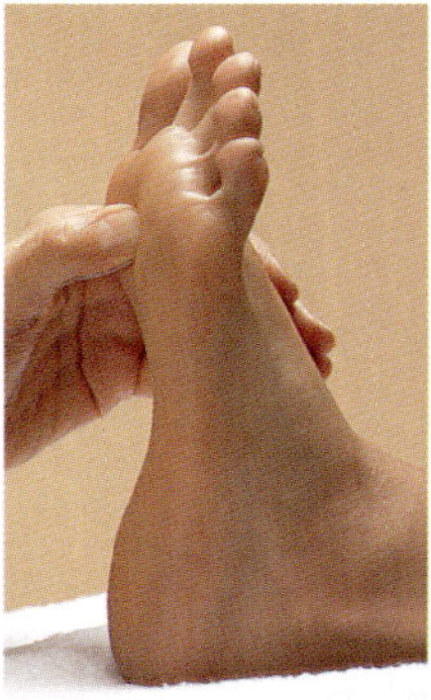

Rodilla

Esta compleja articulación está representada en el lado exterior del pie, en un área semicircular que empieza en la línea de la cintura y se extiende a medio camino hacia el talón.

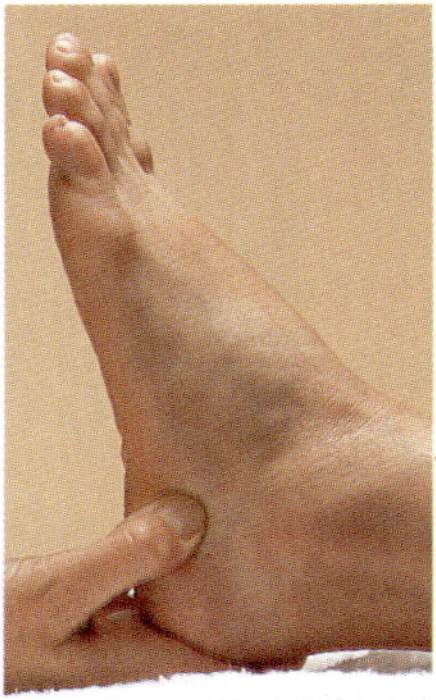

Cadera

Su área refleja también debe tratarse para problemas existentes en la parte superior de la pierna. Se encuentra en el lado exterior del pie, del reflejo del talón al de la rodilla con una forma semicircular.

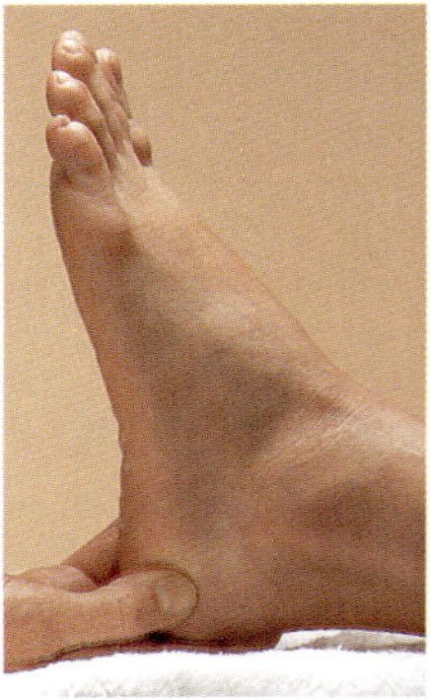

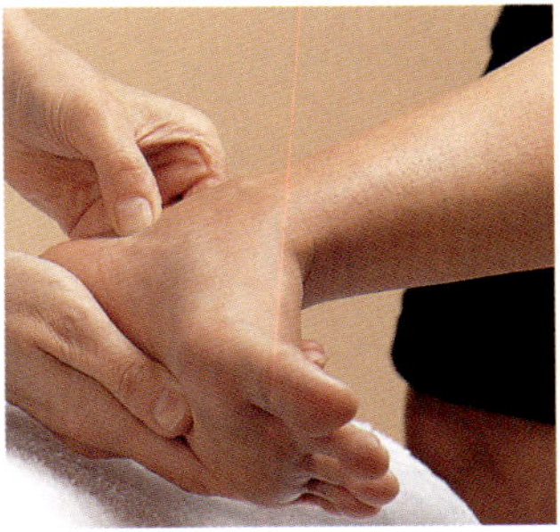

Ganglios linfáticos
Los reflejos de los ganglios linfáticos superiores, torácico, abdominal, pélvico, inguinal y axilar se encuentran en la parte superior del pie, entre la base de los dedos y los tobillos, dependiendo de su posición en el cuerpo.

Útero/próstata
Estos reflejos se hallan en el lado contrario del pie, al mismo nivel que el ovario/testículo.

Ovario/testículo
Éstos se hallan en el lado exterior del pie, a medio camino entre la parte trasera del talón y la punta del hueso del tobillo.

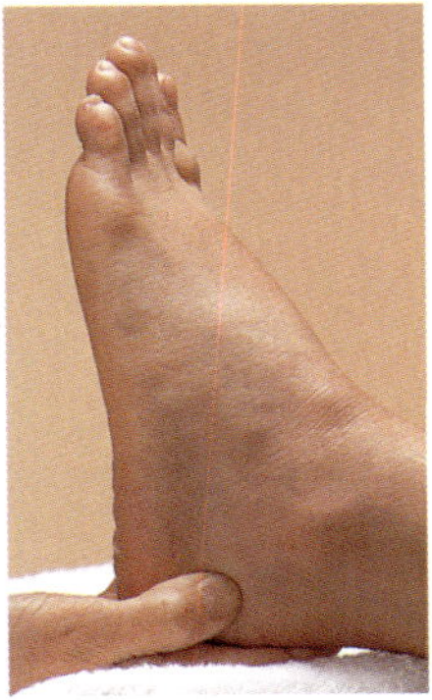

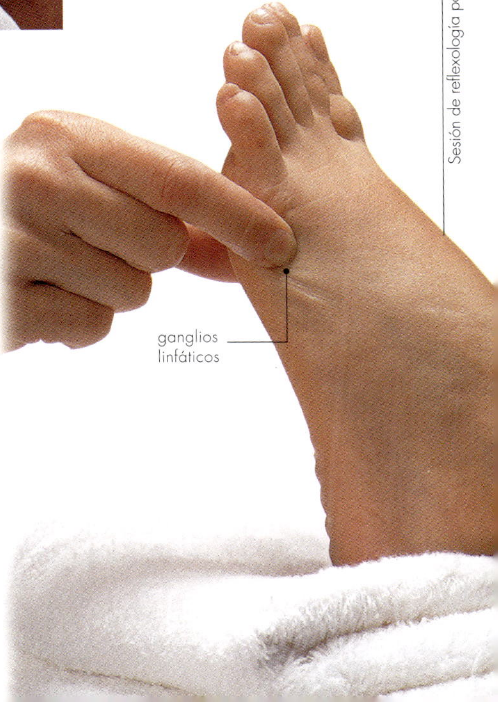

Relajación de los pies

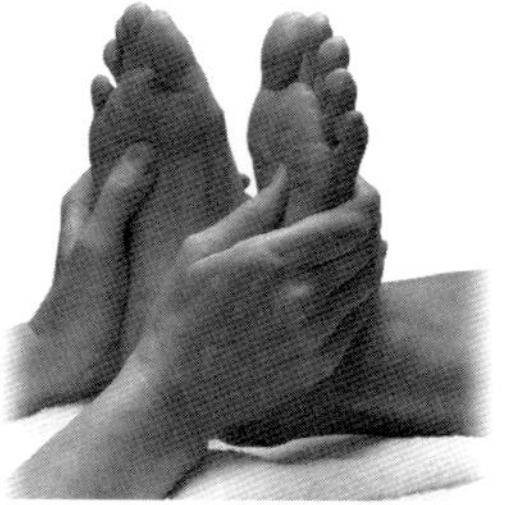

Descargando tensión
Una vez finalizado el tratamiento, los ejercicios en los pies relajan al paciente.

Después de trabajar profundamente cada pie, finalizada la sesión, deberían encontrarse completamente relajados y flexibles, de forma que puedan moverse fácil y libremente. Por este motivo, durante la fase final de la sesión, se realizan una serie de ejercicios generales para reforzar el efecto relajante del tratamiento. Aunque forma una parte esencial de la sesión reflexológica, la relajación de los pies no conlleva mucho tiempo, y sólo le llevará unos 3 min. del tiempo total del tratamiento.

Ejercicios de relajación

Los ejercicios refuerzan el efecto general del tratamiento y ayudan al paciente a "volver en sí" una vez finalizado. Algunos reflexólogos también los realizan al principio de la sesión, en particular si la persona está nerviosa por el tratamiento que está a punto de empezar, o especialmente tensa y ansiosa. También puede ser beneficioso empezar con estos ejercicios si algunas partes de los pies están sensibles o hipersensibles, debido a que algunas partes del cuerpo no funcionan correctamente.

A medida que se ejercita cada parte del pie, puede sentirse un efecto de estiramiento en la parte relacionada del cuerpo, que ayuda a eliminar tensiones o rigidez.

El proceso empieza por los dedos de los pies: deben rotarse, primero en una dirección, luego en la otra. De esta manera desaparecerá la tensión del área del cuello. En concreto, si el dedo gordo está muy rígido, podría indicar que el cuello del paciente también lo está. Es importante no rotar el dedo demasiado rápido, ya que haría que el paciente sintiera mareos: equivaldría a rotar la cabeza muy rápido.

Seguidamente, el terapeuta trabaja a lo largo de los pies, primero retorciéndolos (equivaldría a tirar los hombros hacia atrás y repartir los órganos en el pecho y la cavidad abdominal). A continuación se amasa la planta del pie (se trabaja el diafragma y el resto del cuerpo). Finalmente se rotan los tobillos con mucha delicadeza, primero en una dirección, luego en la otra. Es esencial que sea el terapeuta y no el paciente quien controle la rotación para asegurar que el tobillo permanezca relajado. Una rotación suave acaba con la rigidez en el área pélvica y estimula el libre flujo de energía en todo el cuerpo.

El mejor momento

Es mejor realizar los ejercicios tras el tratamiento de cada pie, ya que será cuando el pie se encuentre relajado y podrá realizar los movimientos sin esfuerzo.

RELAJACIÓN DE LOS PIES PASO A PASO

Mientras se lleva a cabo el tratamiento, el terapeuta debe comprobar constantemente su sostén, para asegurar que el paciente está cómodo y relajado, y que él mismo es capaz de sostener el pie o la mano que trabaja sin dificultad o esfuerzo físico. Es importante apoyar el pie correctamente al realizar los ejercicios para estimular la relajación y evitar que el paciente se sienta incómodo.

Rotación de los dedos

Cuando se trabajan los dedos sujetando la parte superior de cada dedo, la otra mano agarra firmemente la base de los dedos para sujetar las articulaciones entre los metatarsianos y las falanges.

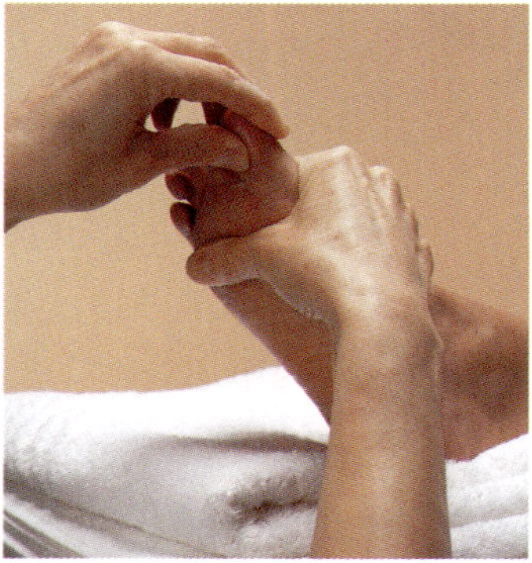

Retorcimiento

Se usan ambas manos para retorcer los pies. Una sujeta el pie desde abajo, con los dedos rodeando el exterior y descansando en la parte superior; la otra rodea la parte interior; ambos pulgares se sitúan sobre la planta.

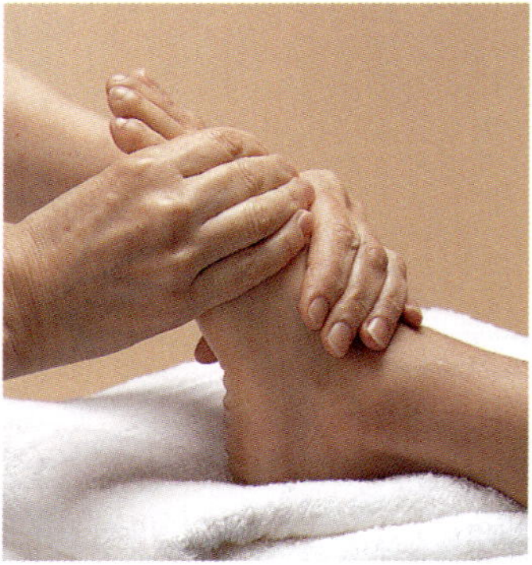

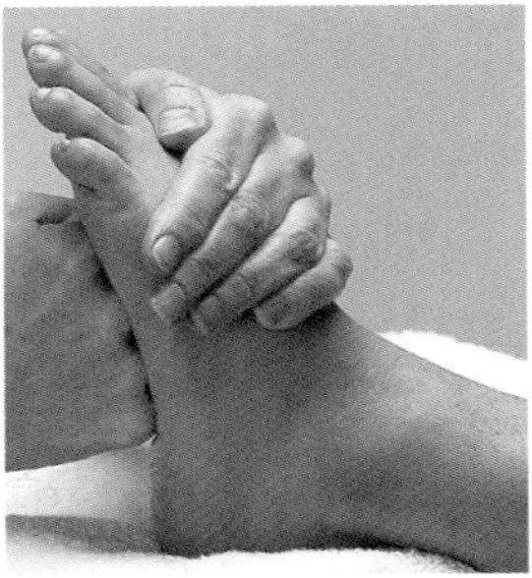

Respiración del plexo solar

Esta parte del tratamiento, descrita detalladamente más adelante, es muy importante, ya que ayuda a inducir un profundo nivel de relajación.

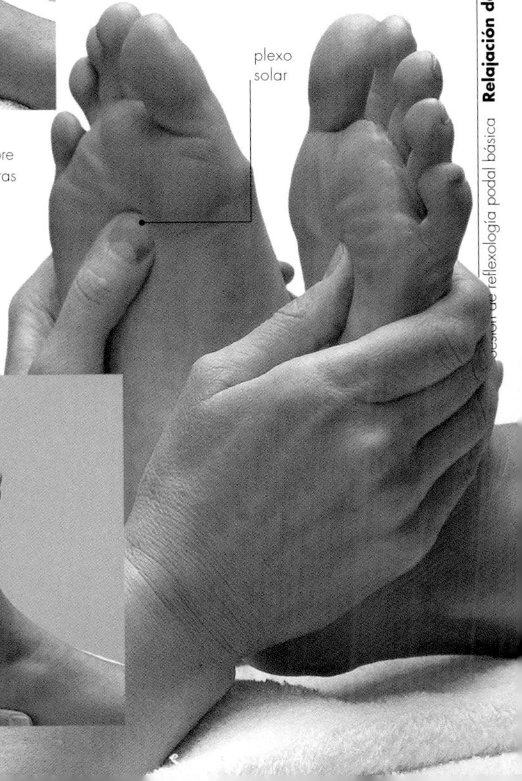

Amasamiento

La mano de apoyo se sitúa sobre la parte superior del pie, mientras la otra amasa.

Rotación del tobillo

Finalmente, se sitúa una mano sobre el hueso del talón para sujetarlo mientras la mano de trabajo rota el tobillo manteniendo los dedos agarrados.

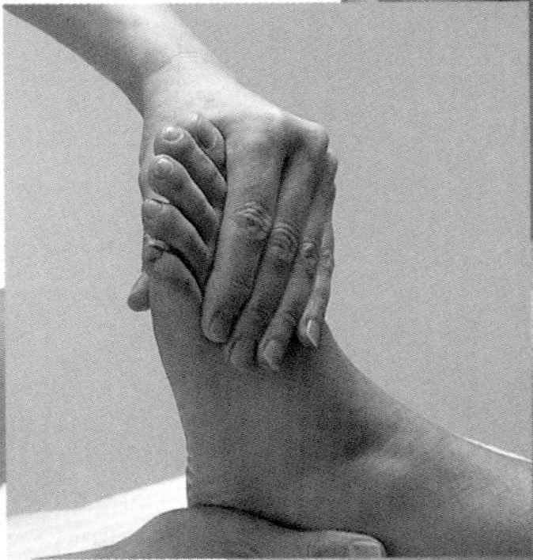

Cierre de una sesión reflexológica podal

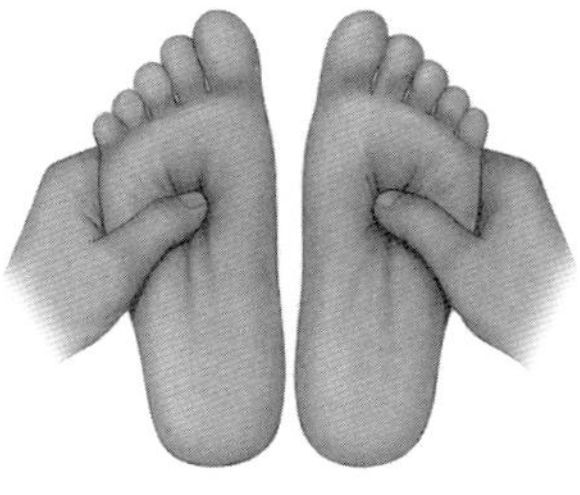

Fase final
El tratamiento del plexo solar pone punto y final a la sesión.

Para finalizar la parte activa del tratamiento, se realiza un ejercicio final que recibe el nombre de respiración del plexo solar.

Respiración del plexo solar

El terapeuta sujeta ambos pies, rodeando los lados exteriores con la manos en el centro de los pies. Descansa los dedos sobre cada pie, con los pulgares sobre los puntos reflejos del plexo solar en la planta. Cuando el paciente respira profundamente, presiona firmemente los dos reflejos del plexo solar y eleva los pies hacia arriba y hacia el paciente al mismo tiempo. A continuación, éste espira suavemente, se libera la presión sobre los reflejos del plexo solar y se vuelven a bajar los pies.

Esta secuencia se repite 4 o 5 veces: el terapeuta comprueba la respiración del paciente y se alcanza una relajación completa al finalizar el tratamiento.

Comentarios y planificación

Durante los últimos minutos de la sesión se comenta lo alcanzado y lo que tendrá lugar en la próxima. Ésta es una ocasión para intercambiar experiencias: cómo se ha sentido el paciente durante el tratamiento, cómo se siente ahora, y qué ha aprendido el terapeuta acerca de la salud y desequilibrios de energía del paciente. Pueden planificarse sesiones futuras en caso de necesitarse, y el terapeuta también comentará las respuestas al tratamiento que deben desarrollarse en la próximas horas o días. El paciente debería anotarlas para realizar un seguimiento de los efectos del tratamiento.

Efectos secundarios

Cada uno reacciona de forma diferente, pero los efectos secundarios más comunes incluyen náuseas, goteo nasal y la necesidad de vaciar la vejiga o los intestinos con más frecuencia, debido a la eliminación de toxinas. Algunas personas se sienten cansadas durante un día o dos después del tratamiento, pero otras se sienten llenas de energía. Dichos efectos suelen desaparecer transcurridas de 24 a 48 horas e indican que el tratamiento surte efecto.

Reacción curativa

A menudo un sarpullido o tos indican una recaída temporal, o "reacción curativa", aunque éstos a su vez pueden señalar que el cuerpo está eliminando toxinas. También podrían indicar sobretratamiento.

SESIÓN DE REFLEXOLOGÍA MANUAL BÁSICA

El reflexólogo decidirá tratar las manos si los pies no pueden tratarse fácil o eficazmente por algún motivo: tal vez por una infección o lesión, o en ocasiones debido a que al paciente le disguste que le realicen masajes en los pies, posiblemente porque sean demasiado sensibles o sienta cosquillas. La sesión seguirá el mismo curso, pero será más corta debido al tamaño relativamente pequeño de las manos, en comparación con los pies y no será tan eficaz. Muchas personas a las que les gusta tratarse a sí mismas consideran más sencillo trabajar las manos, porque son más accesibles.

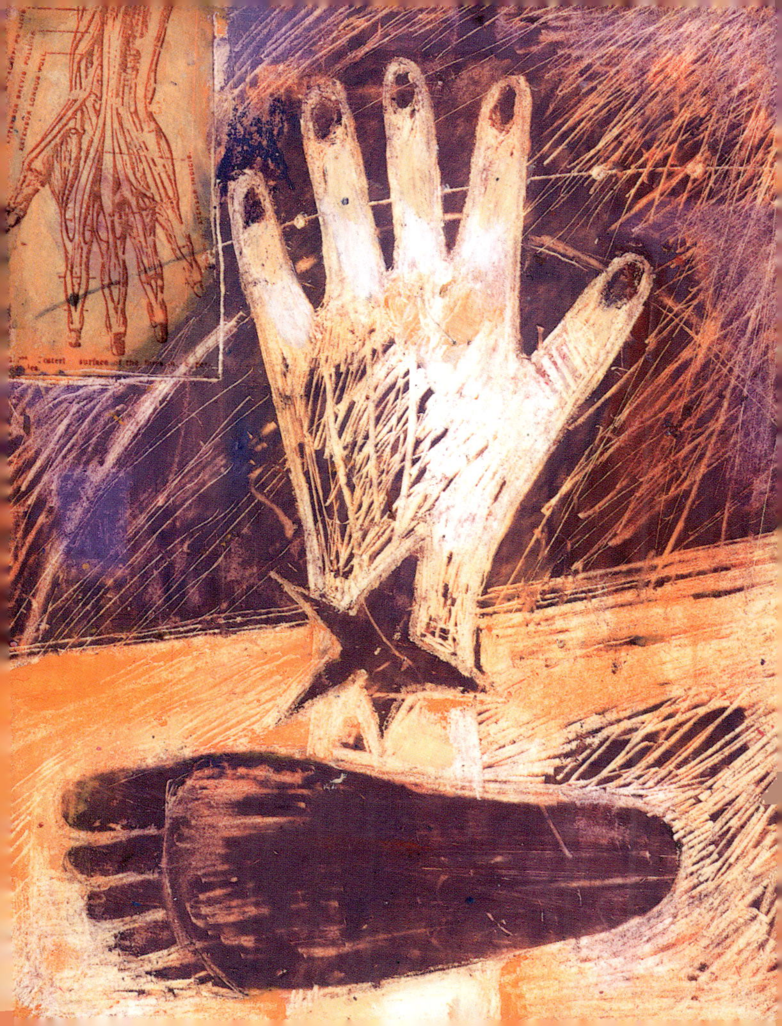

Trabajo completo

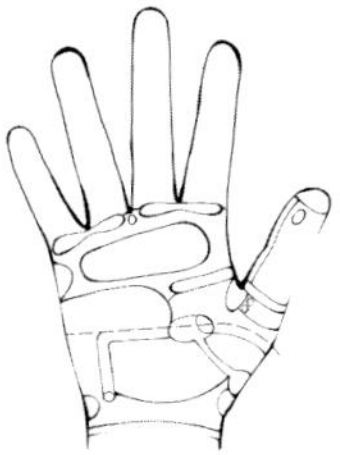

Tratamiento de la mano
Lo ideal sería que un terapeuta realizara un tratamiento de cuerpo completo en las manos.

Los principios que rigen el tratamiento reflexológico en las manos son los mismos que para los pies. Las zonas longitudinales se organizan de la misma forma, de la zona 1 en el lado interior del pulgar a la zona 5 en el exterior, justo en el dedo meñique. Las zonas transversales son menos significativas en las manos y no tienen la misma relación clara con su estructura ósea que las zonas transversales de los pies. Debido a que las manos son más pequeñas que los pies, es más difícil ubicar algunas áreas reflejas, especialmente las más pequeñas.

Tratamiento

Durante la sesión deberán trabajarse todas las áreas reflejas. Si la primera vez que se tratan algunas se encuentran sensibles, cuando se vuelvan a trabajar no lo estarán tanto, siempre que el cuerpo haya empezado a responder al tratamiento.

Un tratamiento en las manos durará menos tiempo que uno en los pies ya que hay menos superficie que cubrir. El hecho de que las manos sean más pequeñas que los pies significa que las áreas reflejas correspondientes también serán más pequeñas, y el reflexólogo deberá trabajar con aún más precisión.

Autotratamiento

Aunque durante el autotratamiento en las manos es más fácil llegar a un gran número de reflejos, la dificultad de determinar las áreas más pequeñas con exactitud conlleva que sólo se alcanzará un tratamiento sintomático mediante práctica, mientras que un tratamiento de cuerpo completo lo realiza mejor un reflexólogo. Sin embargo, en sesiones de autoayuda se trabajan mejor las manos y se pueden realizar en cualquier momento, ya sea como tratamiento de "relleno" entre sesiones podales o para aliviar afecciones temporales como el estrés.

Orden

Algunos reflexólogos prefieren empezar con la mano izquierda o alternar los reflejos de ambas manos, pero la mayoría opta por empezar por la derecha antes de pasar a la izquierda, y al final de la sesión vuelven a tratar las áreas difíciles.

En primer lugar se tratan la cabeza y el cerebro, representados en la parte superior y los lados del pulgar. El terapeuta irá bajando por la mano, tratando puntos en ambos lados a medida que se dirija hacia la muñeca.

Diferencias

Aunque la mayoría de las partes del cuerpo están representadas en ambas manos, algunos órganos y estructuras sólo se encuentran en una (el corazón y el hígado, por ejemplo).

MANO DERECHA 1 • PRÁCTICA

Tratar la glándula pituitaria ayuda a regular la producción de todas las hormonas liberadas por las glándulas endocrinas y a ajustar el equilibrio entre ellas. También se trata el resto de las estructuras de la cabeza, incluyendo el resto del cerebro, seguido de las columnas cervical y torácica. Estas áreas son importantes contra cualquier tipo de dolor de cabeza, incluida la migraña, el dolor y la rigidez en el cuello, y dolores en el centro de la espalda.

Parte superior de la cabeza

El reflejo de la parte superior de la cabeza y el área del cerebro debajo de ella se encuentra en el pulpejo del pulgar, justo detrás y debajo de la uña del pulgar.

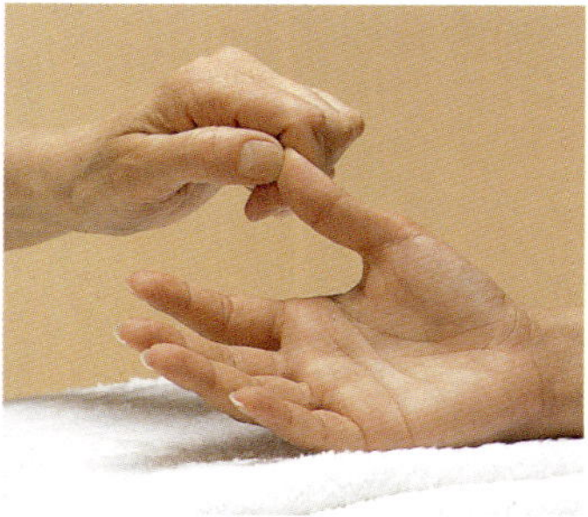

Lado de la cabeza

El lado de la cabeza y la parte del cerebro relacionada están representados en un área refleja localizada en el lado interior del pulgar a lo largo del dedo índice.

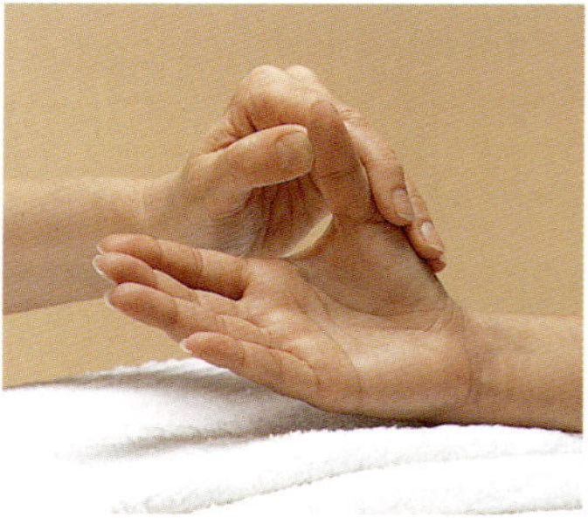

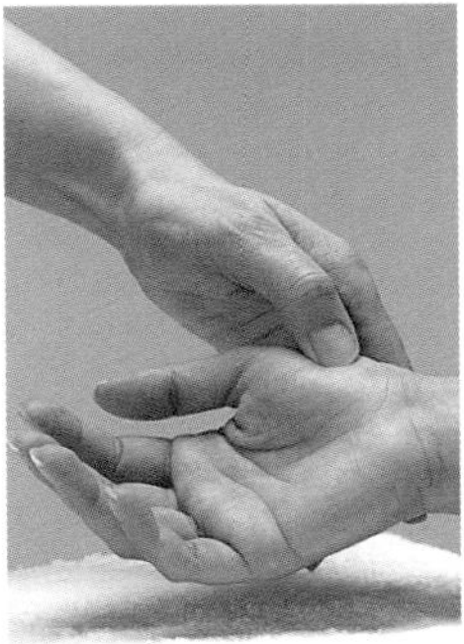

Columna torácica

La columna torácica está representada en la parte interior de la mano, justo debajo de la base del hueso del pulgar.

Cuello

La parte delantera y trasera del cuello están representadas en las áreas reflejas de la parte delantera y trasera de la base del pulgar respectivamente, donde se une con la mano.

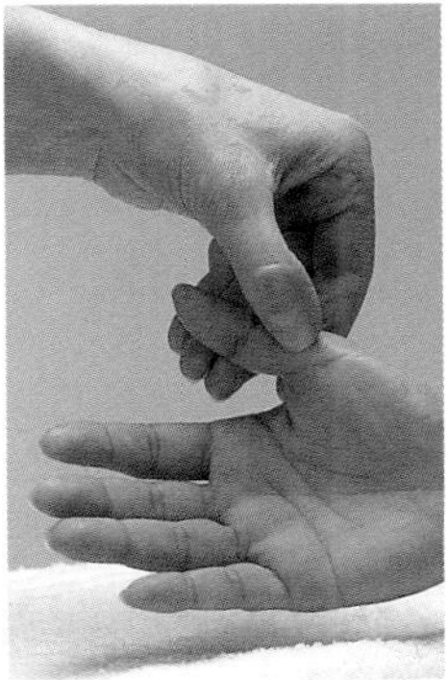

Glándula pituitaria

La glándula pituitaria, o la "directora de la orquesta hormonal", está representada en el centro del pulpejo del pulgar.

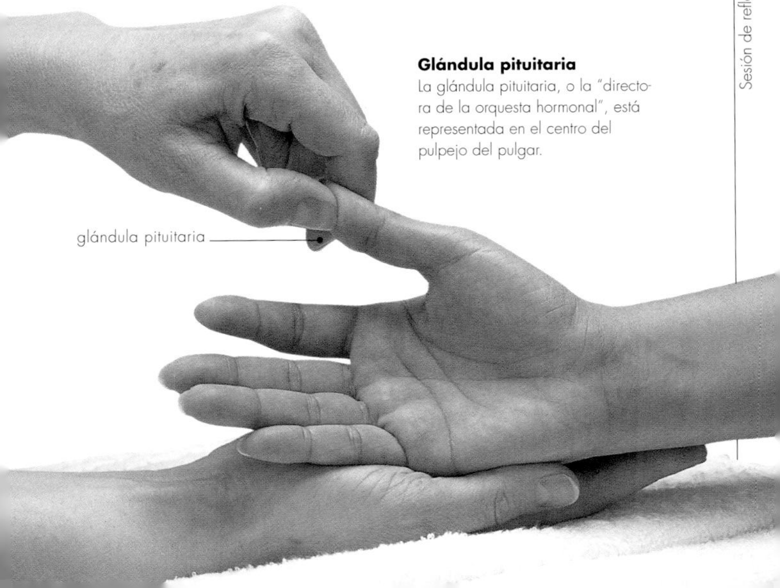

Mano derecha 2 • Teoría

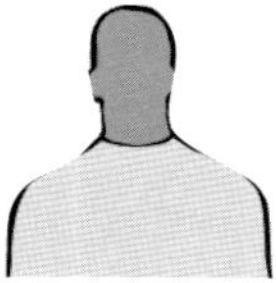

La cabeza
Todos los reflejos de esta área deben tratarse de forma muy exacta.

Al trabajar sobre los reflejos de la cara, el reflexólogo tratará áreas muy pequeñas, como la trompa de Eustaquio (que une el oído y la garganta) y los senos craneales (los espacios llenos de aire del cráneo, encima y debajo de los ojos), y necesitará trabajar con gran precisión.

Cara, dientes y encías

El tratamiento de la cara ayuda a relajar los músculos tensos y aliviar dolores como la neuralgia, así como problemas leves pero desagradables como úlceras de boca o llagas. Trabajar las áreas reflejas de los dientes y las encías los mantendrá saludables, y ayudará en casos de dolor de muelas y de encías.

Senos craneales y trompa de Eustaquio

Los senos craneales y la trompa de Eustaquio deben estar limpios. En ocasiones se congestionan o infectan, lo que le sigue una infección del tracto respiratorio superior, como un resfriado o una alergia, como la rinitis, que ocasiona dolor y problemas respiratorios y auditivos.

Ojos y oídos

Si el terapeuta desciende el pulgar hacia la palma de la mano, tratará las áreas que representan los ojos y los oídos. El objetivo es reducir bloqueos o desequilibrios de energía, así como permitir que la pesona vea y oiga lo mejor que pueda, y prevenir el desarrollo de problemas.

Asimismo, ayuda a aliviar síntomas de irritación de ojos, conjuntivitis u orzuelos. Tratar el reflejo del oído ayuda a que el cuerpo luche contra una infección, alivia el dolor de oído y los zumbidos, y mejora algún problema de equilibrio y vértigos.

Tratar los ojos u oídos junto con el tratamiento de áreas del cerebro ayuda a una persona con visión u oído limitados a interpretar lo que puede ver u oír en grado máximo.

Si existen síntomas específicos asociados a estas partes del cuerpo, el reflexólogo deseará volver a tratar estos reflejos una vez que haya trabajado el resto de los reflejos de las manos.

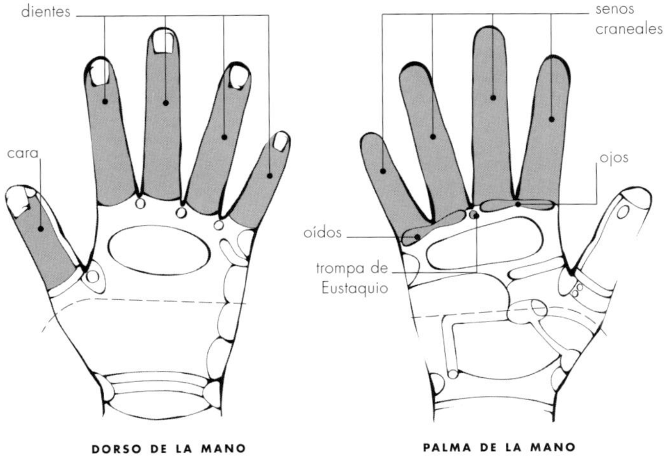

DORSO DE LA MANO **PALMA DE LA MANO**

MANO DERECHA 2 • PRÁCTICA

El área refleja de la cara se encuentra justo debajo de la base de la uña del pulgar. En la misma posición, en la parte trasera de los dedos, se encuentran los reflejos de los dientes. La trompa de Eustaquio suele hallarse justo debajo del punto donde se unen el tercer y el cuarto dedo, donde empieza la palma. Debajo del resto de los dedos se hallan pequeñas áreas reflejas que representan los ojos y los oídos. Las áreas reflejas de los senos craneales se encuentran en la parte delantera y a los lados de los dedos.

Cara

El área refleja de la cara se encuentra bajo la base de la uña del pulgar, en el dorso de la mano.

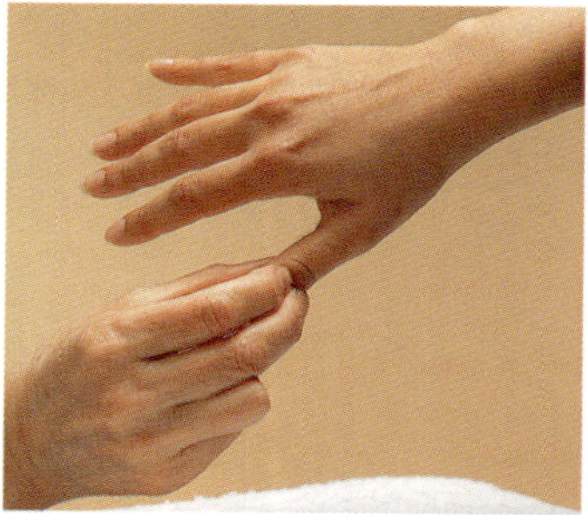

Dientes

Los reflejos de los dientes delanteros se encuentran en el dedo índice, y los laterales y posteriores, en el resto de los dedos.

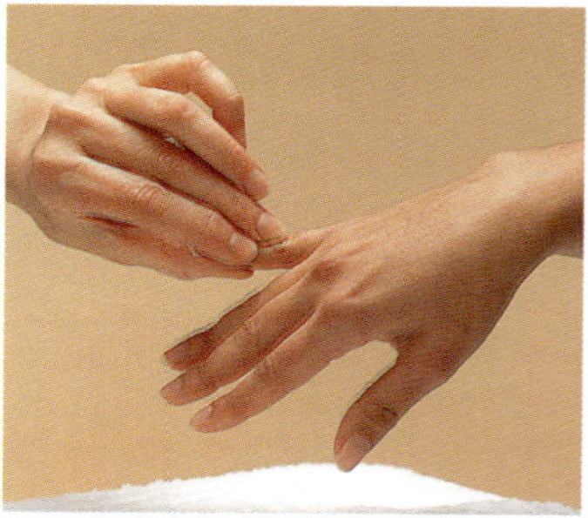

Ojos

Los reflejos de los ojos se hallan debajo del punto donde el segundo y tercer dedos se unen a la palma.

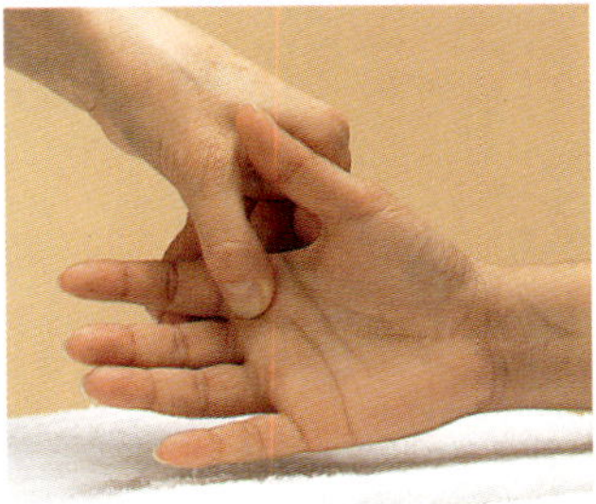

Senos craneales

Las áreas reflejas de los senos craneales se hallan en el lateral de los dedos, justo debajo de la articulación del primer dedo.

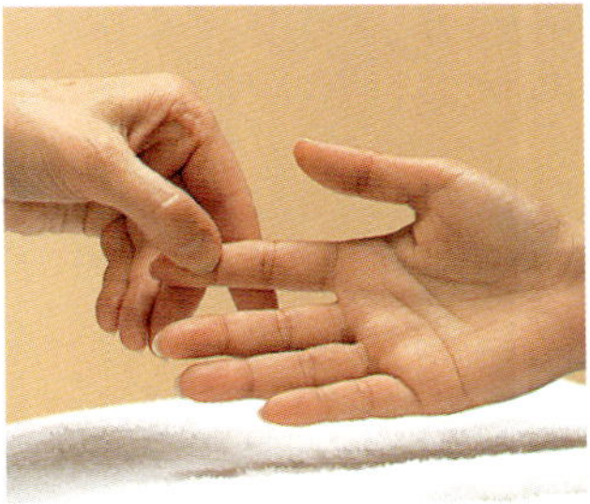

Oídos

Los reflejos del oído se hallan bajo la intersección entre el cuarto y quinto dedo, en la palma.

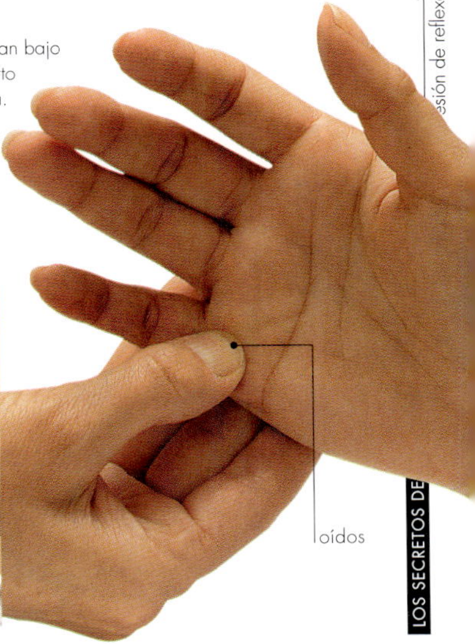

Trompa de Eustaquio

La trompa de Eustaquio se halla entre el dedo tercero y cuarto; a veces también se halla en una posición similar en el dorso de la mano.

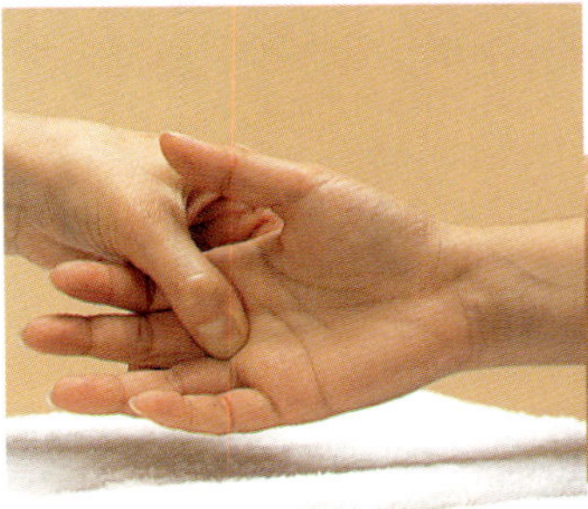

Mano derecha 3 • Teoría

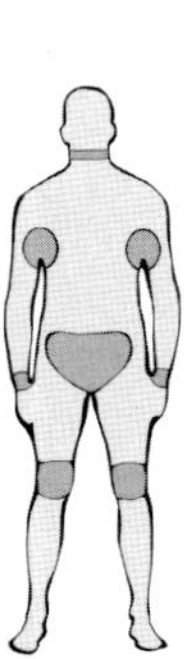

Órganos vitales
Un reequilibrio de energía en estas áreas puede mejorar el bienestar.

A medida que avanza en la mano derecha, el reflexólogo tratará todos los reflejos como parte del tratamiento del cuerpo completo, incluidos los que sólo se hallan en este lado. Entre las más importantes se encuentran las áreas reflejas del hígado, la vesícula biliar y las partes superiores del intestino grueso. Si alguno de estos órganos no funciona correctamente, las áreas reflejas estarán un poco sensibles y la persona padecerá problemas digestivos y se encontrará mal. Además, la persona será propensa a infecciones si el bazo, una parte importante del sistema inmunológico, no funciona correctamente: los linfocitos que produce ayudan al cuerpo a luchar contra las infecciones.

Ganglios linfáticos

Éstos también son importantes en la lucha contra organismos infecciosos. Los glanglios linfáticos actúan como filtros que atrapan bacterias y otros cuerpos extraños. Se sitúan en diversos lugares importantes del cuerpo (cuello, axila e ingle) y cada uno tiene su propia área refleja en el dorso de la mano. La linfa, que fluye a través de los canales o vasos linfáticos que unen los ganglios, transporta las toxinas y otros productos de desecho de las células sanguíneas del cuerpo para ser purificados en los ganglios antes de ser devueltos a la corriente sanguínea. Para que exista un buen drenaje linfático, el reflexólogo trabajará un reflejo justo debajo donde la base del pulgar se une a la del dedo índice, en el dorso de la mano.

Lesión

Cuando un problema, como una lesión, imposibilita el tratamiento de los pies, pueden tratarse las manos. Así, una lesión en la cadera o rodilla derecha o síntomas de artritis en estas articulaciones serán tratados mediante los reflejos correspondientes de la mano derecha. También será adecuado al tratar a personas mayores. Trabajar estas áreas ayuda a aliviar el dolor y reducir la rigidez o falta de movilidad normal.

Óganos reproductores

En las manos, los órganos reproductores masculinos y femeninos se encuentran en el área de la muñeca. Es importante tratarlos para mantener la salud y función sexuales: ayuda a restaurar el equilibrio energético correcto y alivia síntomas en estas áreas, como problemas menstruales en las mujeres y prostáticos en los hombres, y estimula la fertilidad.

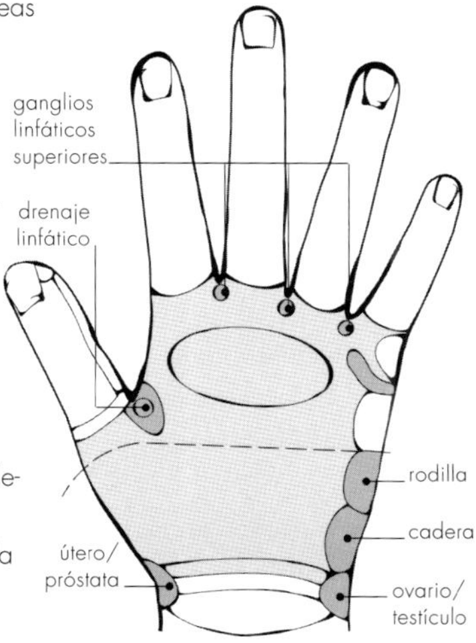

DORSO DE LA MANO

MANO DERECHA 3 • PRÁCTICA

Los reflejos de la cadera y la rodilla, que también representan las partes superior e inferior de la pierna, se encuentran en el dorso de la mano. Inmediatamente debajo del reflejo de la cadera, donde la mano se une a la muñeca, se halla el reflejo del ovario/testículo. Justo delante de la muñeca, en el lado interior de la mano, están los reflejos del útero/próstata. El sistema linfático está representado en el dorso de la mano.

Rodilla

El reflejo de la rodilla se halla en el lado interior, debajo del dedo meñique, a medio camino entre la base y la muñeca.

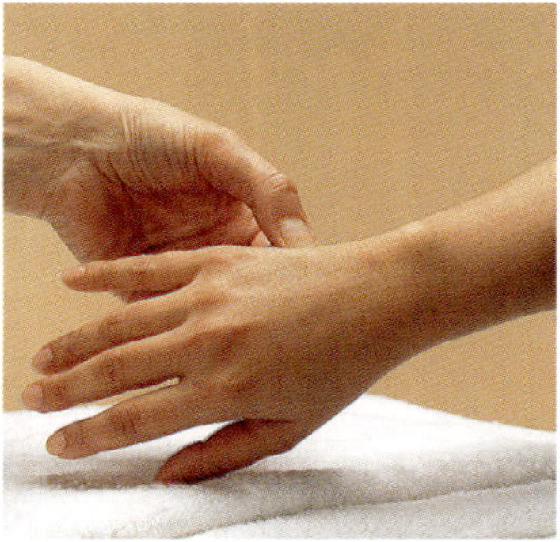

Cadera

El reflejo de la cadera está justo debajo del de la rodilla, más cerca de la muñeca. También se tratará si existen problemas originados en el muslo.

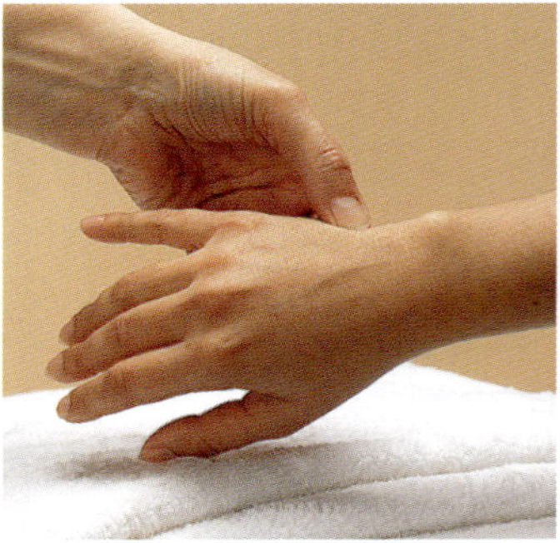

Útero/próstata

Los reflejos del útero de la mujer y la próstata del hombre se extienden de la palma al dorso de la mano.

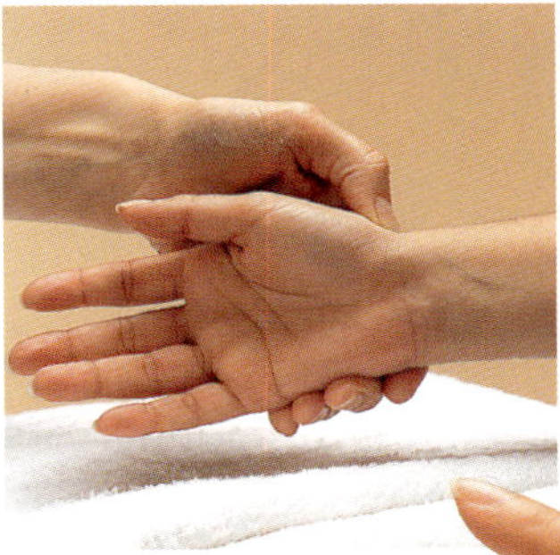

Ovario/testículo

Este reflejo, debajo del reflejo de la cadera, se extiende alrededor de la mano: se encuentra en parte en el dorso, en parte en la palma.

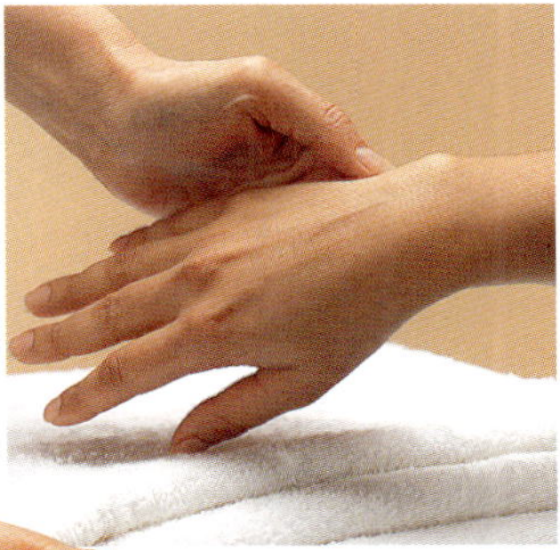

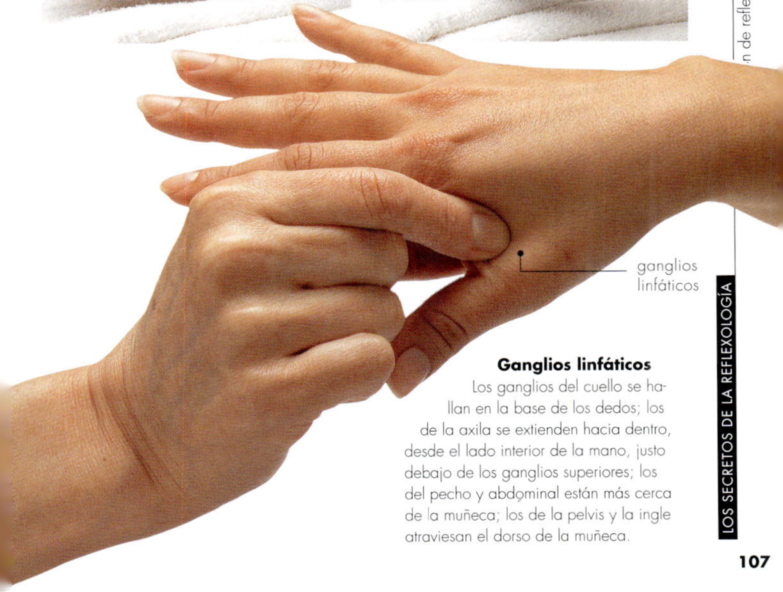

Ganglios linfáticos

Los ganglios del cuello se hallan en la base de los dedos; los de la axila se extienden hacia dentro, desde el lado interior de la mano, justo debajo de los ganglios superiores; los del pecho y abdominal están más cerca de la muñeca; los de la pelvis y la ingle atraviesan el dorso de la muñeca.

Mano izquierda • Teoría

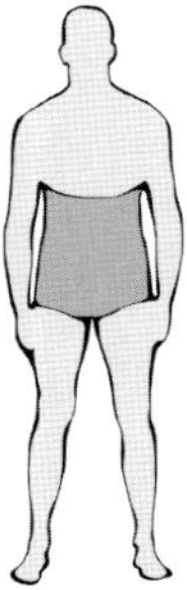

Reflejos únicos
El corazón y partes del sistema digestivo aparecen únicamente en la mano izquierda.

Cuando el reflexólogo pase a la mano izquierda, trabajará todos los reflejos que trabajó en la mano derecha, además de aquéllos que únicamente están representados en esta mano.

Corazón

Uno de los reflejos más importantes representados en la mano izquierda es el del corazón; se halla en las zonas 2 y 3 de la palma, alrededor de 2,5 cm. por debajo de los dedos. El reflejo del corazón debe tratarse con extremo cuidado, especialmente en alguien con patologías cardíacas, y es importante no trabajar este reflejo en exceso. No es recomendable su autotratamiento, excepto bajo la supervisión de un reflexólogo experimentado. Sin embargo, si se trata correctamente, estimula una circulación saludable, lo que es vital para asegurar que todas las partes del cuerpo reciban un buen suministro de oxígeno y nutrientes importantes transportados en la corriente sanguínea, y que las toxinas y otros productos de desecho (como el dióxido de carbono) sean eliminados del cuerpo de forma eficaz.

Intestino grueso

Como ocurría en los pies, los reflejos del intestino grueso se encuentran divididos entre las manos derecha e izquierda. Las partes finales del sistema digestivo extraen el agua que el cuerpo necesita mientras el alimento no digerido pasa por él. Si el intestino grueso no funciona correctamente, provocará estreñimiento o diarrea, y deshidratación. En la mano izquierda están representados el final del colon transverso, el colon descendente y sigmoide, y el recto.

Riñones

Los riñones extraen un gran número de substancias de la sangre que pasa por ellos, y transmiten a la vejiga el fluido que el cuerpo no necesita, para que se elimine en forma de orina. Tratar estos reflejos ayudará contra infecciones, como la cistitis, y a solucionar problemas urinarios ocasionados por enfermedades prostáticas.

Glándulas suprarrenales

Se hallan justo sobre los riñones. Producen un gran número de hormonas que, entre otras cosas, estimulan la respuesta de "lucha o huida" de una persona ante una situación estresante, regulan el metabolismo y participan en el control de la respuesta corporal ante lesiones y alérgenos.

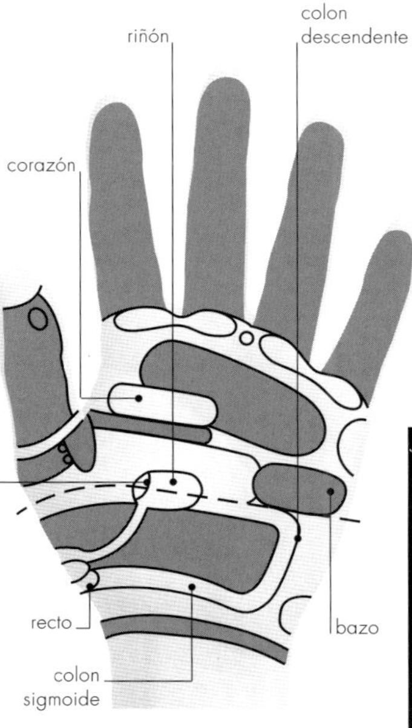

PALMA DE LA MANO

MANO IZQUIERDA • PRÁCTICA

Los reflejos del corazón y el bazo se encuentran en la palma de la mano izquierda. El del colon transverso se extiende a través de la palma, hacia la muñeca, hasta llegar al reflejo del colon descendente y realiza un ángulo recto hasta representar el colon sigmoide. El reflejo del recto se halla en la zona 1.

Corazón
El reflejo del corazón se halla entre las zonas 2 y 3, justo sobre el nivel diafragmático.

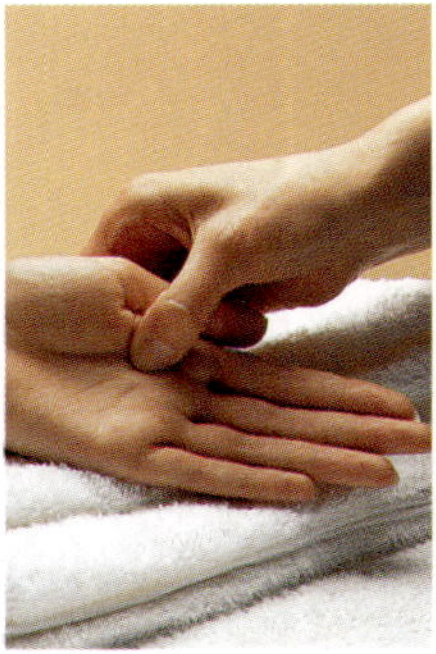

Bazo
El bazo se halla en las zonas 4 y 5, justo sobre la línea de la cintura, sólo en la mano izquierda.

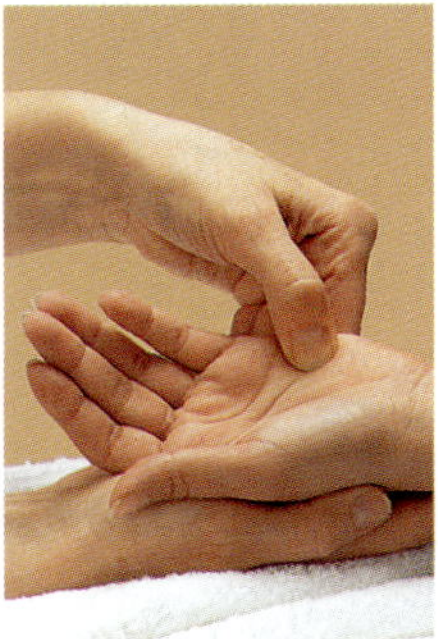

Riñón
El riñón se halla en la palma, en las zonas 2 y 3, alrededor del nivel de la cintura.

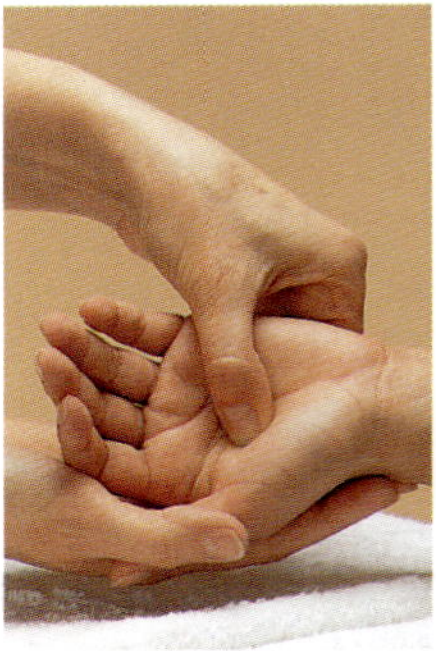

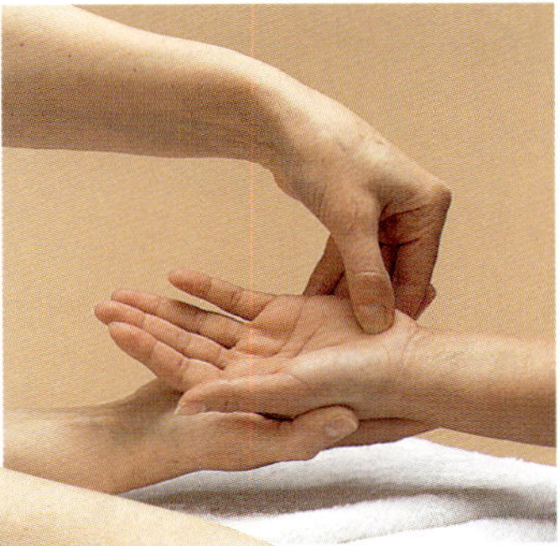

Intestino grueso

El reflejo del colon transverso se encuentra a corta distancia debajo de la base del pulgar y los dedos. Hacia la muñeca, en las zonas 4 y 5, forma el reflejo del colon descendente y finalmente realiza un ángulo recto a través de todas las zonas justo antes de la muñeca, para formar el reflejo del colon sigmoide. El reflejo del recto se halla en la zona 1; existe una prolongación de este reflejo en la primera parte del lado delantero de la muñeca.

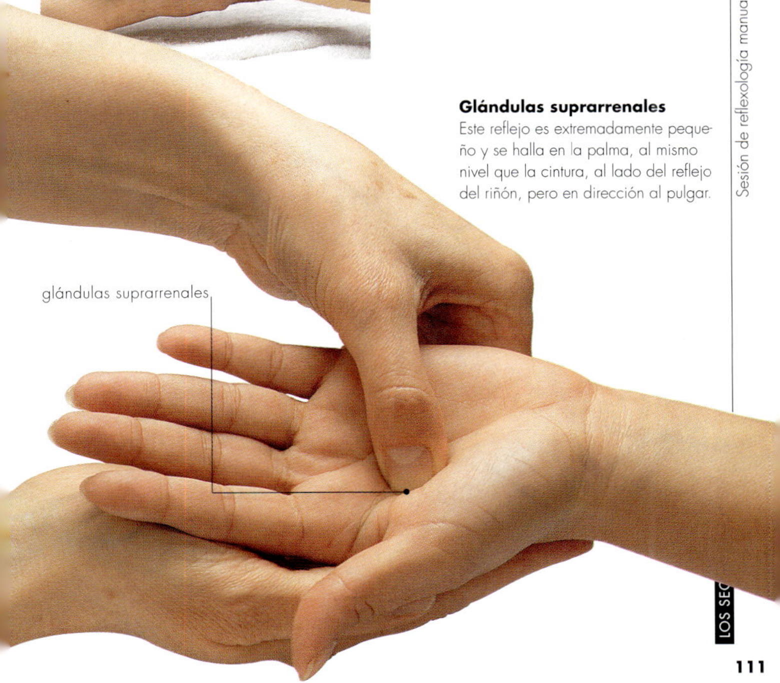

Glándulas suprarrenales

Este reflejo es extremadamente pequeño y se halla en la palma, al mismo nivel que la cintura, al lado del reflejo del riñón, pero en dirección al pulgar.

Autotratamiento de las manos

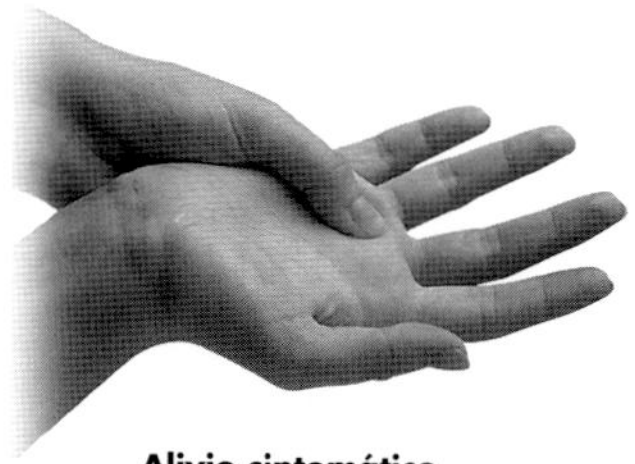

Alivio sintomático
Tratarse las manos puede ser una forma útil de primeros auxilios.

Aunque no se recomienda tratarse las manos uno mismo como sustituto de un tratamiento completo de un terapeuta cualificado, puede ser útil como "relleno" entre sesiones o para aliviar síntomas específicos. Debería seguir un tratamiento completo, tal y como se ha explicado en las páginas anteriores, aunque es difícil si se trata a sí mismo; o tratar un número limitado de áreas reflejas relacionadas con partes del cuerpo que le causan problemas en la actualidad.

Tratamiento

Elija un lugar tranquilo donde no le vayan a perturbar y coloque la mano derecha en un cojín, sobre su regazo, de forma que esté a una altura adecuada y cómoda para trabajar con la otra mano. Extienda polvo de talco sobre la piel de la mano que vaya a tratar. Utilice las ilustraciones de las páginas 35–37 para localizar los puntos reflejos. Debido al tamaño de las manos, muchas áreas serán extremadamente pequeñas y deberá ser muy preciso.

Generalmente usará la parte superior del pulgar para ejercer presión y la ajustará de acuerdo con lo que le vaya bien. Recuerde mantener el pulgar doblado, y evite presionar con la uña sobre la piel. Para áreas difíciles aplique el mismo principio, con la parte superior del dedo índice.

Trate todos los puntos reflejos, dedicando tiempo adicional a las áreas sensibles o relacionadas con partes del cuerpo que sepa o sienta que no funcionan correctamente. Cuando finalice el tratamiento de la mano derecha, haga lo mismo con la izquierda, prestando atención a las áreas problemáticas. Después realice los ejercicios de relajación que se muestran en las páginas siguientes, aunque lógicamente no podrá trabajar ambos reflejos del plexo solar simultáneamente.

Autotratamiento

Cuando haya aprendido la posición de los puntos reflejos de las manos, podrá tratar síntomas como el dolor de cabeza o de espalda cuando y donde desee. Esto puede ser especialmente eficaz durante el tratamiento de un reflexólogo interesado en un problema recurrente similar.

Relajación

Es difícil alcanzar un profundo nivel de relajación al tratarse uno mismo, de forma que si se encuentra tenso o estresado, considere la opción de consultar a un terapeuta profesional.

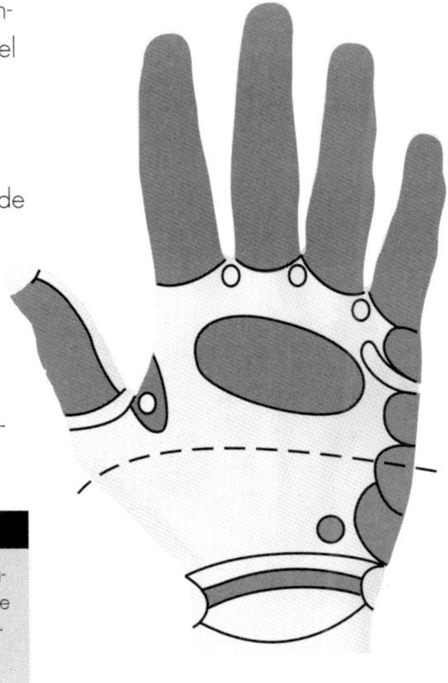

PALMA DE LA MANO

RELAJACIÓN DE LAS MANOS

Una vez que el reflexólogo haya completado el tratamiento básico en ambas manos, finalizará la sesión con algunos ejercicios de relajación. Al igual que con los pies, se realizan al final de la sesión, cuando las manos todavía se encuentran relajadas y más flexibles, aunque también suelen realizarse al inicio de la sesión, si el paciente (o sus manos) están especialmente tensos.

Presión
Se ejercen distintos tipos de presión y movimiento sobre los dedos y las manos, para estirar las áreas relacionadas del cuerpo y ayudar al paciente a relajarse tras un tratamiento reflexológico.

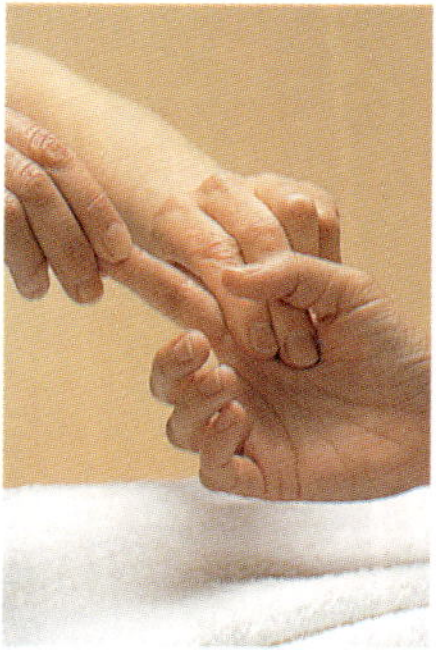

Amasamiento
El terapeuta amasa la palma con el puño, y a continuación rota las muñecas hacia ambas direcciones para eliminar algún obstáculo que perturbe el libre fluir de energía a través del cuerpo.

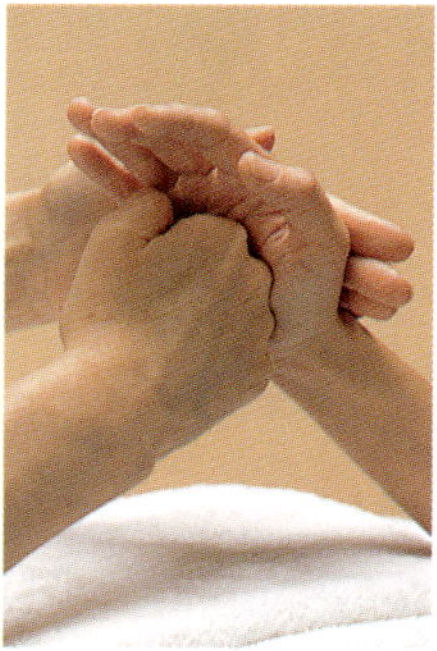

Rotación
En otra técnica, la "rotación", se trabaja primero la mano derecha, seguida de la izquierda. El reflexólogo rota suavemente cada dedo en ambas direcciones. A continuación "retorcerá" la palma.

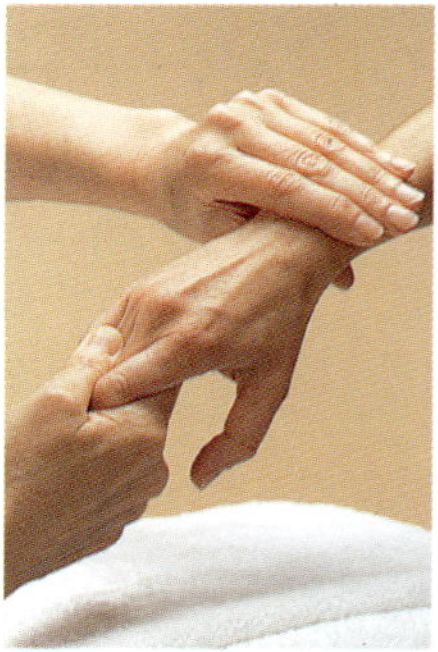

Respiración del plexo solar

Hace referencia a un centro nervioso central, cuyo reflejo se encuentra en la palma, en las zonas 2 y 3, justo debajo del nivel diafragmático.

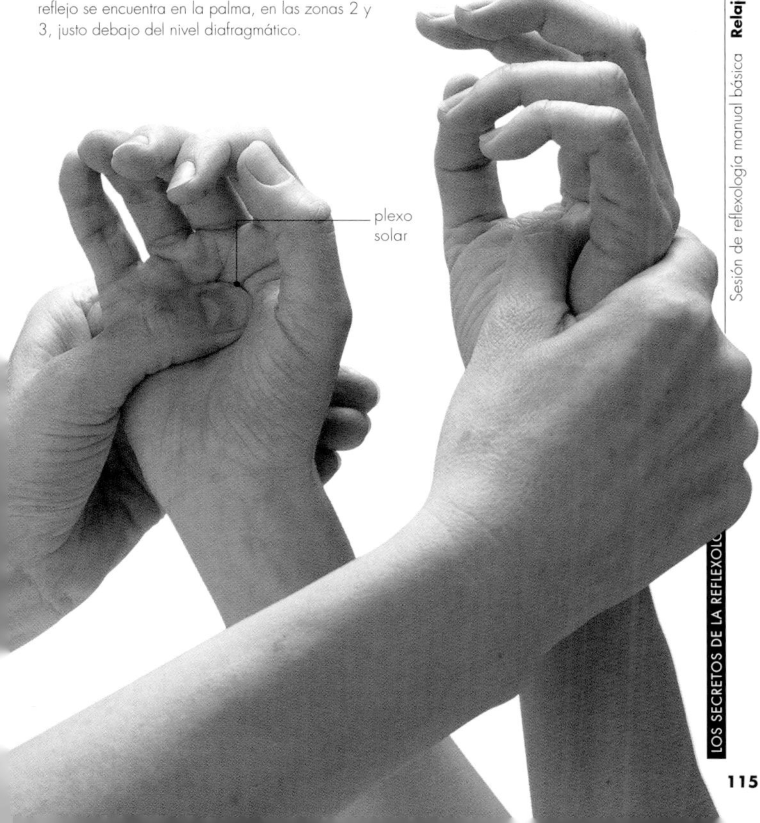

Cierre de una sesión reflexológica manual

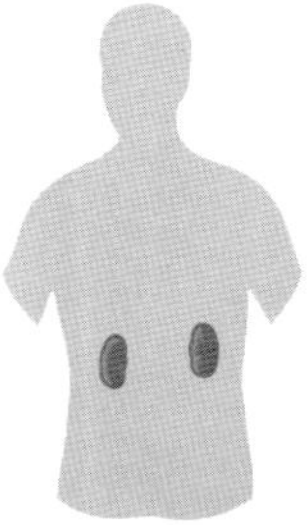

Exceso de toxinas
Como efecto secundario de la reflexología, los riñones pueden que trabajen demasiado para eliminar un exceso de toxinas.

Para finalizar la parte activa del tratamiento, se realiza un ejercicio final que recibe el nombre de respiración del plexo solar, diseñado para dejar al paciente calmado y terminar la sesión de una forma tranquila.

Respiración del plexo solar

El terapeuta trabaja ambas mano al mismo tiempo, sitúa los pulgares en los puntos reflejos del plexo solar de las palmas y sujeta las manos colocando sus dedos en los dorsos. A continuación, le pide al paciente que respire profundamente, y cuando éste ha inspirado, ejerce presión con los pulgares, mientras eleva las manos suavemente hacia el cuerpo del paciente. Ahora el paciente espira y, mientras lo hace, se libera la presión y se vuelven a bajar las manos.

Comentarios y planificación

Al igual que en el tratamiento podal, durante los últimos minutos de la sesión paciente y terapeuta comentan el desarrollo del tratamiento. El paciente explica su percepción: sus reacciones durante el tratamiento y cómo se siente una vez finalizado. El reflexólogo señalará áreas especialmente sensibles u otros indicios de que algunas partes del cuerpo no funcionan como debieran. Asimismo, puede recomendar el tratamiento que será beneficioso en el futuro.

Efectos secundarios

El terapeuta también comentará que, aunque cada uno reacciona de forma diferente, durante el período posterior al tratamiento suelen aparecer algunos efectos secundarios: náuseas, goteo nasal y la necesidad de ir al baño más a menudo de lo normal, debido a que los riñones e intestinos excretan más toxinas. Otras reacciones comunes son sentirse con energía o cansado, pero, como todos los posibles efectos secundarios, desaparecen en unas 48 horas. Estos efectos secundarios, conocidos como "reacción curativa" (ver pág. 93) suelen reflejar que el tratamiento está siendo beneficioso, aunque no todos los que se someten a la terapia los experimentan.

Coméntelo

Si experimenta efectos secundarios graves o prolongados, coménteselo a su terapeuta en la próxima sesión, en caso de que su tratamiento deba ajustarse.

REFLEXOLOGÍA CURATIVA

Durante una sesión se trabajan todos los puntos reflejos, pero se presta una atención especial a las áreas relacionadas a síntomas en partes específicas del cuerpo. El reflexólogo tendrá en consideración todos los aspectos de la vida y personalidad del paciente, así como algún síntoma específico. Para restaurar el equilibrio energético saludable y natural del cuerpo, el tratamiento ayuda a estimular y promover la capacidad innata del cuerpo de autocuración. Ocasionalmente, el tratamiento puede centrarse en reflejos determinados para aliviar síntomas individuales, o Vd. mismo puede tratar las áreas, aunque se obtienen mejores resultados si se incorpora un tratamiento sintomático a una sesión reflexológica completa. En las páginas 30–37 se encuentran mapas completos de todas las áreas reflejas.

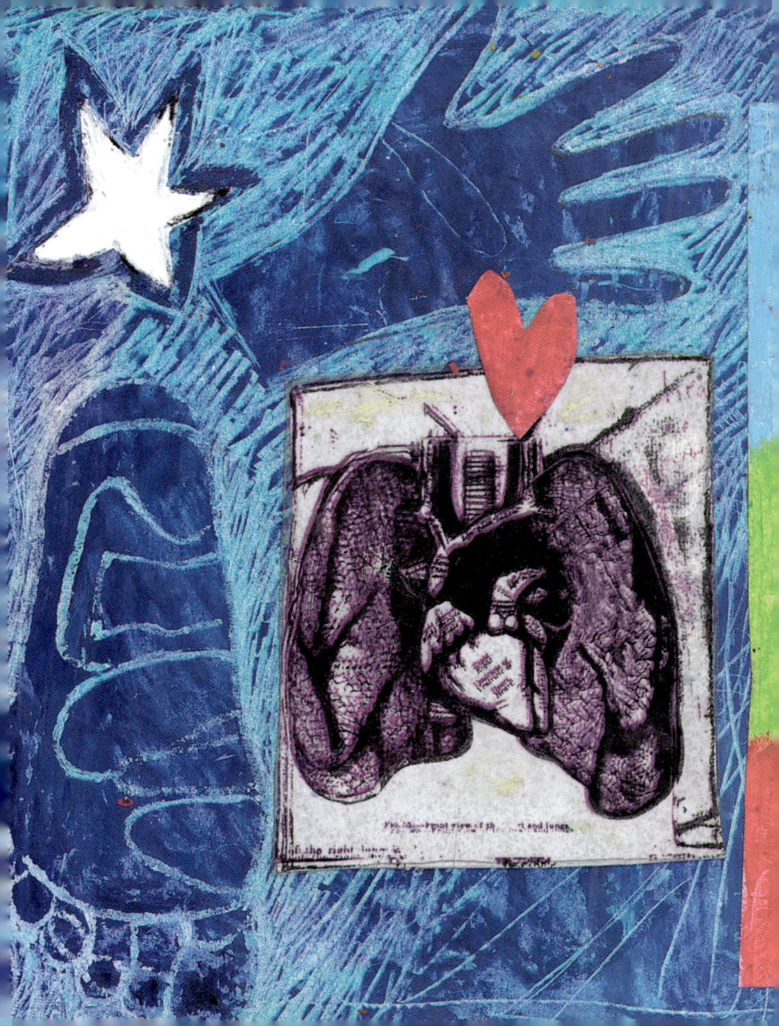

Trastornos respiratorios

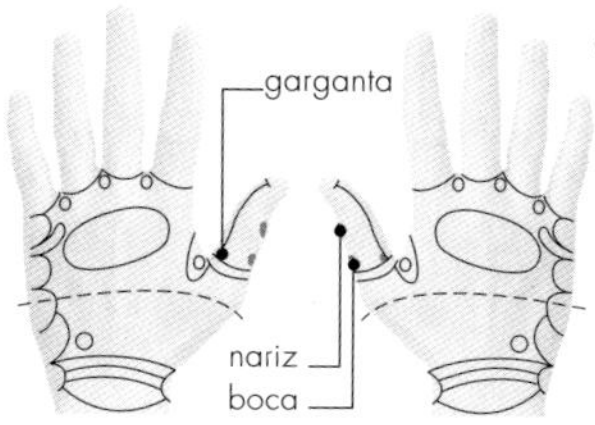

DORSO DE LA MANO

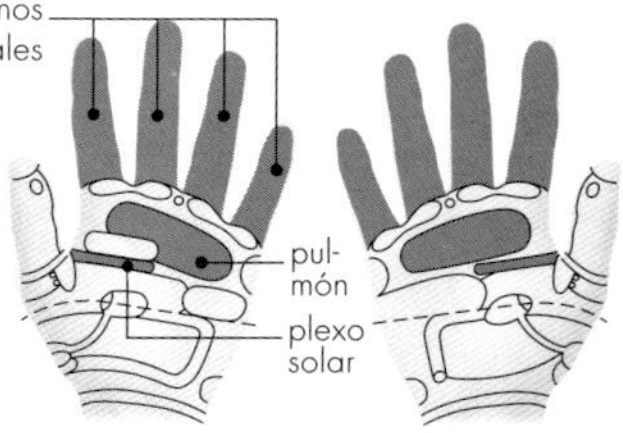

PALMA DE LA MANO

Los síntomas provinientes de problemas que afectan el sistema respiratorio son muy comunes, aunque pueden tener una gran variedad de causas y, en patologías como el asma, pueden intensificarse por factores como el estrés y el estilo de vida.

Causas

La causa de la mayoría de las infecciones respiratorias son virus y, en ocasiones, bacterias. Los antibióticos son muy beneficiosos, aunque es imprescindible que sean recetados sólo si son absolutamente necesarios. Los asmáticos deberían seguir tomando su medicación regular, aunque si un tratamiento reflexológico resulta beneficioso, sería posible ajustar la dosificación si el doctor del paciente está de acuerdo.

Asma

Los reflejos directos a tratar son los de los pulmones y los bronquios: conductos que transportan el aire de y hacia la tráquea (conducto por el que el aire pasa de y hacia los pulmones) y los pulmones. Algunos reflejos asociados incluyen el plexo solar y el diafragma, para estimular la relajación; las columnas cervical y torácica, que representan el origen de los nervios que suministran a los bronquios y los pulmones; y las glándulas suprarrenales, para tratar el estrés y las reacciones alérgicas.

Resfriado

Se tratarán los reflejos directos (de la nariz y los senos craneales), junto con los indirectos, como las glándulas suprarrenales, para reducir la inflamación, y los ganglios linfáticos superiores, para ayudar a contrarrestar infecciones.

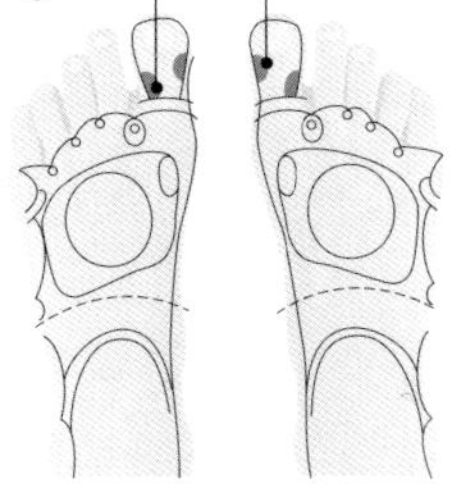

DORSO DEL PIE

Catarro

Los reflejos directos a tratar son los mismos que para los resfriados, además de otros, dependiendo de si el síntoma resulta de una infección (ganglios linfáticos superiores), de una alergia (glándulas suprarrenales) o si se asocia con dolor de cabeza (cabeza).

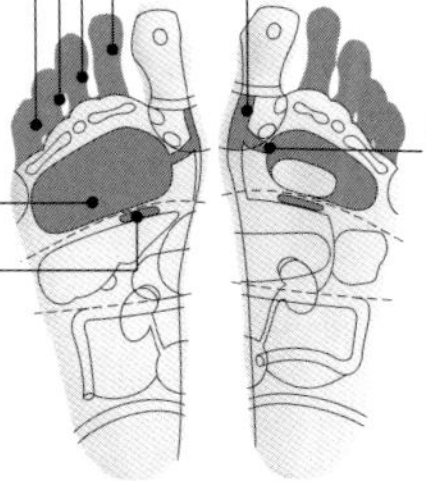

PLANTA DEL PIE

Tos

Los reflejos directos son los pulmones y la garganta; puede tratarse el sistema linfático para eliminar infecciones.

Sinusitis

Se tratan los reflejos de los senos craneales, cara, nariz, cabeza, ojos y válvula ileocecal para aliviar la congestión y dolor, y eliminar mucosidad.

TRATAMIENTO

Los trastornos respiratorios pueden afectar todas las partes del sistema (de la nariz y los senos craneales a la tráquea y los pulmones). Además de los reflejos relacionados directamente, el terapeuta también deberá tratar los relacionados indirectamente para reducir la inflamación o ayudar al sistema inmonológico a luchar contra infecciones. Los ganglios linfáticos alrededor del cuello son especialmente importantes para el tratamiento de un resfriado u otros virus del tracto respiratorio superior.

Resfriados

El área refleja de la nariz está en la de la cara, y se encuentra justo debajo de la uña en la parte superior del dedo gordo del pie.

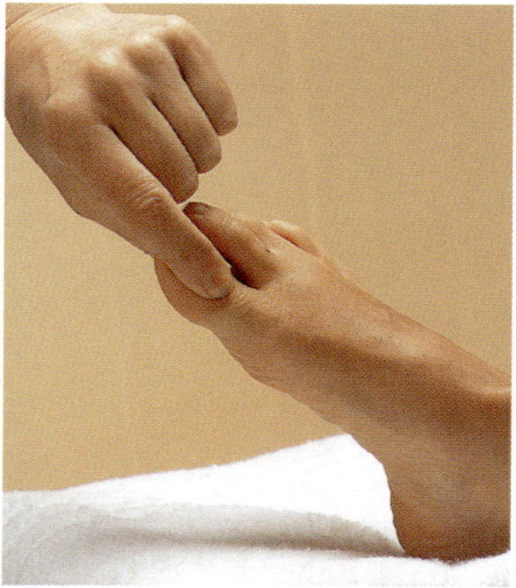

Sinusitis

Los reflejos de los senos craneales están en la base y los lados de los dedos de los pies y la parte superior y los lados de los dedos.

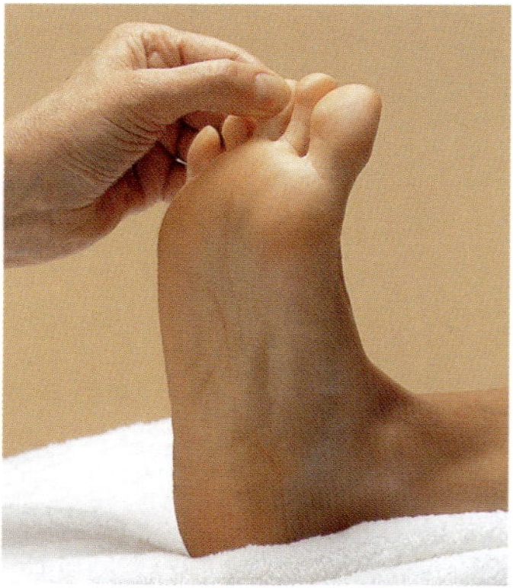

Asma

El área refleja de los pulmones se encuentra en la parte muscular de la parte inferior del pie, debajo de los dedos, y en las palmas justo debajo de la base de los dedos.

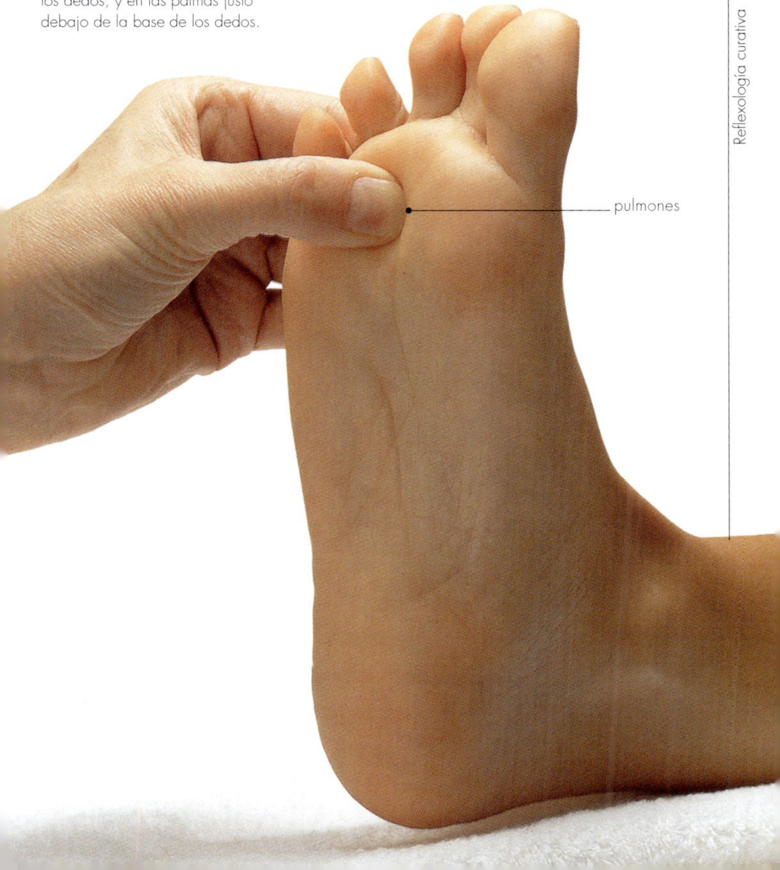

Trastornos digestivos

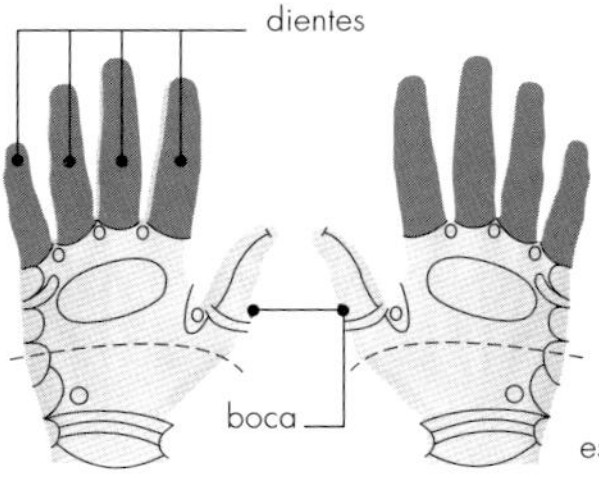

DORSO DE LA MANO

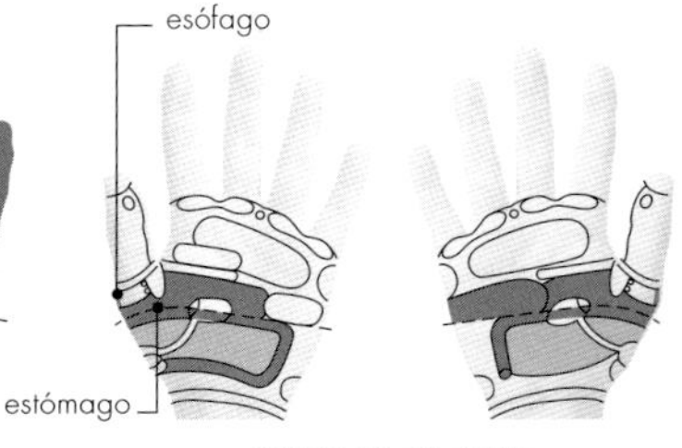

PALMA DE LA MANO

En algún momento experimentamos síntomas digestivos, y generalmente no los consideramos más que una pequeña molestia, especialmente cuando han sido ocasionados por algo obvio, como haber ingerido una comida muy picante o pesada. Sin embargo, si los síntomas tienen lugar de forma regular, o aparecen por primera vez en una persona de mediana edad o mayor, debería observarlos un doctor, ya que podrían ser el resultado de una patología grave que requiera tratamiento ortodoxo. No obstante, tales causas suelen ser descartadas y es más frecuente que los problemas digestivos provengan del estrés, o de factores del estilo de vida como el tabaco o beber demasiado alcohol, ingerir la comida inapropiada o comer de forma irregular o con prisa.

Aunque no es perjudicial tratar los síntomas "por la vía rápida", es mucho más razonable tratarlos de raíz: es ahí donde la reflexología puede ser muy beneficiosa, especialmente en casos de estrés y tensión.

Úlceras

Las úlceras de boca suelen ser insignificantes desde el punto de vista médico, aunque pueden ser muy dolorosas y no dejarle disfrutar de las comidas. Una persona que padezca úlceras de boca con frecuencia o cuyas úlceras no se dejan curar debería acudir a un doctor

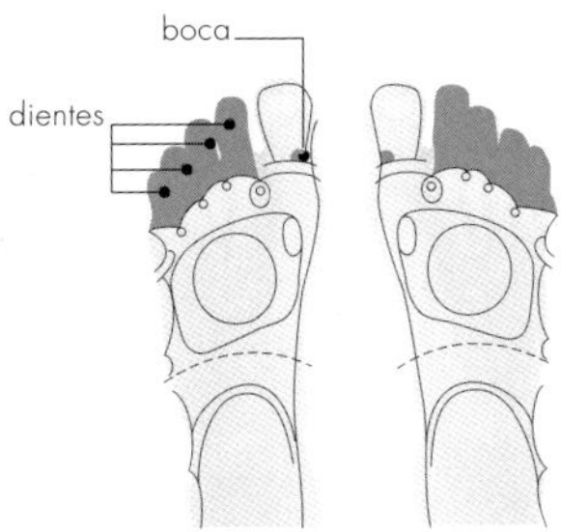

DORSO DEL PIE

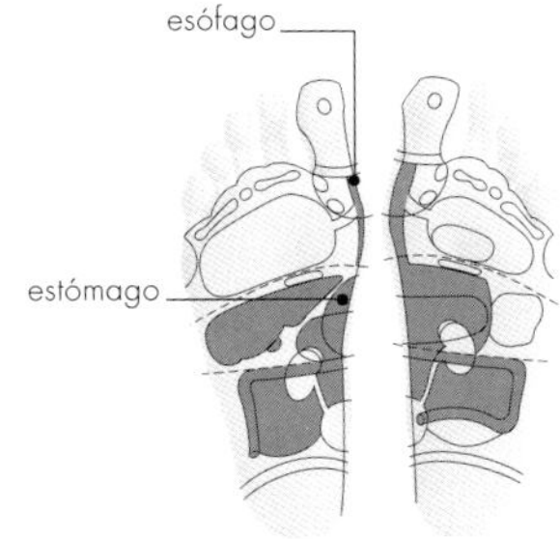

PLANTA DEL PIE

o dentista para que las revisara, y descartar otras patologías más graves, aunque la reflexología puede ayudar a estimular el proceso curativo natural.

Indigestión

Suele provenir de factores del estilo de vida, incluyendo dietas y estrés. Durante la primera consulta, el reflexólogo le comentará cómo cambiar aspectos de su vida que puedan ser la causa subyacente de los síntomas. El área refleja directa principal es el estómago, pero si los síntomas incluyen acidez, también deberán tratarse las áreas reflejas del esófago y el diafragma. (Ver *Diarrea y estreñimiento* en las pág. 132–135.)

EXTERIOR IZQUIERDO

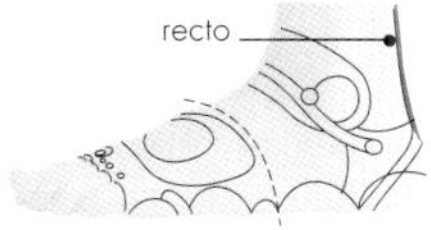

INTERIOR DERECHO

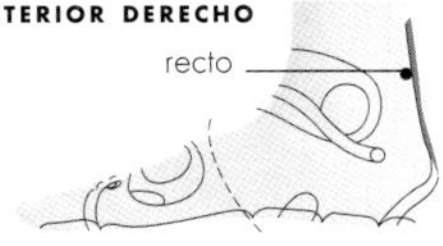

EXTERIOR DERECHO

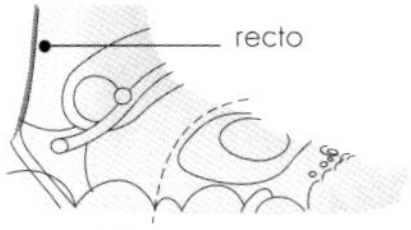

INTERIOR IZQUIERDO

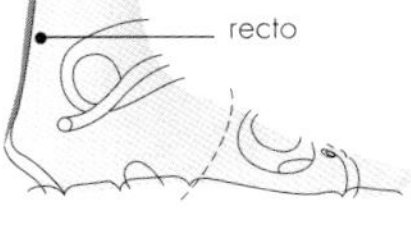

TRATAMIENTO

El objetivo del reflexólogo es aliviar el dolor y estimular la capacidad curativa natural del cuerpo desbloqueando la corriente de energía y restaurando el equilibio adecuado. Para las úlceras de boca, las áreas reflejas a tratar serán las de la cara, dientes y ganglios linfáticos superiores. El tratamiento de los síntomas relacionados con el esófago y el estómago incluyen las áreas reflejas del esófago, estómago, plexo solar y diafragma, además de las glándulas suprarrenales.

Boca

Las áreas de la cara se hallan en la parte superior de los dedos gordos del pie, y sobre los pulgares, debajo de las uñas. Son relativamente pequeñas, por lo que el tratamiento debe ser extremadamente preciso para apuntar a las áreas correctas.

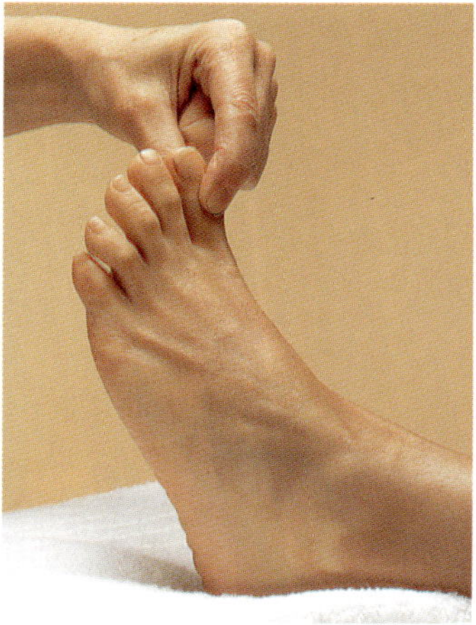

Esófago

En el pie el reflejo del esófago se halla bajo el lado interior de la planta justo desde debajo del dedo gordo al nivel diafragmático. En la mano, se encuentra hacia el lado de la palma, donde el pulgar se une a la mano.

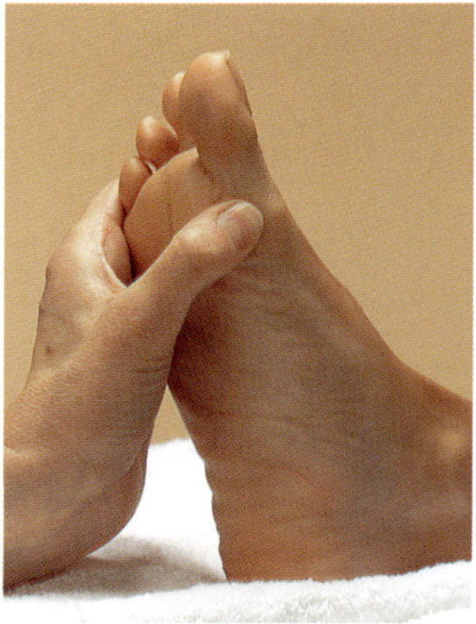

Estómago

El reflejo del estómago se halla principalmente en la planta del pie izquierdo (aunque también en el derecho) y la palma de la mano izquierda.

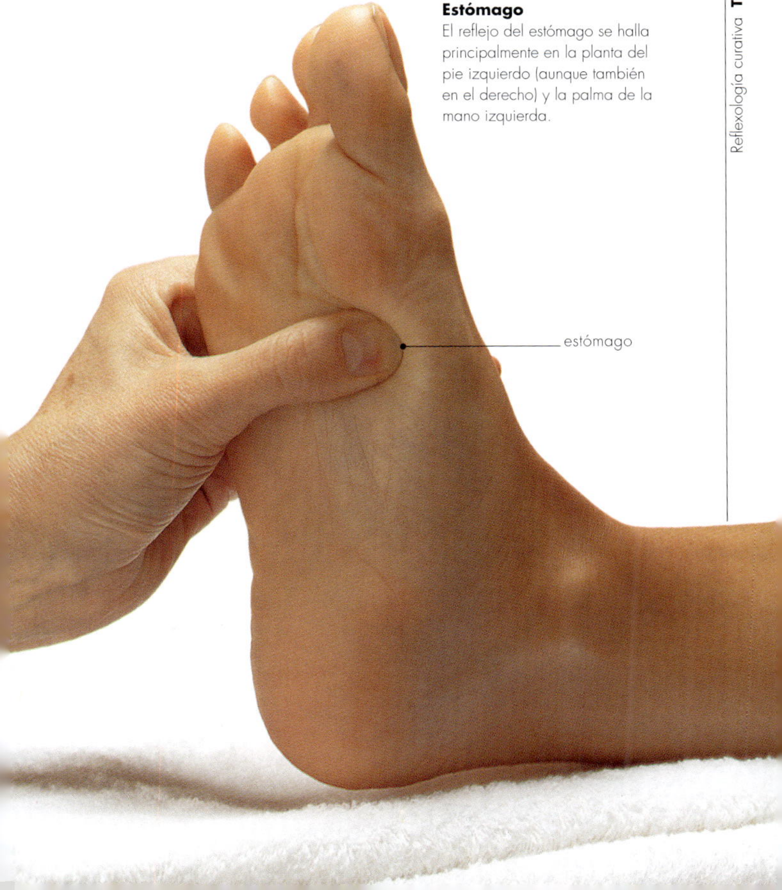

Trastornos hepáticos y biliares

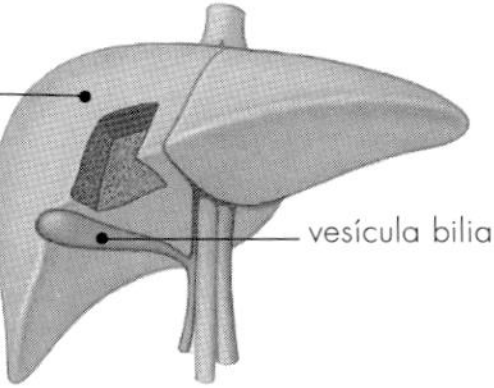

El hígado
Éste es uno de los órganos más importantes de todo el cuerpo.

El hígado y la vesícula biliar son componentes clave del metabolismo, la herramienta para procesar la comida, de forma que pueda usarse como combustible y se realicen todas las funciones corporales.

Funciones

El hígado controla un gran número de reacciones químicas esenciales (almacenamiento y liberación de glucosa, minerales y vitaminas importantes, descomposición de grasas, alcohol y otras toxinas). En el hígado se fabrica la bilis y se envía a la vesícula biliar, donde se almacena. Desde aquí, se libera a los intestinos cuando la necesitan, para partir las grasas digeridas en diminutos glóbulos que podrán ser absorbidos por la corriente sanguínea.

Trastornos

Cualquier trastorno que interfiera en el buen funcionamiento de cualesquiera de estos órganos debe ser examinado por un doctor ortodoxo y tratado con fármacos, cirujía o ambos. Las afecciones hepáticas (cuyo primer indicio es la ictericia) suelen ser potencialmente muy graves y pueden ser fatales si no se tratan. Puede tener lugar una mala digestión de las grasas si la vesícula biliar no funciona correctamente, resultando en molestias abdominales.

Recuperación

Una vez diagnosticada la causa de los síntomas, e iniciado (o finalizado) el tratamiento ortodoxo necesario, un tratamiento reflexológico puede ayudar a acelerar la recuperación y aliviar los síntomas que aún permanezcan. También ayuda a tratar síntomas menos graves que pueden resultar en desequilibrios que impidan el buen funcionamiento de estos importantes órganos .

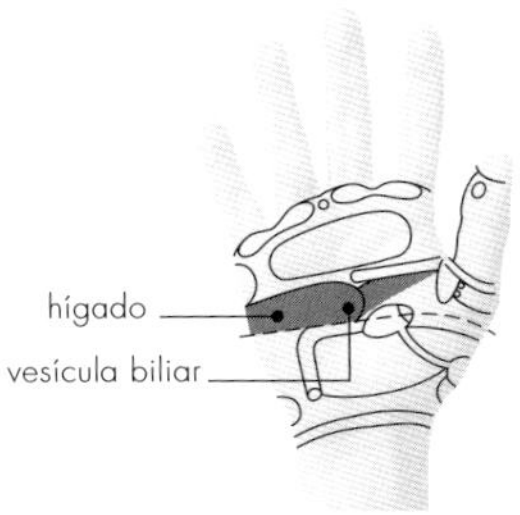

PALMA DE LA MANO DERECHA

Regeneración

El hígado puede regenerar áreas lesionadas, siempre que el problema causante haya sido diagnositicado y tratado a tiempo. El tratamiento reflexológico ayuda si complementa el convencional, pues promueve la capacidad curativa natural del cuerpo.

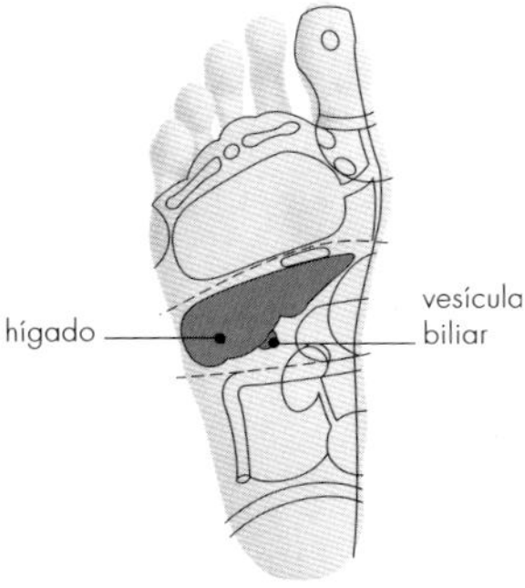

PLANTA DEL PIE DERECHO

Cálculos biliares

Un dolor agudo en el lado derecho de la parte superior del abdomen puede indicar cálculos biliares: bultos duros formados por colesterol, pigmentos de bilis y sales de calcio que a veces se forman en la vesícula biliar.

TRATAMIENTO

Las áreas reflejas a tratar en caso de mala digestión de grasas son el hígado, la vesícula biliar y el estómago. En caso de ictericia, indicio usual de enfermedades hepáticas, se tratarán el hígado, la vesícula biliar y las áreas reflejas de los ganglios linfáticos correspondientes. Los cálculos biliares se tratan mediante la manipulación de los reflejos de la vesícula biliar, el hígado y el plexo solar.

Mala digestión de grasas

El área refleja es la vesícula biliar, sólo en la zona 3 del pie y la mano derechos, sobre el nivel de la cintura. También se tratará el reflejo del estómago, principalmente en el pie y la mano izquierdos.

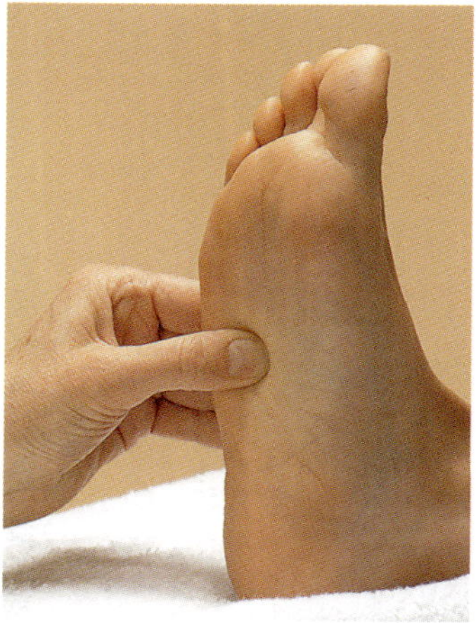

Ictericia

El reflejo del hígado se encuentra sólo en el pie y mano derechos, a través de las cinco zonas sobre la planta y la palma, entre los niveles diafragmático y de la cintura.

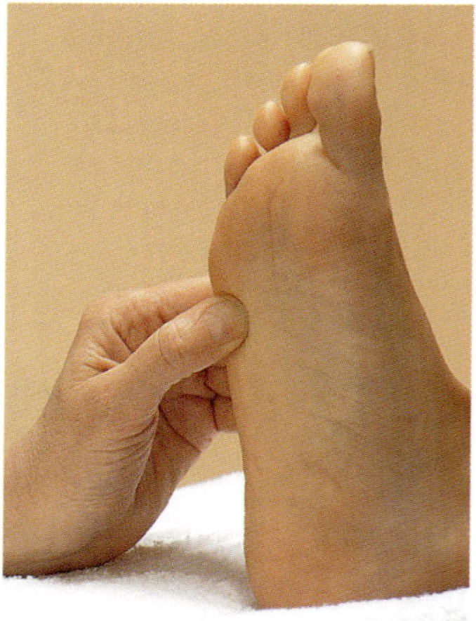

Cálculos biliares

Al igual que con la vesícula biliar y el hígado, el reflexólogo tratará el área refleja del plexo solar, localizado justo debajo de la línea del diafragma, sobre la planta del pie y la palma de la mano, en las zonas 2 y 3.

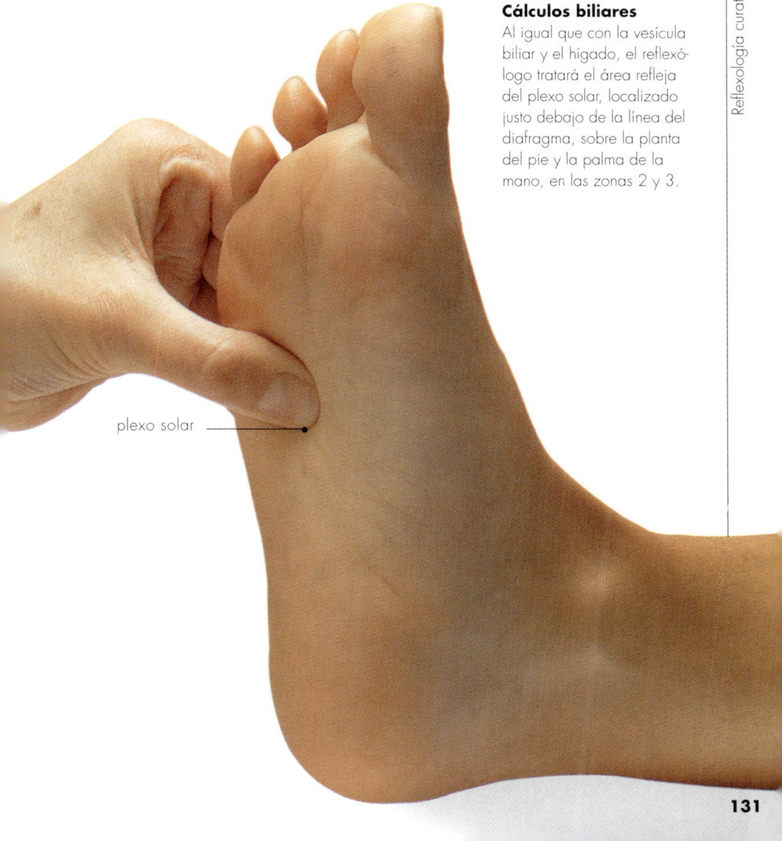

Diarrea y estreñimiento

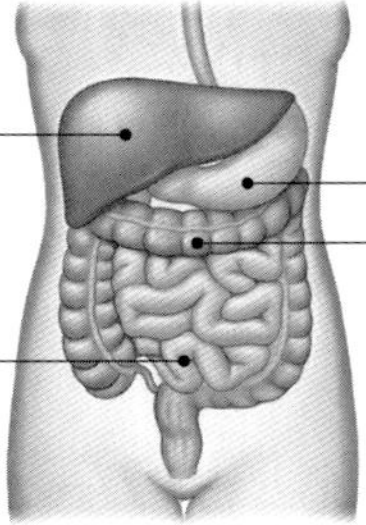

El proceso digestivo
Las enzimas producidas por los órganos digestivos descomponen la comida.

Si desarrolla uno (o ambos) de estos síntomas por primera vez y duran más de unos días o recurren a menudo, debería consultar al médico, ya que la diarrea y el estreñimiento pueden asociarse a enfermedades graves, como la colitis ulcerosa, la enfermedad de Crohn u, ocasionalmente, cáncer. También debería indicarle si ha estado en algún país donde haya podido contraer una infección u enfermedad poco común (como el tifus). Los síntomas que sólo duran unos días suelen tener una causa dietética o, en el caso de la diarrea, resultar de una leve forma de envenenamiento alimenticio o una pequeña infección, y desaparecerán sin tratamiento.

Síndrome del colon irritable

El síndrome del colon irritable es una patología particularmente difícil, que causa tanto diarrea como estreñimiento. El estrés y la ansiedad la empeoran y resulta de la peristalsis irregular, la acción intestinal que expulsa las heces hacia el recto. No existe ninguna causa demostrada, y puede afectar durante largos períodos. El tratamiento requiere trabajar las áreas reflejas del intestino grueso, hígado, glándulas suprarrenales y plexo solar.

Diarrea

El reflejo directo a tratar es el intestino grueso, que transporta los productos de la digestión demasiado rápido antes de que se pueda absorber el agua correctamente, lo que puede llevar a la deshidratación. Si la causa de la diarrea es una infección, también se

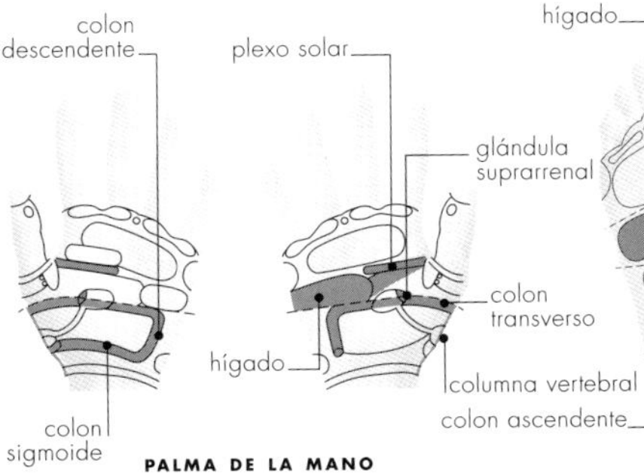

PALMA DE LA MANO

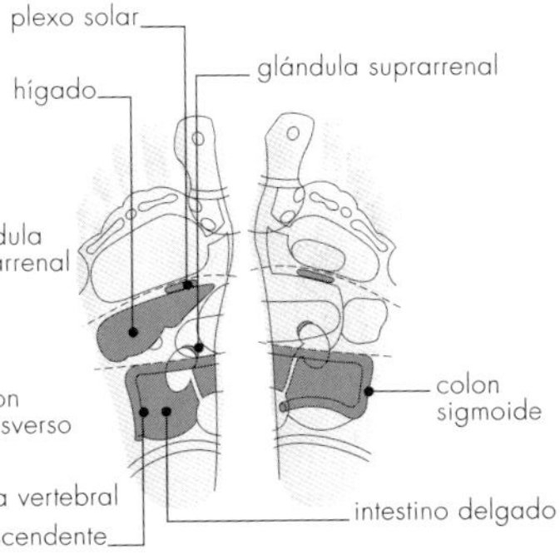

PLANTA DEL PIE

tratará el área refleja de los ganglios linfáticos abdominales, así como el plexo solar y las glándulas suprarrenales, para fomentar la relajación. Asimismo se tratará el intestino delgado.

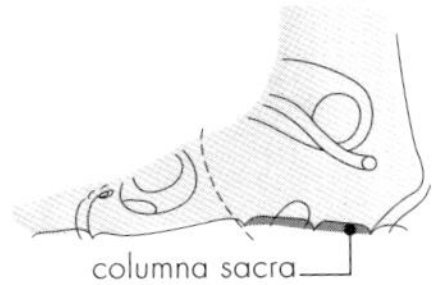

INTERIOR DERECHO

Estreñimiento

Se tratrarán las áreas del colon ascendente y sigmoide, así como algunas asociadas (intestino delgado, hígado, glándulas suprarrenales y áreas de la parte inferior de la columna vertebral).

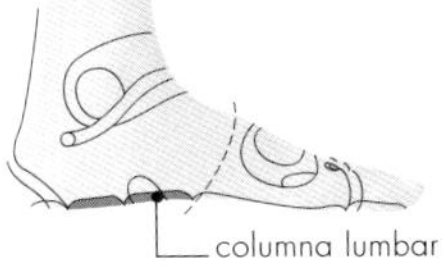

INTERIOR IZQUIERDO

Estilo de vida

Si los síntomas de la diarrea y/o estreñimiento persisten, a pesar de que su médico no halle causa específica alguna, es probable que estén relacionados con factores del estilo de vida.

TRATAMIENTO

Tras comentar los aspectos relevantes del estilo de vida del paciente, en especial la dieta y el estrés, el reflexólogo necesitará trabajar un gran número de áreas reflejas para tratar estas patologías. La diarrea requiere tratar diversas partes del intestino grueso. Los ganglios linfáticos abdominales, el plexo solar, las glándulas suprarrenales y el intestino delgado son áreas reflejas asociadas. El estreñimiento requiere trabajar partes del intestino grueso y delgado, el hígado, las glándulas suprarrenales y el plexo solar.

Intestino grueso

Alreder del área del intestino delgado se encuentra el área refleja del intestino grueso, formado por diversas secciones, algunas en el pie (o mano) derecho y algunas en el izquierdo. El colon ascendente y parte del transverso están en el pie (y mano) derecho; el resto del colon transverso, el descendiente y el sigmoide, y el recto están en el lado izquierdo.

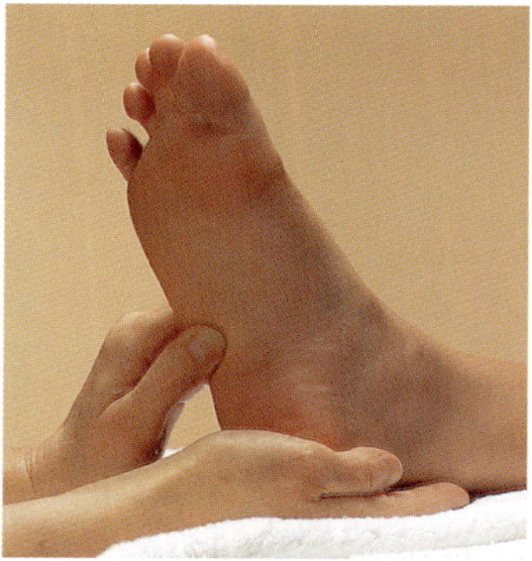

Intestino delgado

El área refleja del intestino delgado se halla en las plantas de ambos pies, justo sobre la parte muscular del talón, a través de las zonas 1 a la 4. En la mano se halla en la palma, entre el nivel de la cintura y la muñeca a través de las mismas zonas.

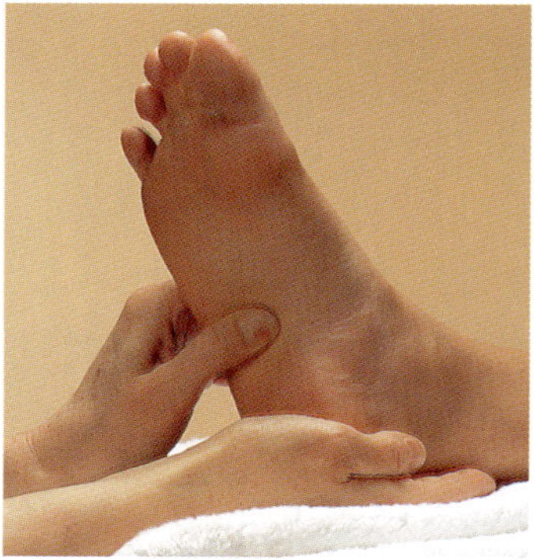

Hígado

El área refleja del hígado en el pie derecho se halla entre el diafragma y la cintura, en la planta (y la palma de la mano derecha) a través de las cinco zonas.

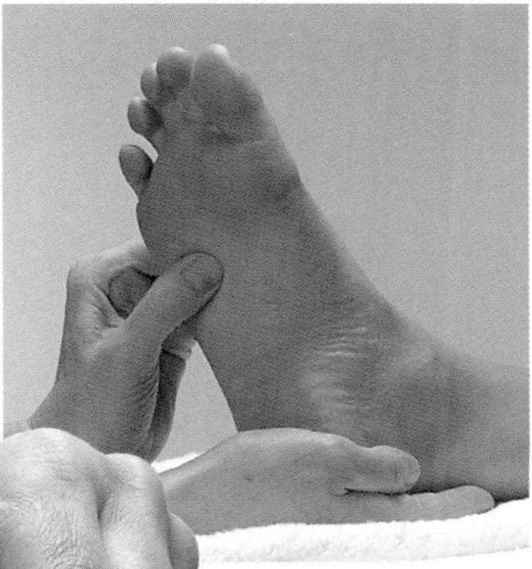

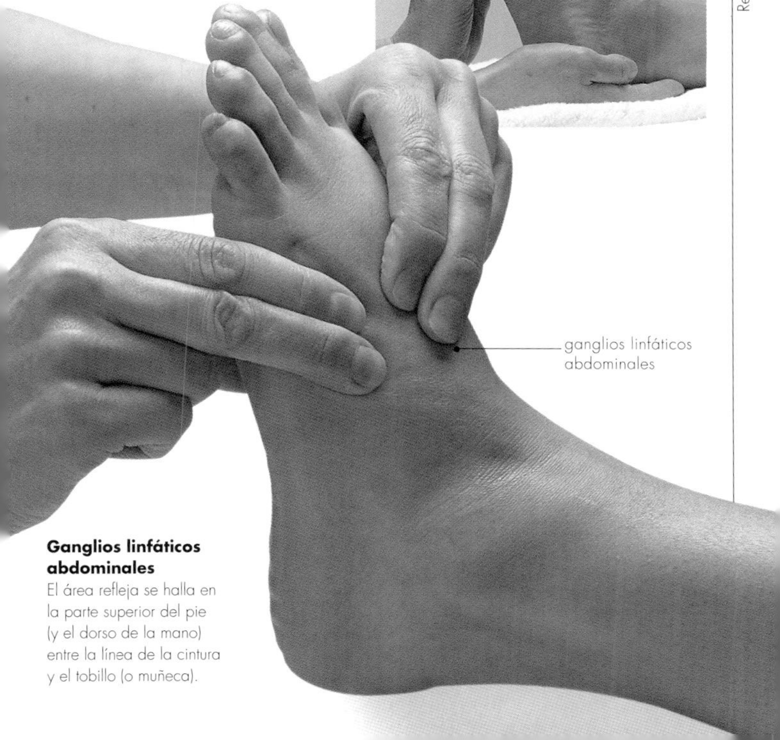

Ganglios linfáticos abdominales

El área refleja se halla en la parte superior del pie (y el dorso de la mano) entre la línea de la cintura y el tobillo (o muñeca).

Trastornos cardíacos y circulatorios

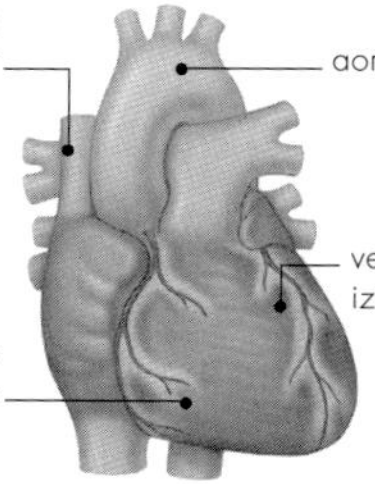

El corazón
El corazón bombea sangre oxigenada hacia todo el cuerpo.

Sólo un reflexólogo experimentado y muy cuidadoso tratará a una persona con una patología cardíaca. Sin embargo, la reflexología puede ser muy beneficiosa en afecciones en las que la mala circulación es un factor, como la angina de pecho, palpitaciones, extremidades frías y varices. También es importante mantener una buena circulación: una buena corriente sanguínea es vital, pues transporta oxígeno y otros nutrientes vitales a través de las arterias a cada célula del cuerpo y elimina residuos y toxinas. Se trabajará para mantener la función cardíaca en óptimas condiciones y mejorar la circulación, y se prestará una atención especial a la mano y el pie izquierdos, donde está el área refleja del corazón.

Angina de pecho

Ésta provoca dolor en el área del pecho cuando el cuerpo reclama mayor cantidad de oxígeno (al subir las escaleras) y aparece cuando hace frío y viento. La causa es el estrechamiento de los vasos sanguíneos cercanos al corazón, lo que dificulta la libre circulación sanguínea. Los síntomas mejoran con la medicación convencional.

Palpitaciones

Éstas deben examinarse a conciencia, pero a menudo no puede hallarse una causa subyacente. La reflexología puede aliviar el problema al aliviar el estrés y mejorar el equilibrio energético corporal.

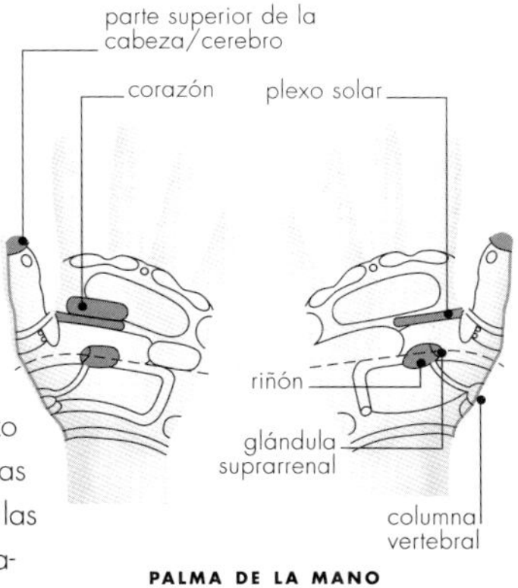

PALMA DE LA MANO

Mala circulación

La mala circulación causa otros síntomas que, aunque no son graves, son incómodos. Durante el embarazo suelen aparecer varices en las piernas o la vulva. Una mala circulación en las manos o pies puede dejarlos vulnerables al frío y estarán pálidos o incluso azulados. Se tratarán las mismas áreas reflejas para las extremidades frías que para las varices, incluyendo el corazón, los intestinos delgado y grueso, la columna vertebral y las áreas relacionadas con las zonas de las partes del cuerpo afectadas.

Sabañones

Una mala circulación puede causar hinchazones rojos y pruriginosos (sabañones), sobre todo en los dedos de los pies, cuando el tiempo es frío y húmedo, especialmente cuando los vasos sanguíneos reaccionan de forma inadecuada al frío.

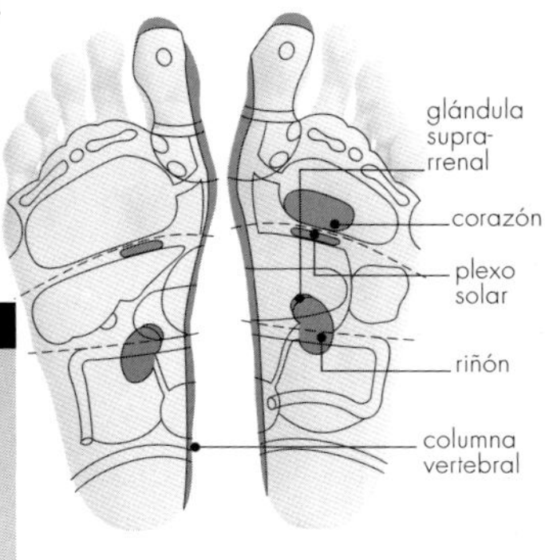

PLANTA DEL PIE

TRATAMIENTO

La reflexología puede ser beneficiosa para estimular la circulación y eliminar bloqueos de energía en cualquier patología relacionada con el corazón y la circulación. Las áreas reflejas del corazón, plexo solar y glándulas suprarrenales tratan tanto la angina de pecho como las palpitaciones. Una mala circulación se trata en el corazón, intestinos grueso y delgado, columna vertebral y áreas de zonas relacionadas. Tratar las áreas reflejas de las glándulas suprarrenales ayuda a reducir la presión arterial, pero no sustituye medicación recetada alguna.

Angina de pecho

El área refleja del corazón sólo se haya en el pie y mano izquierdos. En el pie está justo sobre el nivel diafragmático, en la parte inferior del empeine, y, en la palma de la mano está en las zonas 2 y 3, justo sobre el nivel diafragmático.

Palpitaciones

Deberá tratase el área refleja del plexo solar. Se halla justo debajo del nivel diafragmático, en las zonas 2 y 3, en la planta del pie y aproximadamente a un cuarto de distancia de los dedos a la palma de la mano.

Hipertensión

Deberá presionarse sobre las glándulas suprarrenales, pequeñas áreas que se hallan justo sobre el nivel de la cintura en las plantas y palmas, hacia los lados internos de los pies y las manos.

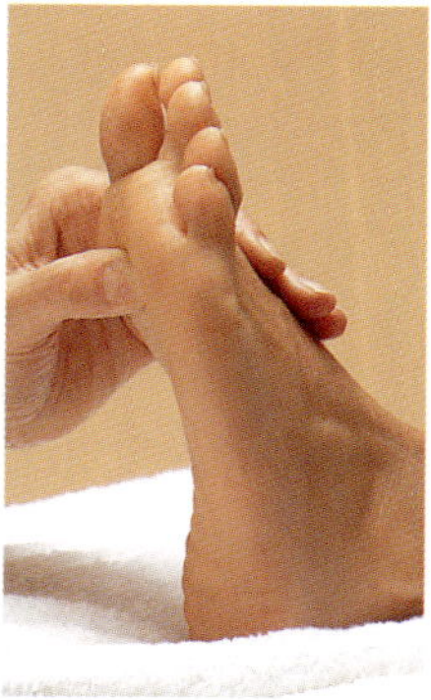

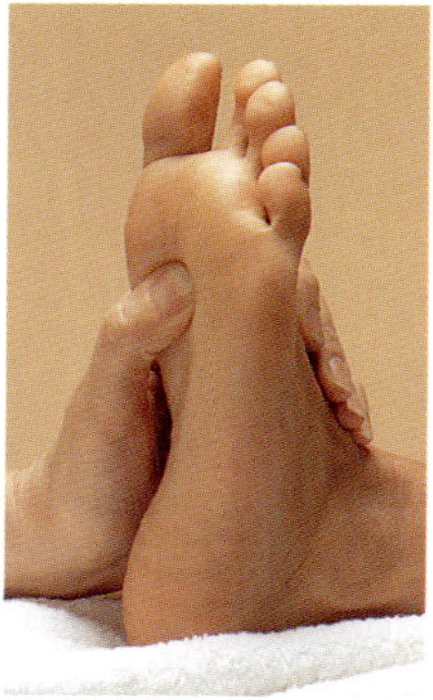

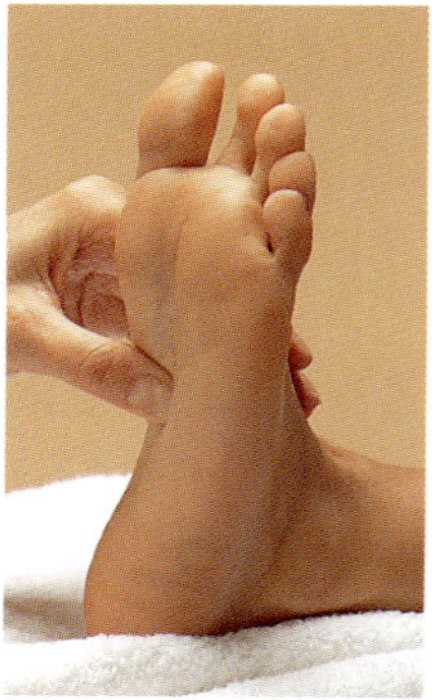

Mala circulación

Realizar un masaje en los dedos de los pies puede estimular la circulación de los dedos, ya que éstos son áreas de zonas relacionadas.

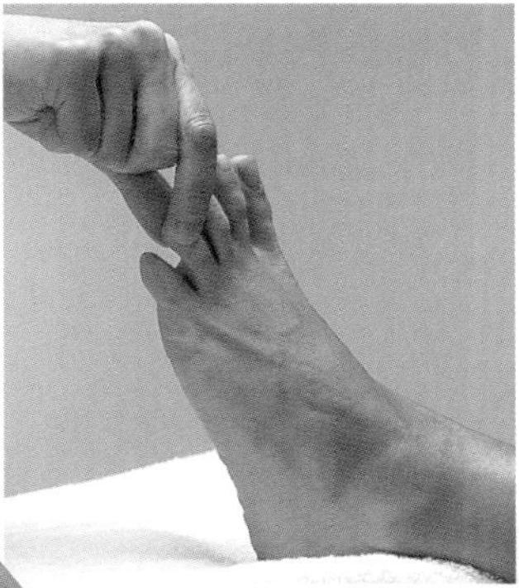

Rodilla

Se trata el reflejo de la rodilla en la parte exterior del pie cuando existen problemas circulatorios, como las varices en las piernas.

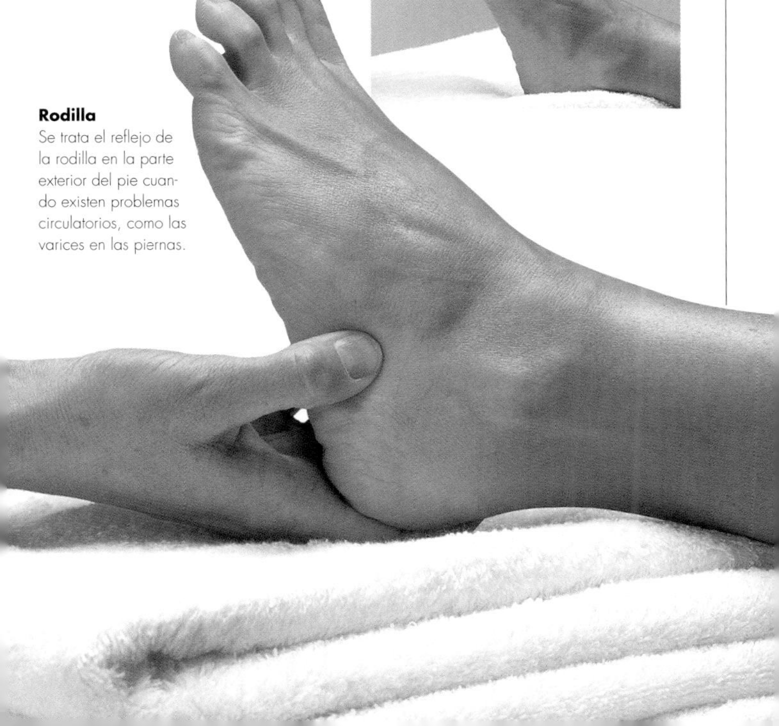

El sistema linfático

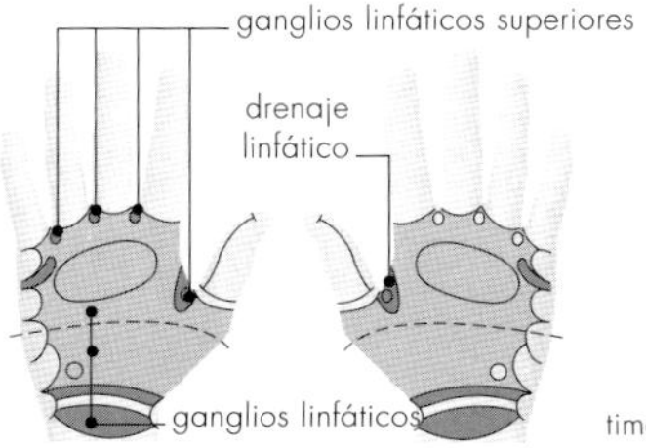

DORSO DE LA MANO

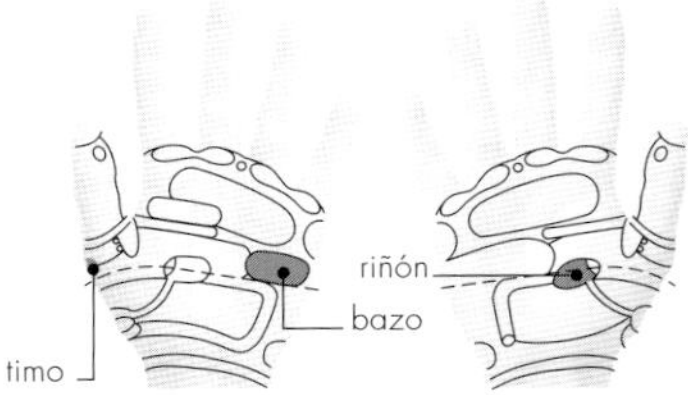

PALMA DE LA MANO

El sistema linfático es una parte esencial y extremadamente compleja del sistema inmunológico, que defiende el cuerpo contra enfermedades y actúa como sistema de "drenaje" a través del cual el cuerpo elimina toxinas y residuos. Consiste en una red de vasos con una estructura similar a la del sistema circulatorio. Éstos transportan linfa, un fluido amarillo pálido, que nutre las células de los tejidos y elimina sus residuos. Los ganglios linfáticos se encuentran en puntos estratégicos del sistema, donde ejercen de filtros y atrapan los organismos invasivos como las bacterias. También fabrican algunos de los linfocitos, responsables de la producción de anticuerpos que luchan contra cuerpos extraños.

Problemas

Factores como infecciones, estrés prolongado, fármacos inmunosupresivos y afecciones como la encefalomielitis miálgica, el VIH y el SIDA debilitan e inhiben la eficacia del sistema inmunológico. En tales casos, se produciría un círculo vicioso en el que el cuerpo no es capaz de luchar contra otras infecciones o enfermedades, las cuales, a su vez, reducen la eficacia del sistema inmunológico. La retención de líquidos suele ser un síntoma del síndrome premenstrual y causa hinchazón de tobillos en la última fase de un embarazo.

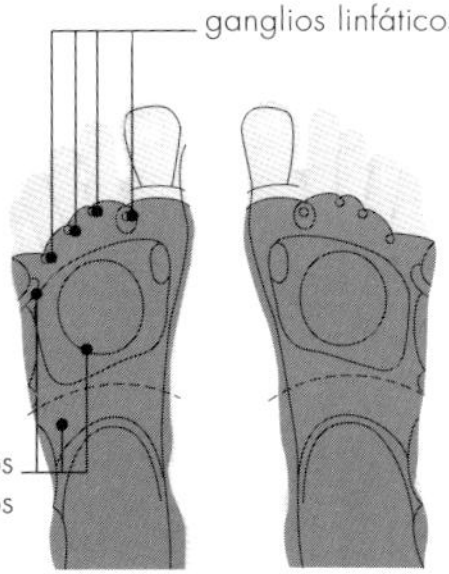

DORSO DEL PIE

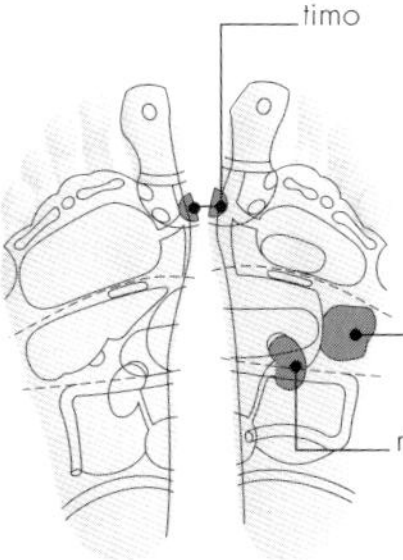

PLANTA DEL PIE

Ganglios inflamados

La experiencia nos demuestra que los ganglios linfáticos se inflaman cuando el tejido próximo se siente atacado: éste es el motivo por el que los ganglios del cuello debajo de las orejas se agrandan y se vuelven sensibles cuando padece una infección de garganta grave. De esta forma el sistema inmunológico trata de contener una infección e impedir a los organismos responsables extenderse al resto del cuerpo.

Agotamiento inmunológico

Factores del estilo de vida, dietéticos y emocionales, así como el estrés causan estragos en el sistema inmunológico. El ejercicio excesivo, la falta de sueño y el tabaco también pueden sobrecargarlo.

EXTERIOR IZQUIERDO

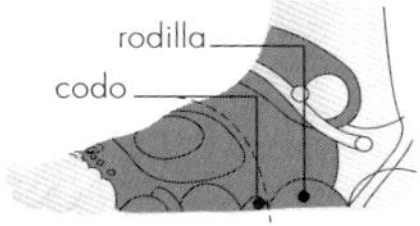

INTERIOR DERECHO

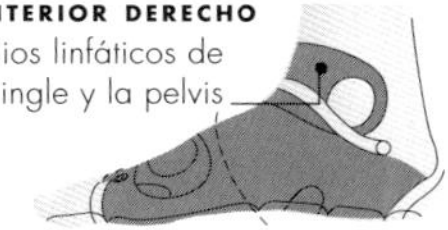

EXTERIOR DERECHO

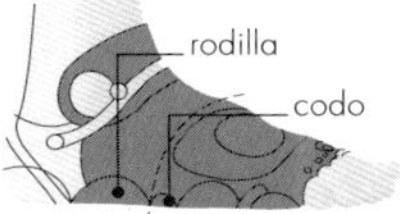

INTERIOR IZQUIERDO

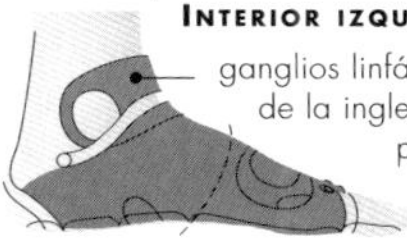

TRATAMIENTO

Las áreas reflejas para la retención de líquidos son los riñones. Sin embargo, también deberán tratarse los vasos linfáticos, los uréteres, la vejiga, las glándulas pituitarias, el corazón, el hígado y el área afectada. En casos de disfunción inmunológica, se tratarán las áreas reflejas del sistema linfático. Cuando los ganglios estén inflamados deberán tratarse las áreas reflejas de las zonas afectados, al igual que el bazo.

Retención de líquidos

Los reflejos del riñón se hallan en la planta del pie y en la palma, en el nivel de la cintura, en las zonas 2 y 3. Se tratarán para mejorar la capacidad que tiene el cuerpo de eliminar la orina y aliviar así la retención de líquidos.

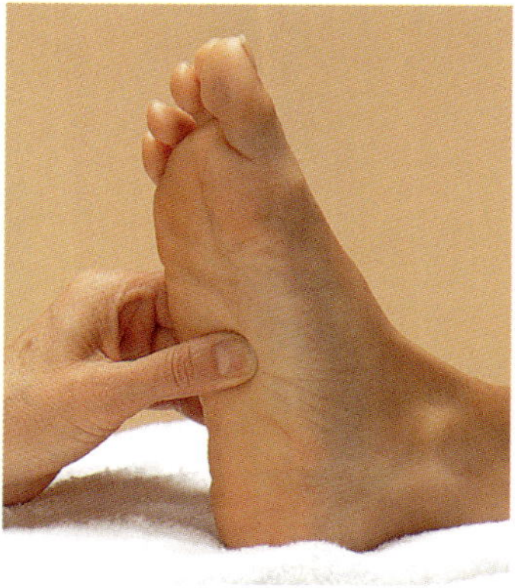

Disfunción inmunológica

El reflejo del bazo, una parte importante del sistema inmunológico, sólo se halla en el pie y la mano izquierdos, en la planta y la palma, en las zonas 4 y 5 entre el diafragma y la cintura.

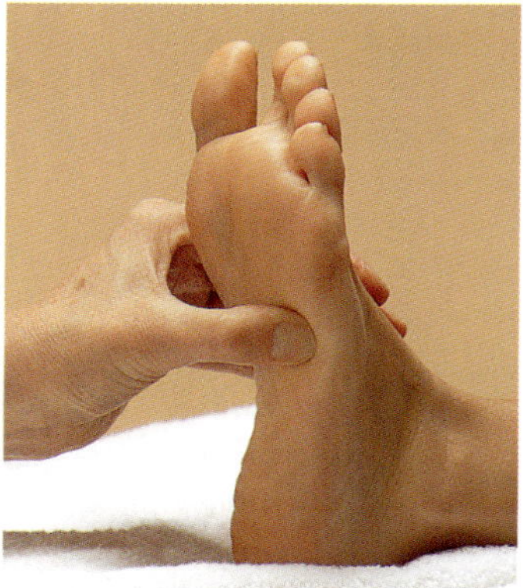

Ganglios inflamados

Los ganglios linfáticos superiores, que se tratan en casos de inflamación, se hallan en los lados superior y exterior de los pies y del dorso de las manos, entre la base de los dedos de los pies y los de las manos y los tobillos y las muñecas.

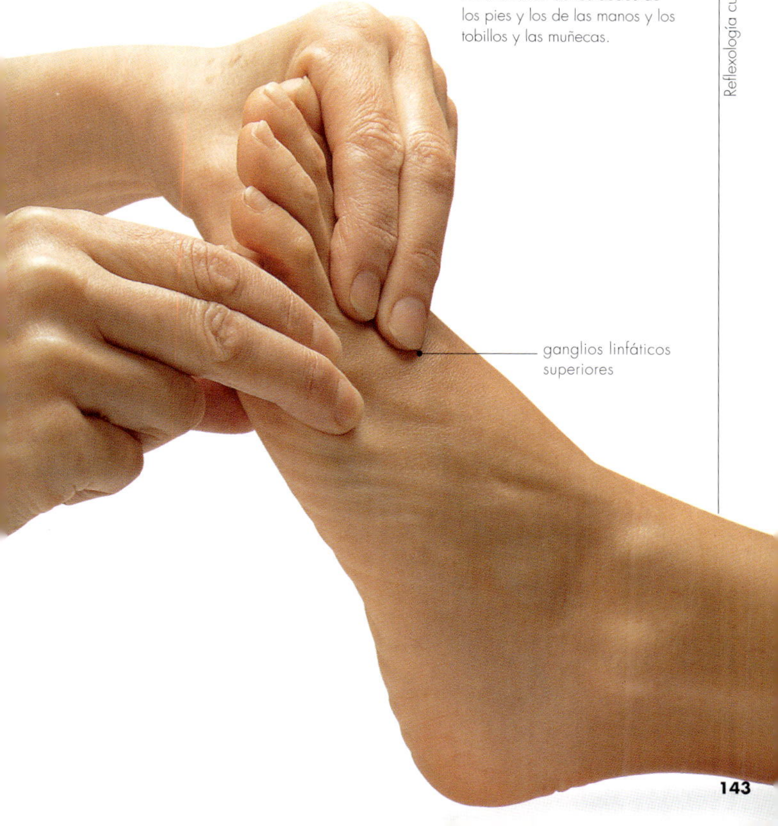

Trastornos urinarios

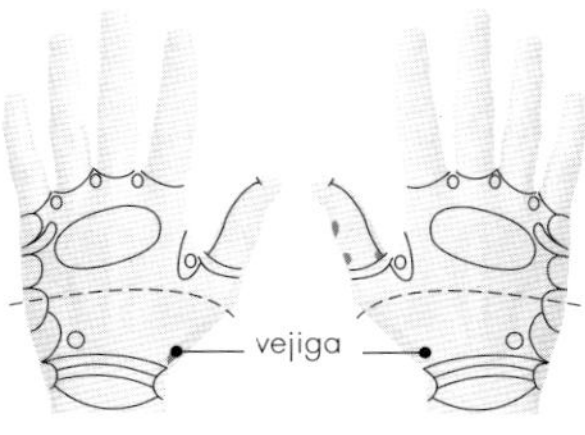

DORSO DE LA MANO

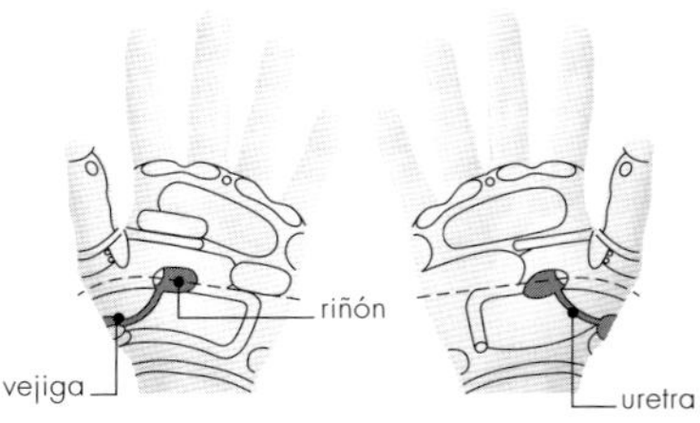

PALMA DE LA MANO

Dolor u otros problemas asociados con el tracto urinario pueden provenir de un gran número de causas, aunque probablemente la más común sea algún tipo de infección. Los organismos infecciosos entran a través de la uretra (conducto a través del cual se elimina la orina), pueden extenderse a la vejiga y llegar hasta los riñones.

Cistitis

La cistitis (o infección vesicular) es más común en las mujeres, porque la uretra es más corta y se encuentra más cerca del ano que en los hombres, y ésta es una de las fuentes de infección bacterial potencial. Cuando se ha establecido una infección, es difícil de eliminar, aunque los antibióticos suelen ser eficaces. Si las primeras tomas de antibióticos no curan la patología, será necesario analizar una muestra de orina para establecer exactamente las bacterias presentes. Beber mucha agua alivia el dolor y tomar zumo de arándano también alivia los síntomas. El reflexólogo tratará la vejiga y los órganos asociados para mejorar la eficacia del sistema inmunológico (véanse pág. 140–143) y prevenir así la recurrencia.

Problemas vesiculares

En edad avanzada muchos hombres empiezan a tener dificultades a la hora de vaciar la vejiga, debido a que la próstata aumenta de tamaño, comprime la uretra y previene la salida de orina. Si también la vejiga se siente comprimida, aparecerá la cistitis y el hombre padecerá dolor y problemas urinarios (véanse pág. 212–213). Consulte siempre al doctor si tiene dificultades a la hora de eliminar la orina.

Tener que vaciar la vejiga frecuentemente es un efecto secundario normal del embarazo, debido a la presión sobre la vejiga. Tras dar a luz, muchas mujeres padecen incontinencia urinaria, debido al deterioro de los músculos de la base pélvica que controlan el flujo de orina. Sin embargo, si otra persona debe vaciar la vejiga con mucha frecuencia, deberá someterse a un examen: puede ser el síntoma de una patología que requiera tratamiento médico; probablemente diabetes (véanse pág. 148–149).

Infecciones bacterianas

Las infecciones bacterianas del sistema urinario, como la uretritis inespecífica, causan dolor durante la orina y deberían tratarse con antibióticos.

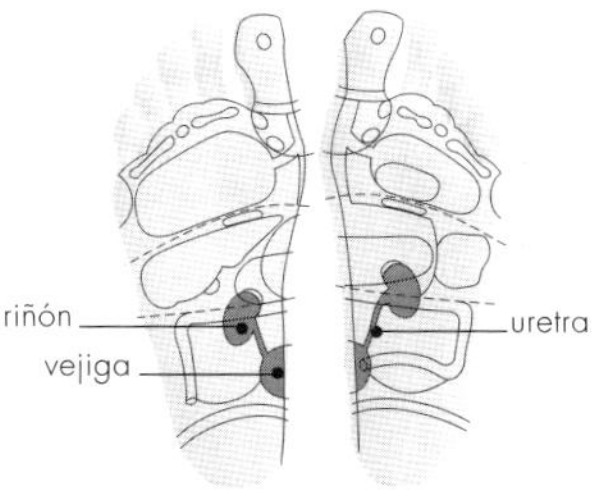

PLANTA DEL PIE

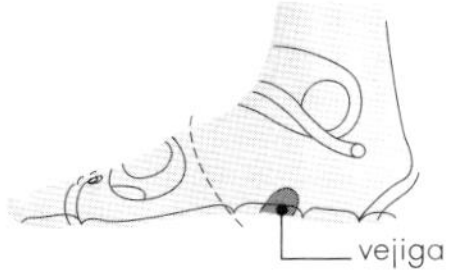

INTERIOR DERECHO

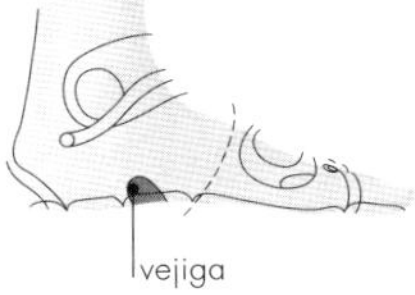

INTERIOR IZQUIERDO

TRATAMIENTO

La mayoría de los trastornos asociados con el tracto urinario están causados por infecciones bacterianas, aunque el ensanchamiento de la próstata y el embarazo y sus consecuencias pueden provocar problemas vesicales. Las infecciones vesiculares requieren tratamiento en la vejiga, los riñones, el uréter y los ganglios linfáticos pélvicos. Deberán tratarse las mismas áreas para disfunciones renales, además de las áreas reflejas de las glándulas suprarrenales, pituitarias y paratiroides. En las páginas 212–213 se explica el tratamiento para los problemas prostáticos.

Infecciones vesicales

El reflejo de la vejiga se halla en el lado interior del pie justo en frente del hueso del tobillo y en el lado interior de la mano, justo sobre la muñeca.

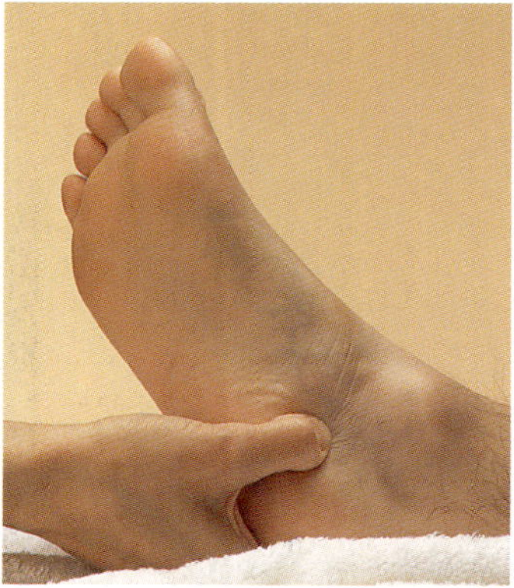

Disfunción renal

Los reflejos del riñón están en el nivel de la cintura en la planta del pie y la palma en las zonas 2 y 3.

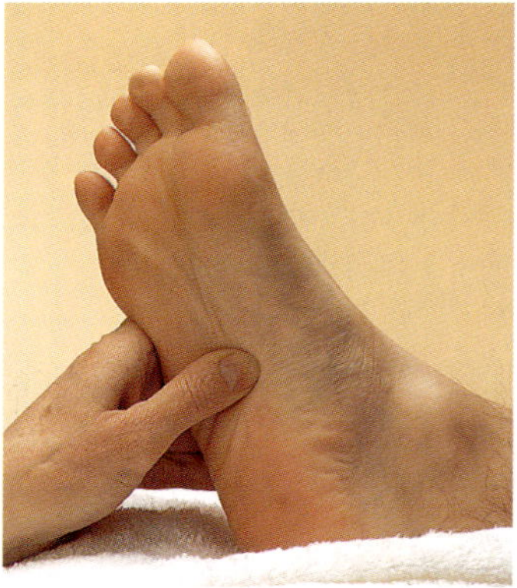

Problemas prostáticos

El reflejo de la próstata se encuentra en el lado interior del pie, a medio camino entre el hueso del tobillo y el talón.

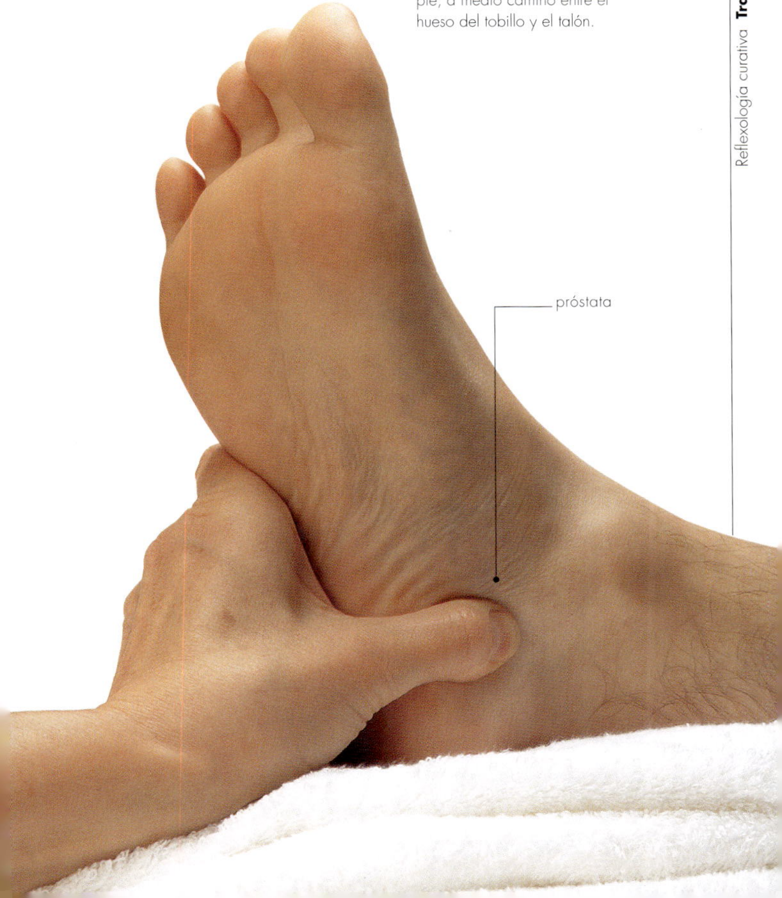

Trastornos hormonales

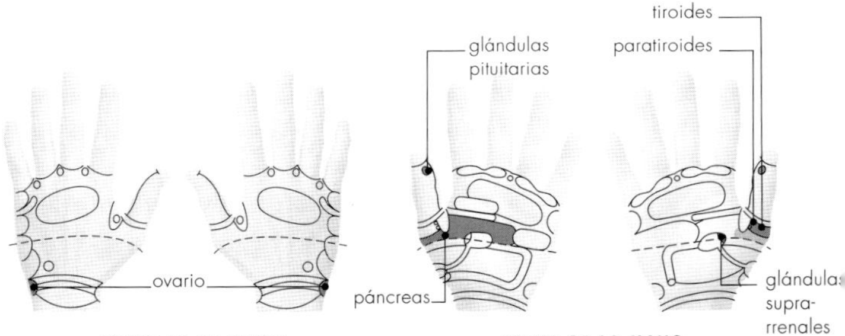

DORSO DE LA MANO

PALMA DE LA MANO

Una buena salud física y mental dependen de la capacidad que tenga el cuerpo de ajustar los niveles de los "mensajeros químicos" u hormonas, responsables de regular un gran número de funciones.

Acción de las hormonas

Las hormonas las producen una serie de glándulas endocrinas por todo el cuerpo, bajo el control central de la glándula pituitaria en la base del cráneo. Cuando un sistema funciona correctamente, la glándula pituitaria provoca la liberación de hormonas individuales y las inhibe si es necesario, ya sea según las necesidades corporales del momento, o siguiendo un ciclo. Por ejemplo, las glándulas suprarrenales, justo sobre los riñones, liberan adrenalina y noradrenalina para permitir al cuerpo utilizar todos los medios necesarios para hacer frente a una situación tensa, ya sea mediante la "lucha" o la "huida". Otras hormonas, como la del crecimiento, o melatonina (la hormona del sueño), se segregan a intervalos regulares, determinados por el "reloj" interno corporal. Este delicado acto de equilibrio puede verse perturbado fácilmente de muchas formas.

Aparte de los problemas asociados a las hormonas femeninas estrógeno y progesterona (véanse pág. 152–153), las patologías más comunes derivadas de trastornos hormonales son la diabetes y la patología tiroidea. Ambas deben tratarse de forma ortodoxa, pero un reflexólogo experimentado complementará su eficacia.

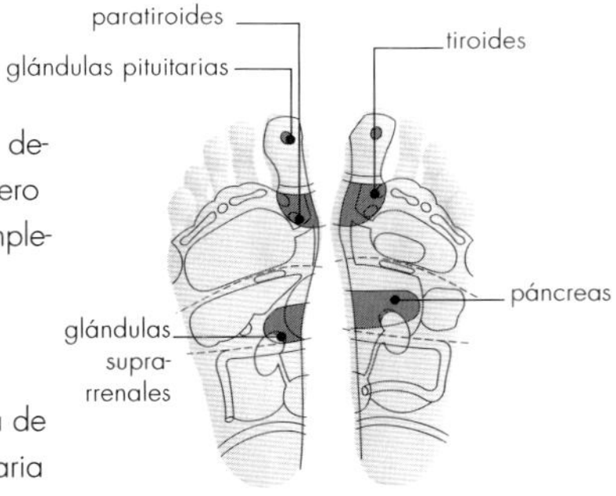

PLANTA DEL PIE

Diabetes

Aparece cuando el páncreas deja de liberar la hormona insulina (necesaria para absorber la energía de los alimentos) o cuando el cuerpo es incapaz de responder correctamente a ella. El tipo I o insulinodependiente suele aparecer relativamente pronto, cuando se deja de producir la insulina. El tipo II o no insulinodependiente afecta a personas de mediana edad o edad avanzada y se trata con pastillas y/o dieta antes que con inyecciones de insulina.

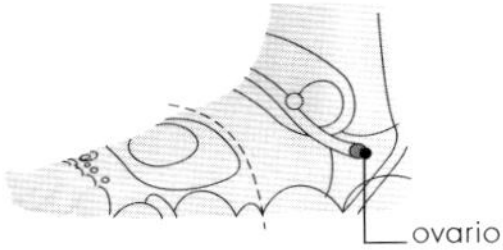

EXTERIOR IZQUIERDO

Patología tiroidea

La tiroides se halla en la parte delantera del cuello y su disfunción causa una serie de síntomas desagradables: sobreproducción o subproducción de la hormona tiroxina, que controla el metabolismo. El tratamiento ortodoxo es relativamente eficaz.

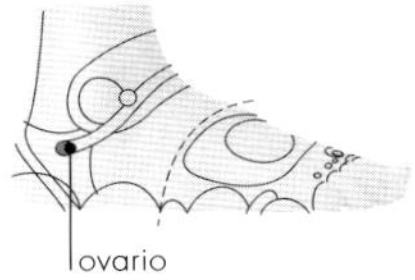

EXTERIOR DERECHO

TRATAMIENTO

El tratamiento reflexológico complementa las terapias ortodoxas, y ayuda a corregir pequeños desequilibrios que hacen que la glándula tiroidea no trabaje como debería, ya sea porque trabaje demasiado o demasiado poco. Las personas con diabetes que se medican sólo deberían ser tratadas por reflexólogos experimentados. Deberán tratarse otras áreas reflejas si la persona padece síntomas que afecten el corazón, ojos, o riñones, por ejemplo.

Tiroides

El área refleja de la tiroides está sobre el empeine del pie, justo debajo del dedo gordo, y en la palma de la mano justo debajo del punto donde el pulgar se une a la mano.

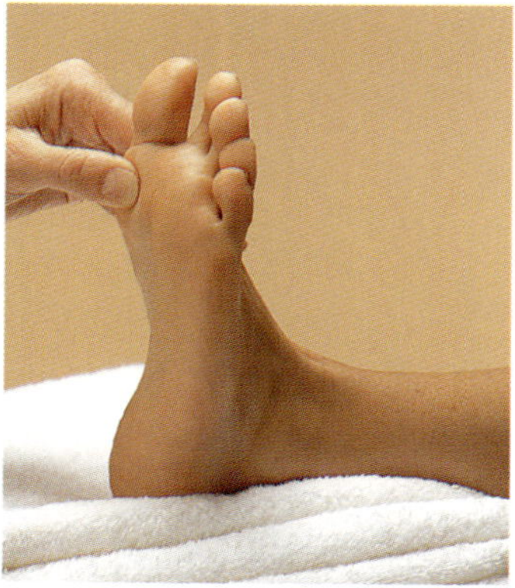

Glándula pituitaria

El área refleja de la glándula pituitaria se halla en la planta del pie, en el centro del pulpejo de la parte inferior del dedo gordo, y en la palma, sobre el pulpejo del pulgar.

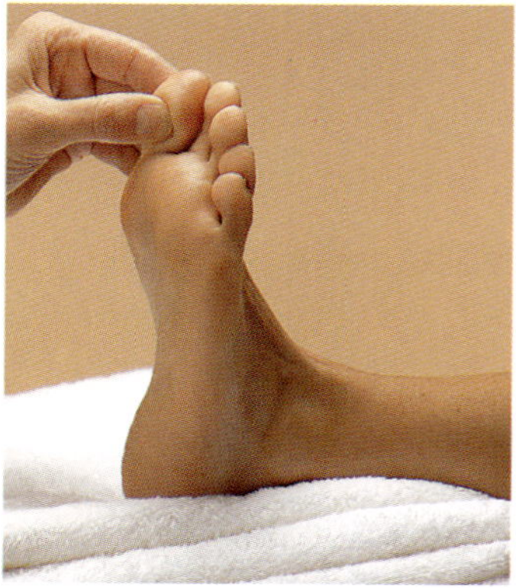

Glándulas suprarrenales

Las áreas reflejas están en las plantas de los pies justo sobre el nivel de la cintura y a la misma altura que el segundo dedo y, en las palmas, en la misma altura que el segundo dedo.

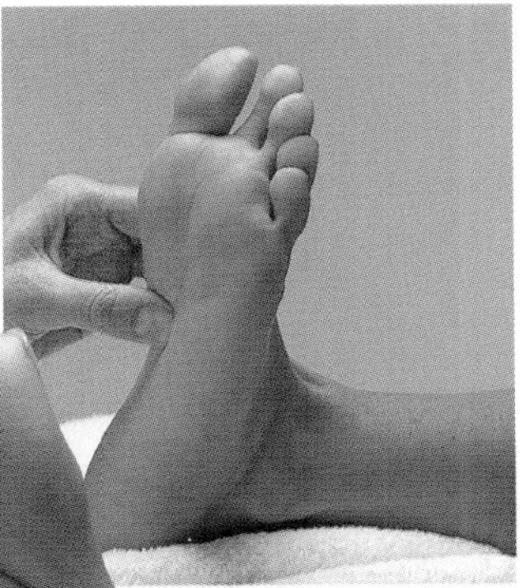

Páncreas

El área refleja del páncreas se encuentra en las zonas 1 y 2 en la planta del pie derecho, y de las zonas 1 a la 3 en el izquierdo, en un área por encima del nivel de la cintura. El área se halla en las mismas zonas de las manos, de nuevo justo sobre el nivel de la cintura.

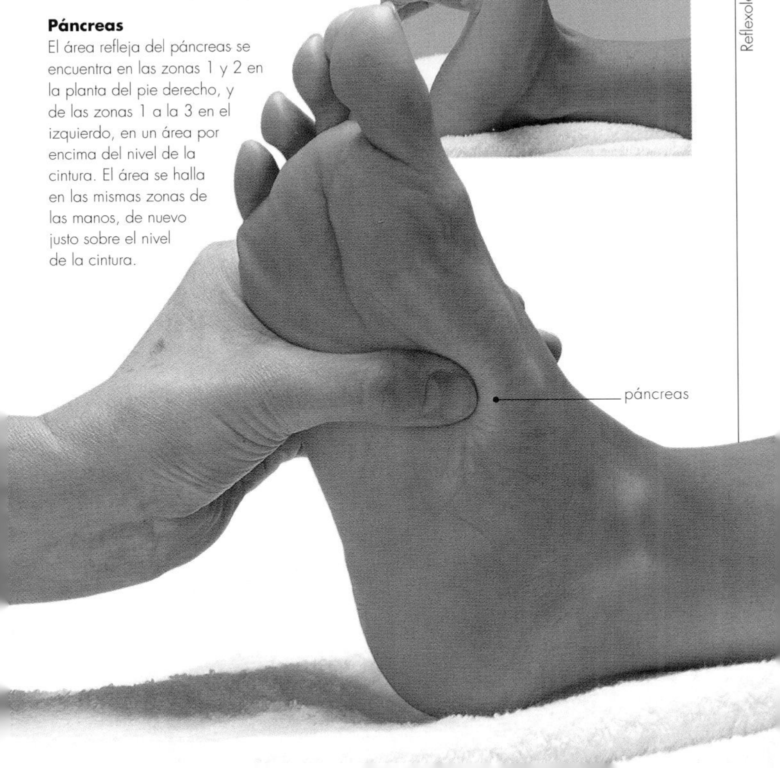

Trastornos del sistema reproductivo

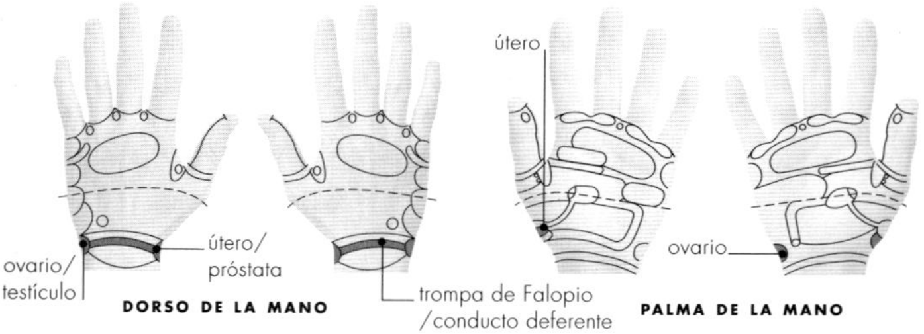

Los síntomas asociados con el ciclo menstrual de la mujer son tan comunes que podrían considerarse más o menos normales, aunque suelen perturbar la vida normal. Tales síntomas incluyen el síndrome premenstrual, períodos dolorosos y/o abundantes, períodos irregulares o cortos, imposibilidad de concebir y dificultades asociadas con la aparición de la menopausia. A los hombres las hormonas no les influyen de forma tan compleja, por lo que experimentan menos síntomas que las mujeres, aunque pueden padecer problemas de infertilidad y alcanzar o mantener una erección con dificultad, lo que puede tener un origen físico o psicológico, o ambos.

Trastornos menstruales

Los síntomas relacionados con la menstruación suelen provenir de desequilibrios hormonales, pero también indican que existe alguna disfunción en una parte determinada del sistema reproductivo: un período doloroso y abundante pueden causarlo fibromas (bultos benignos en el útero), endometriosis, cuando partes del revestimiento uterino emigran dentro de la pelvis y sangran durante la menstruación, o enfermedades inflamatorias pélvicas.

Infertilidad

Muchos son los factores que resultan en infertilidad y que afectan a uno o ambos miembros de la pareja. Deberán realizarse pruebas para establecer la causa y si conviene un tratamiento ortodoxo. El estrés y la tensión pueden influir, y la reflexología puede ser muy beneficiosa cuando existe un tratamiento, tanto para trastornos subyacentes, como para estimular la relajación.

El terapeuta también tratará las áreas reflejas de la/s parte/s del cuerpo específicas que no funcionan correctamente. En las mujeres, suele incluir los ovarios, útero y trompas de Falopio, así como las áreas pituitaria y abdominal. Se tratará el plexo solar para estimular la relajación y eliminar la ansiedad.

Trastornos masculinos

Tratar los reflejos de los testículos ayuda a la producción de esperma. También son eficaces los tratamientos para reducir la ansiedad y estimular la relajación.

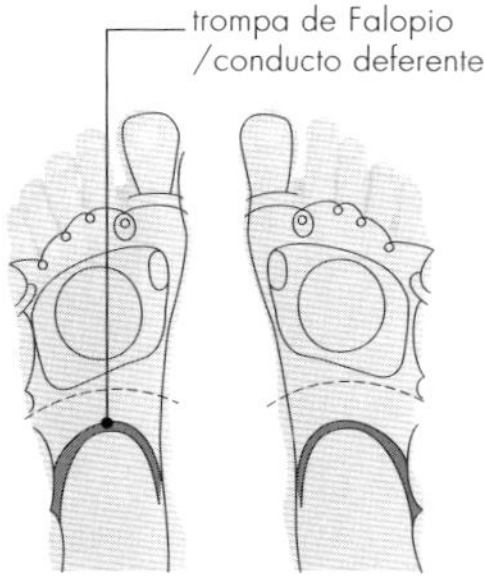

PARTE SUPERIOR DEL PIE

EXTERIOR IZQUIERDO

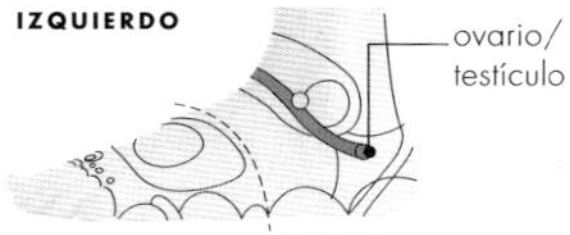

INTERIOR DERECHO

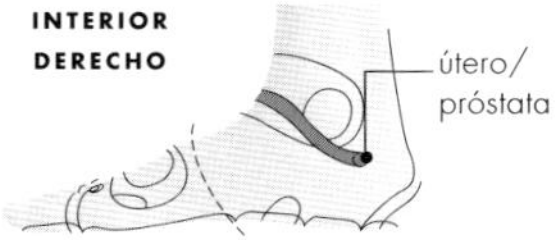

EXTERIOR DERECHO

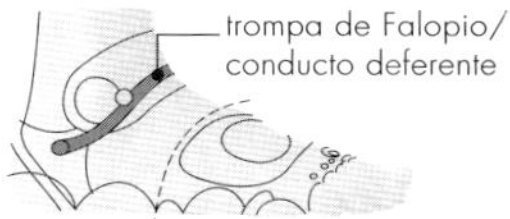

INTERIOR IZQUIERDO

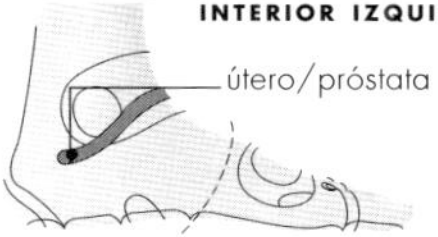

TRATAMIENTO

Durante el tratamiento, debe prestarse una atención especial a las áreas relacionadas con las distintas partes del sistema reproductivo femenino y a las glándulas que regulan el sistema hormonal. La infertilidad masculina o la carencia de deseo sexual se trata centrándose en los órganos reproductores equivalentes: los testículos en las mismas áreas que los ovarios, el conducto deferente en la misma que las trompas de Falopio y la próstata en la misma que el útero.

Problemas menstruales

El reflejo del útero está en el mismo nivel que los ovarios, en el lado interno del pie; y en una posición similar a los ovarios en el lado interior de la mano.

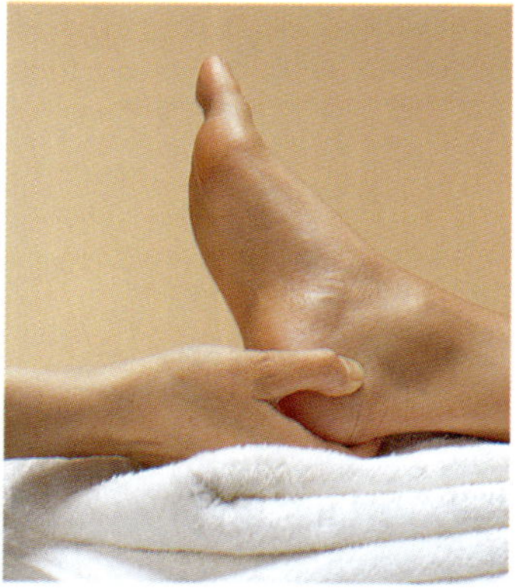

Problemas de fertilidad

El reflejo de las trompas de Falopio se halla a lo largo de una línea que une los ovarios y el útero a través de la parte superior del pie (y a través del dorso de la mano).

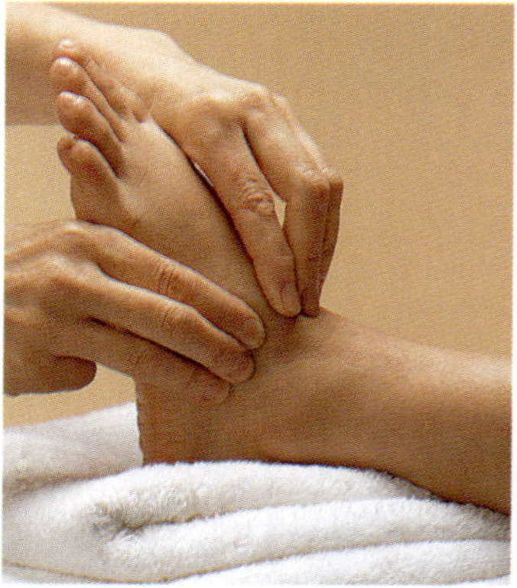

Menopausia (ovarios)

Las áreas reflejas están en el lateral del pie entre el hueso del tobillo y el talón; y en la parte exterior de la mano, justo antes de la muñeca, tanto sobre el dorso como la palma de la mano.

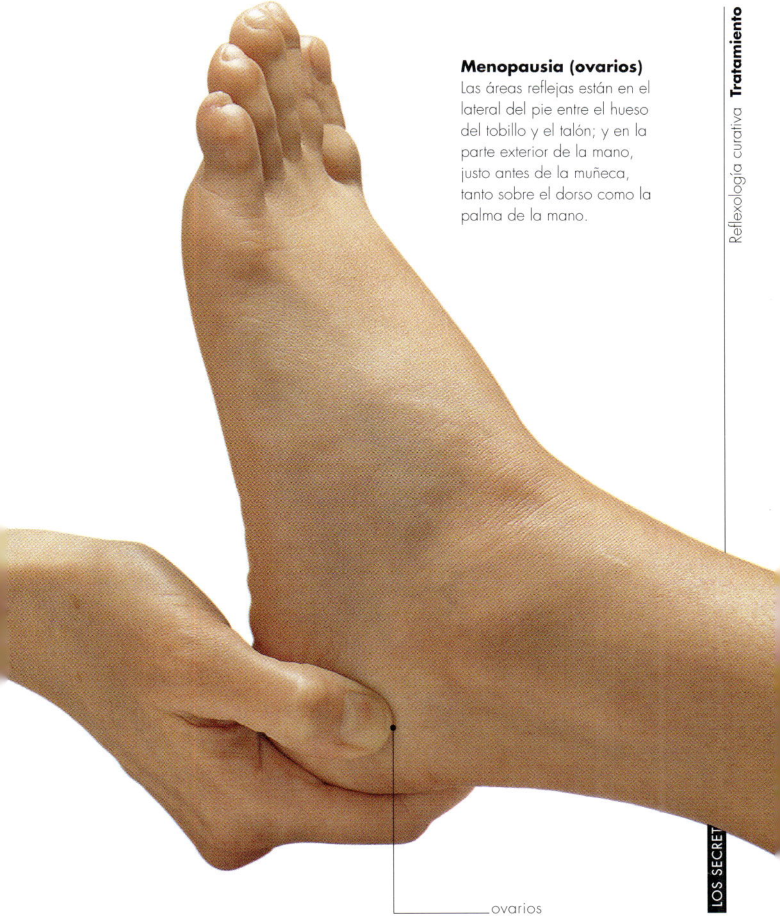

Dolor de cabeza y migraña

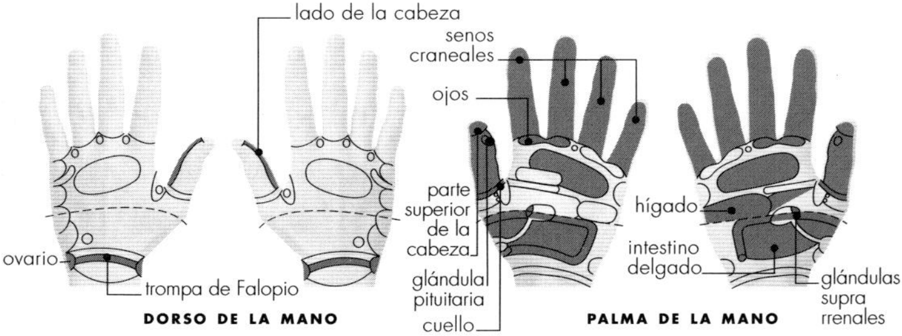

Un dolor de cabeza puede ser el síntoma de un gran número de patologías, algunas graves, pero la mayoría de personas los padece en algún momento, sin que exista una causa subyacente mayor. Los dolores de cabeza frecuentes y persistentes deberían ser examinados por un doctor, en particular en alguien que no los ha padecido en el pasado. Debería informar a su doctor de un dolor de cabeza repentino e intenso que surje de la nada, pues podría indicar un problema más grave. Sin embargo, la gran mayoría de dolores de cabeza son ocasionados por infecciones víricas sin importancia, por tensión física o mental, o por migraña, cuando están acompañados por otros síntomas como molestias visuales, náuseas y vómitos.

Tratamiento

Siempre que sea posible debería tratarse la causa del dolor de cabeza de raíz, en lugar de simplemente aliviar el dolor. Por lo que se refiere a la migraña aún no se conoce la causa real, aunque muchas personas que la padecen saben qué se la provoca a ellos.

Áreas reflejas

Durante la sesión se tratará el área de la cabeza. Pero también se trabajará sobre otras áreas, dependiendo de la causa del dolor de cabeza o los síntomas asociados. Es importante tratar el plexo solar y las glándulas suprarrenales cuando el dolor de cabeza esté relacionado con el estrés o la ansiedad; también deberán tratarse el cuello, los hombros y la parte superior de la columna vertebral si el estrés causa tensión muscular. Si padece una infección vírica, deberán tratarse los ganglios linfáticos, así como los senos craneales, si están congestionados o inflamados.

Migraña

Las migrañas resultan del espasmo y la dilatación de las arterias y vasos sanguíneos que irrigan el cerebro, causando un intenso dolor de cabeza. Éste a menudo causa síntomas adicionales y, siempre que sea necesario, se tratarán los reflejos de las partes del cuerpo afectadas. Éstos incluyen el estómago (para náuseas y mareos), los ojos (para molestias visuales), los intestinos grueso y delgado (por una reacción alérgica) y la glándula pituitaria y los ovarios, si se ven involucrados factores hormonales y en casos de migraña menstrual.

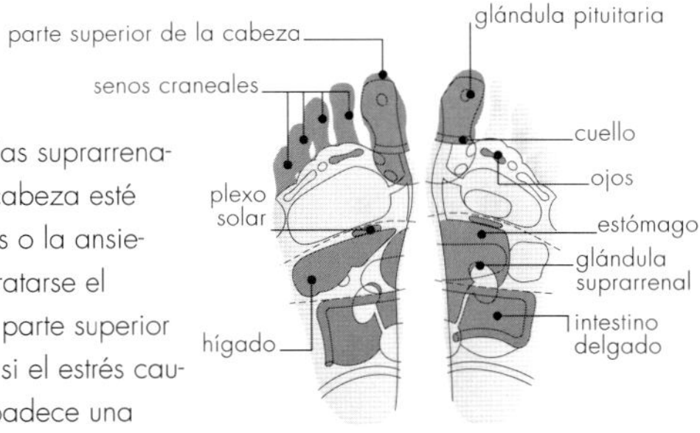

PLANTA DEL PIE

EXTERIOR IZQUIERDO

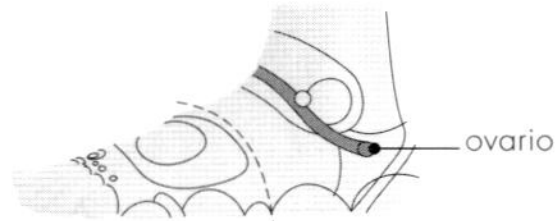

INTERIOR DERECHO

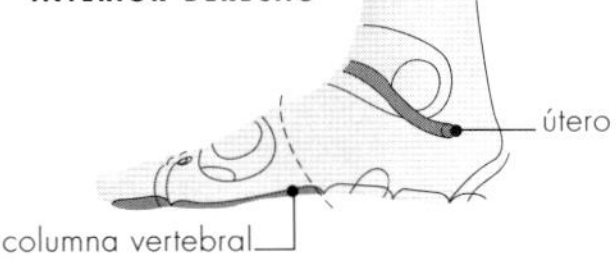

EXTERIOR DERECHO

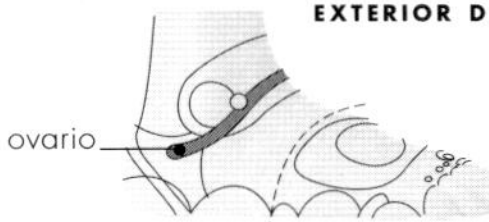

INTERIOR IZQUIERDO

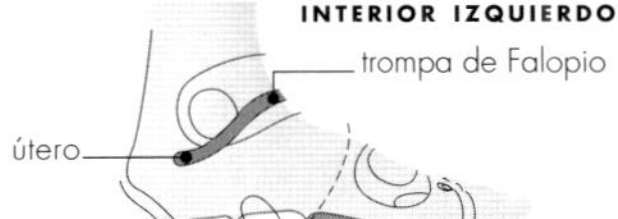

TRATAMIENTO

El objetivo del reflexólogo no será simplemente aliviar y prevenir la recurrencia de los síntomas del dolor de cabeza y la migraña, sino también tratar las áreas del cuerpo responsables de causar los síntomas. Será necesaria una atenta evaluación antes de iniciar el tratamiento debido a que podría haber desequilibrios y tensión en diferentes áreas, o posiblemente la persona experimente dolores de cabeza por diferentes motivos.

Cabeza
Los reflejos de la cabeza están en la parte superior, lado exterior e inferior del dedo gordo del pie, y se relacionan con el cráneo y el cerebro. En la mano, las áreas reflejas están en la parte superior, inferior y el lateral del pulgar, al lado del dedo índice.

Cuello
Los reflejos de la parte delantera y trasera del cuello se hallan en la parte superior e inferior del dedo gordo del pie y del pulgar.

Columna vertebral
Las vértebras cervicales se hallan a lo largo de los lados interiores del dedo gordo del pie y el pulgar. Se tratarán si el cuello y los hombros están tensos.

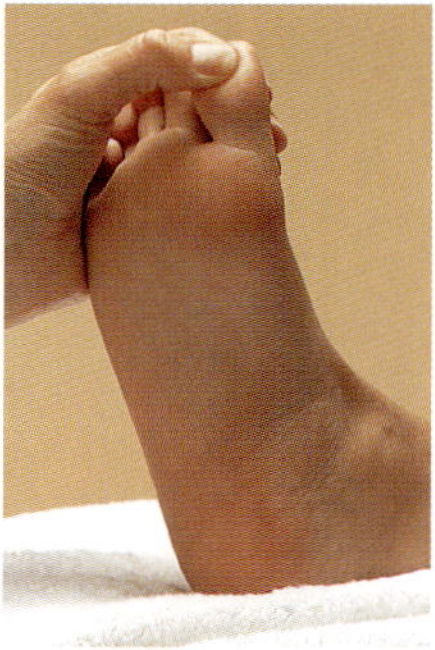

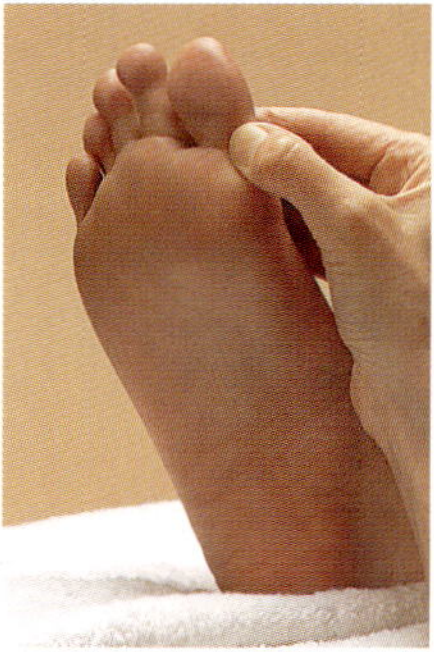

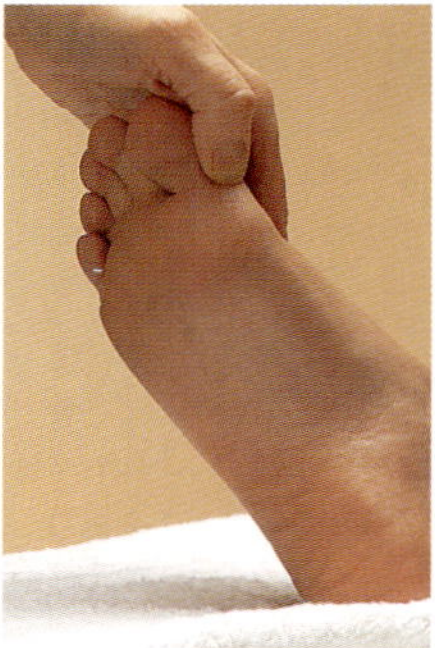

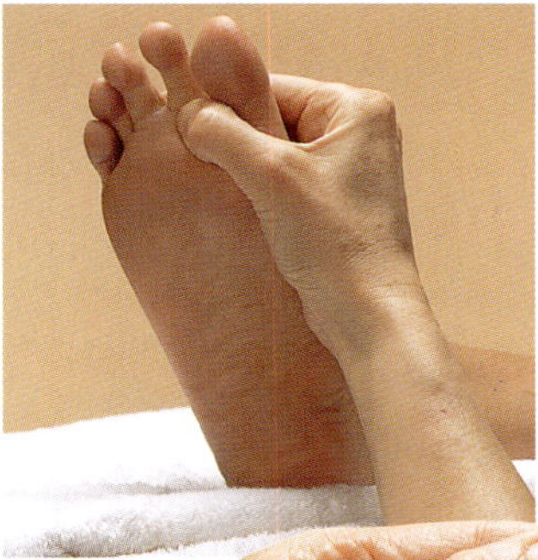

Ojos

El área refleja del ojo se halla en la planta del pie, justo debajo del punto donde se encuentran el segundo y tercer dedo del pie. En la mano, se halla en la palma, debajo de la intersección entre el segundo y el tercer dedo.

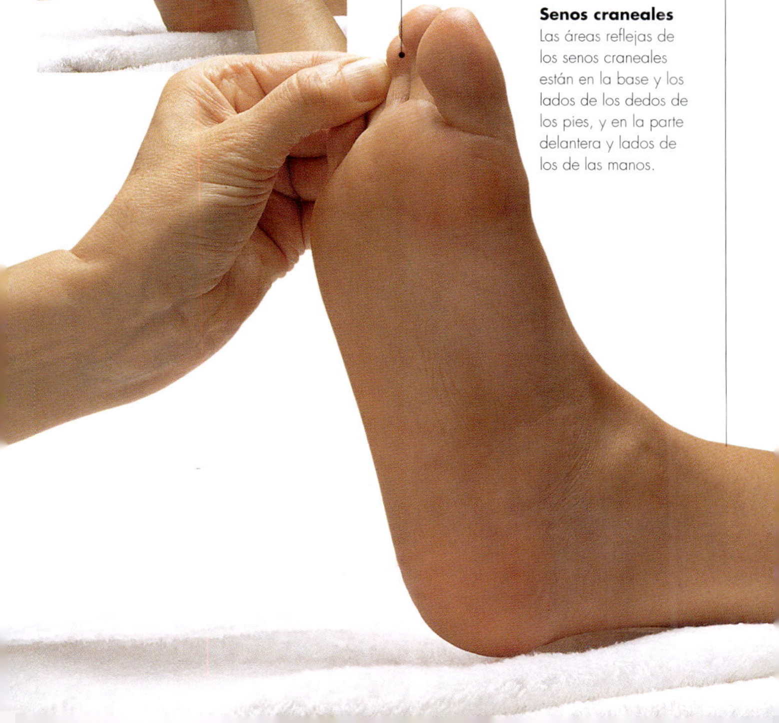

Senos craneales

Las áreas reflejas de los senos craneales están en la base y los lados de los dedos de los pies, y en la parte delantera y lados de los de las manos.

Ansiedad y depresión

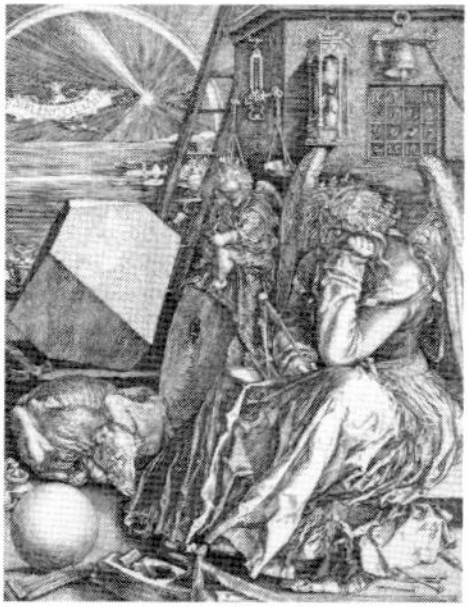

Depresión
No debería descartarse que traiga consecuencias consigo.

En algunos momentos de nuestra vida nos sentimos ansiosos o deprimidos, aunque existe una gran diferencia entre encontrarse decaído durante uno o dos días y sentirse constantemente agobiado o incapacitado por la ansiedad o la depresión. Una ansiedad constante y sin objetivo puede limitar su capacidad de llevar una vida normal, y suele estar asociada a otros síntomas como trastornos digestivos y del sueño, y dolores de cabeza.

La depresión puede considerarse "tan" enfermedad como una patología cardíaca, por ejemplo, y no puede disociarse de ella como tampoco podría de una enfermedad física reconocida.

Pedir ayuda

Si se ve afectado por alguna de estas patologías de manera que su vida se vea tambaleada por más de unos días, no se avergüence de pedir ayuda profesional. Su doctor recomendará medicación y/o algún tipo de terapia psicológica, que mejorará su estado psíquico y tratará la causa de los síntomas. Es un error considerar los síntomas un signo de debilidad o un defecto, al igual que creer que se debe llevar lo mejor que se pueda. La recuperación tomará su tiempo, pero la mayoría de las personas lo consigue con el tipo de tratamiento adecuado. Trate de seguir una dieta adecuada y nutritiva, y no evite caer en las drogas o el alcohol para mejorar su estado. Trate de mantener su mente y su cuerpo activos.

Beneficios de la reflexología

Ésta le ayuda a sentirse mejor. Además de tratar las áreas reflejas directas de la cabeza y el cerebro, se trabajarán áreas asociadas, como las glándulas suprarrenales (para la ansiedad), las pituitarias y otras glándulas endocrinas (para los desequilibrios hormonales) y el plexo solar para conseguir una relajación completa.

Además de los beneficios directos del tratamiento para devolver al cuerpo un buen orden de trabajo y corregir desequilibrios de energía, a muchas personas les ayuda a sentirse libres para revelarle a un profesional cómo se sienten. Al reflexólogo no le deberá sorprender que el tratamiento provoque ataques emocionales a medida que salen a la superficie tensiones y problemas subyacentes.

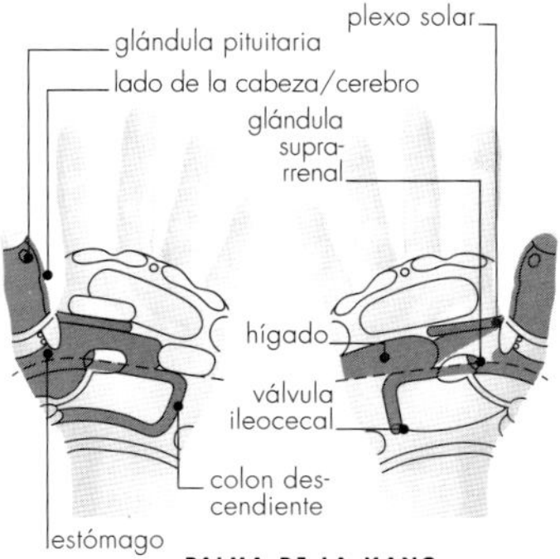

PALMA DE LA MANO

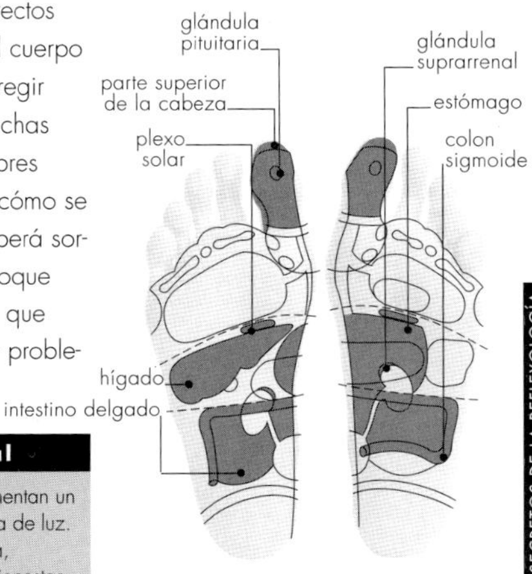

PLANTA DEL PIE

Trastorno estacional

En invierno, muchas personas experimentan un tipo de depresión causado por la falta de luz. Las terapias que, como la reflexología, estimulan la relajación y mejoran el bienestar pueden ser beneficiosas.

TRATAMIENTO

Un tratamiento de todo el cuerpo puede beneficiar al bienestar general, estimulando la relajación y restaurando el equilibrio de energía corporal de una forma positiva y segura. El reflexólogo prestará una atención especial a las áreas reflejas asociadas a síntomas individuales. Si se corrigen desequilibrios en los sistemas hormonal y digestivo se aliviarán los síntomas, y deberá tratarse el reflejo del plexo solar para estimular la relajación y eliminar la ansiedad.

Plexo solar

El reflejo del plexo solar se encuentra en mitad de la planta, justo debajo del empeine del pie, y en la palma de la mano, en las zonas 2 y 3.

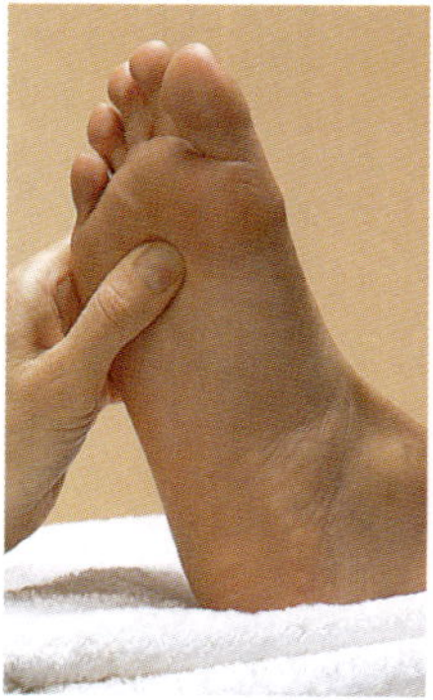

Glándulas suprarrenales

Las glándulas suprarrenales son pequeñas áreas justo sobre el nivel de la cintura de las plantas y palmas, hacia los lados interiores de pies y manos.

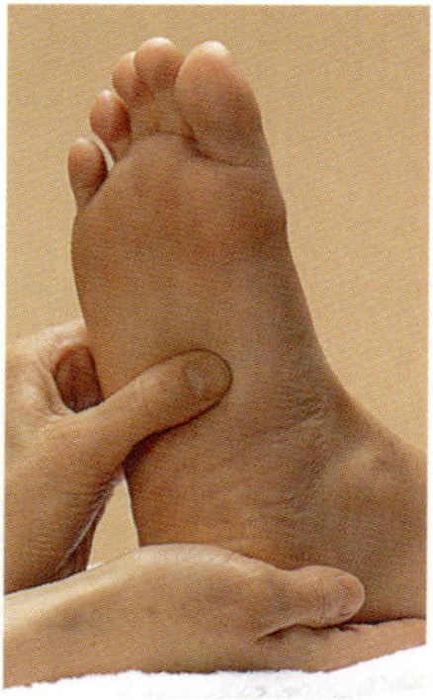

Glándula pituitaria

Debe tratarse la glándula pituitaria, en el centro de la base del dedo gordo del pie, o pulgar, para fomentar el equilibrio hormonal saludable.

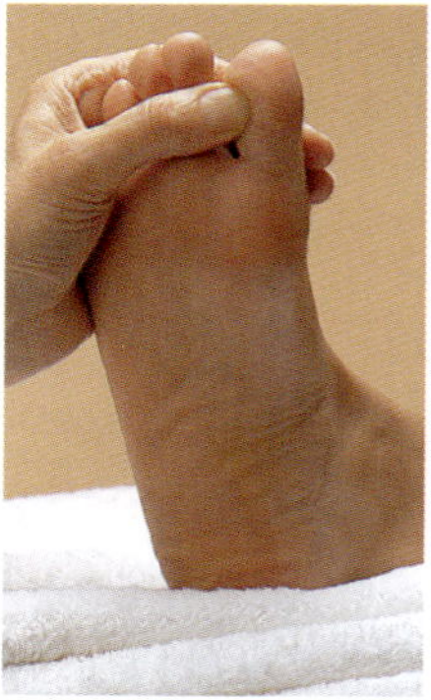

Hígado

El reflejo del hígado se halla solamente en el pie y la mano derechos, a través de las cinco zonas de la planta del pie y la palma de la mano, entre los niveles diafragmático y de la cintura.

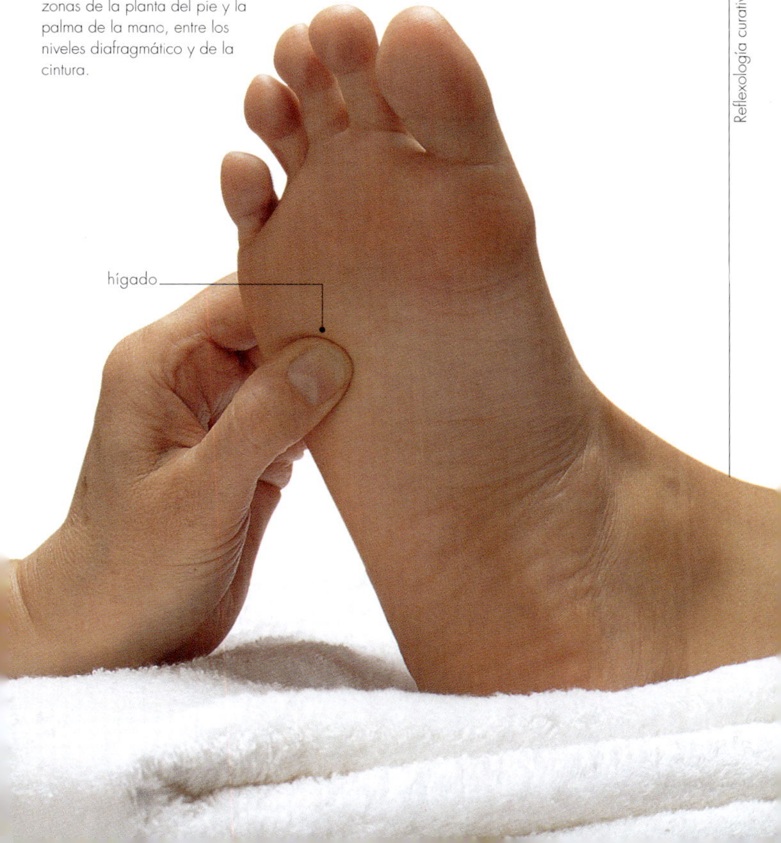

Trastornos del sueño

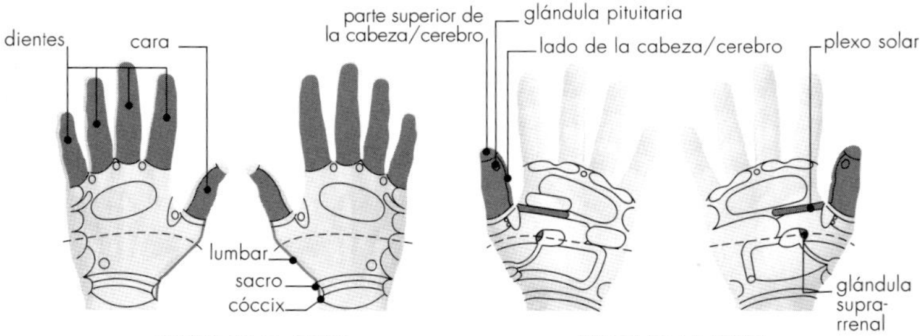

DORSO DE LA MANO **PALMA DE LA MANO**

Uno de los problemas principales del insomnio es que a menudo se crea un círculo vicioso: se preocupa porque no duerme bien y esa preocupación empeora la incapacidad de dormir. La mayoría de los trastornos del sueño no son el síntoma de enfermedades graves, y la falta de sueño en sí misma no es un perjuicio real. Sin embargo, se encontrará cansado e irritable y le costará concentrarse. También será peligroso si conduce o trabaja con máquinas.

Soluciones

Si bien su incapacidad de dormir está relacionada con síntomas de una patología específica (como el dolor del artritis o la depresión) debería asegurarse de que su doctor le ha asignado ya el tratamiento adecuado. También debería tomar medidas para estimular un sueño placentero, incluyendo no cenar de forma copiosa, no tomar bebidas que contengan cafeína por la noche, practicar ejercicio regularmente y evitar demasiada estimulación mental antes de irse a dormir. Asegúrese de que su cama sea cómoda y que la habitación esté oscura y a una temperatura adecuada.

Relajación mental

La reflexología estimula la relajación mental mediante el tratamiento de la cabeza y cerebro, y los reflejos asocia-

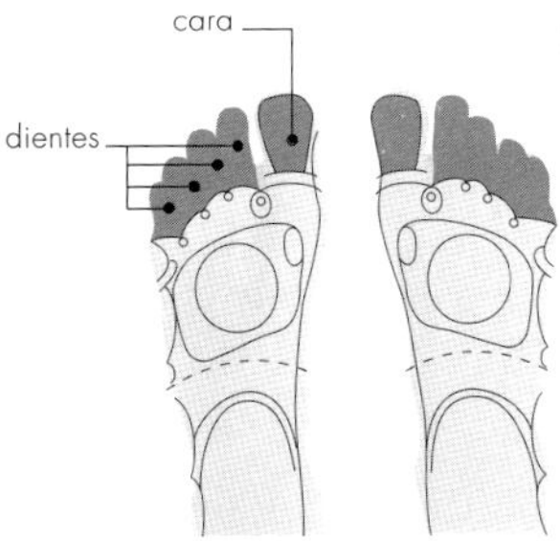

DORSO DEL PIE

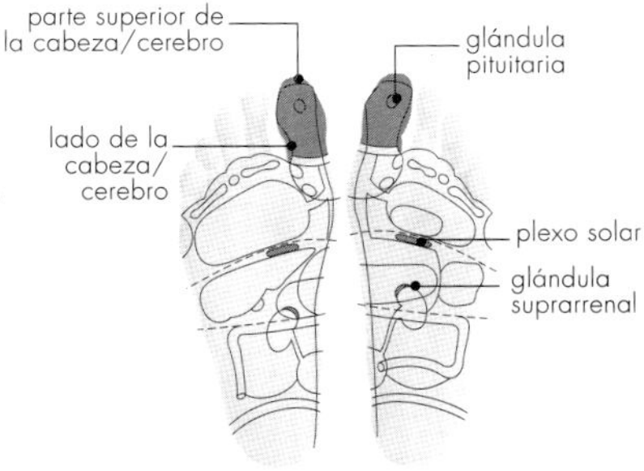

PLANTA DEL PIE

dos, como las glándulas suprarrenales para combatir el estrés. También deberán atenderse los síntomas relacionados como el dolor de espalda y articulaciones. El nuevo equilibrio general del flujo energético corporal también ayudará a dormir placenteramente. A muchas personas les ayuda tener la oportunidad de hablar sobre las preocupaciones que interfieren con su sueño. Conviene intentar este enfoque antes de tratarse con fármacos.

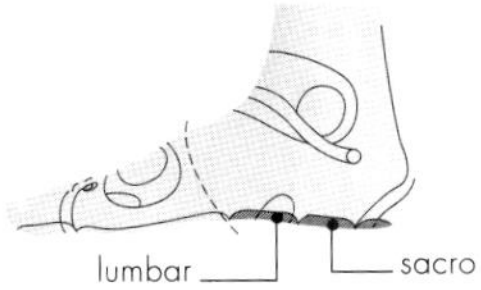

INTERIOR DERECHO

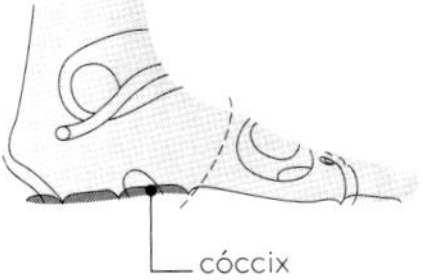

INTERIOR IZQUIERDO

Horas de sueño

La cantidad de horas de sueño necesarias depende del individuo y disminuye con la edad. Las investigaciones son contradictorias pero indican que se necesita un mínimo de 6 horas.

TRATAMIENTO

Es importante comprobarlo con el doctor si se sospecha que los trastornos del sueño están asociados con alguna patología que requiera ser investigada y un tratamiento convencional, como el artritis u otras patologías dolorosas, la depresión, o problemas respiratorios. Las personas deprimidas suelen despertarse muy temprano y no consiguen volver a dormirse, mientras que con ansiedad y estrés es difícil dormirse y uno suele despertarse frecuentemente durante la noche.

Cabeza/cerebro

Se tratarán los reflejos de la cabeza y el cerebro, en la base y los lados exteriores del dedo gordo del pie y los lados del pulgar.

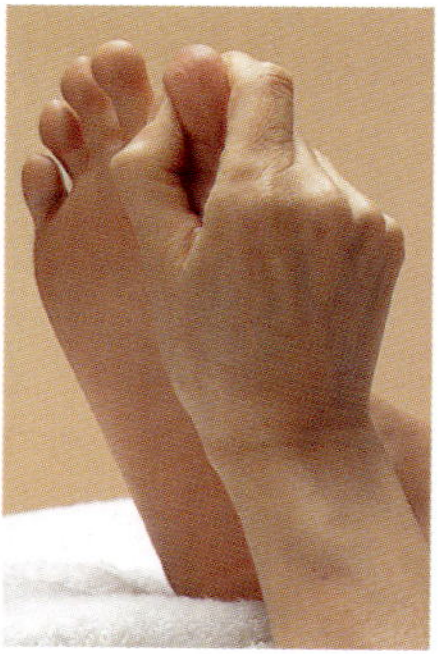

Glándula pituitaria

El reflejo de la glándula pituitaria se halla en el centro del pulpejo del dedo gordo del pie, y en una posición similar en el pulgar.

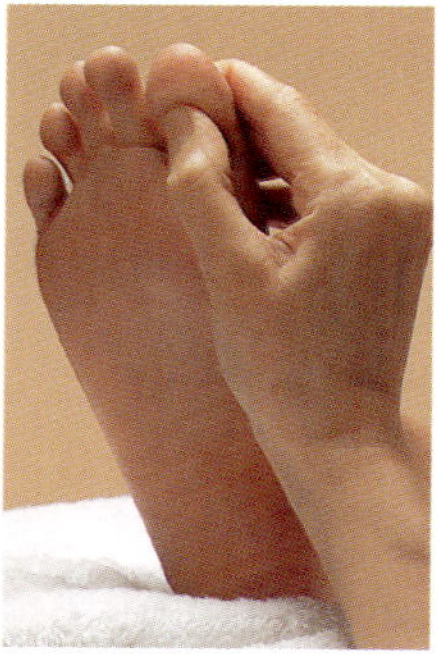

Plexo solar

El área refleja del plexo solar está en las zonas 2 y 3 de la planta del pie o la palma de la mano, justo debajo del nivel diafragmático.

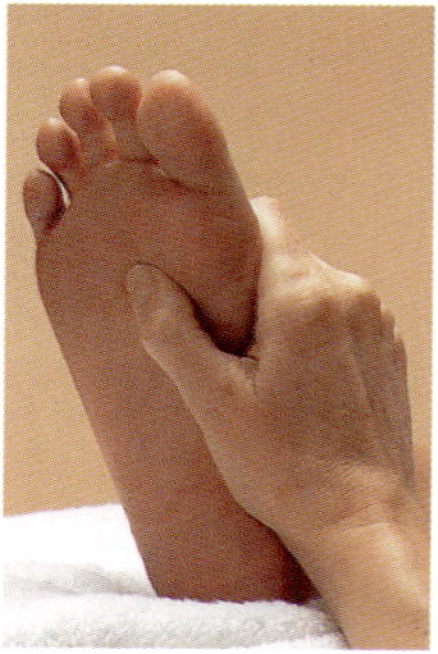

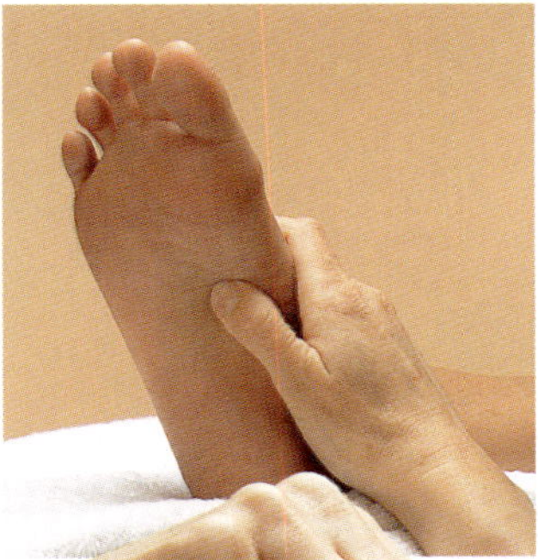

Glándulas suprarrenales

Si se tratan las glándulas suprarrenales, pequeñas áreas sobre el nivel de la cintura, hacia los lados interiores de los pies y manos, se estimula la relajación.

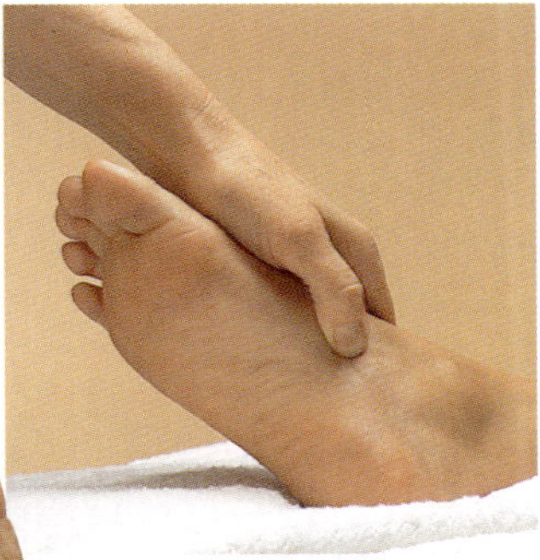

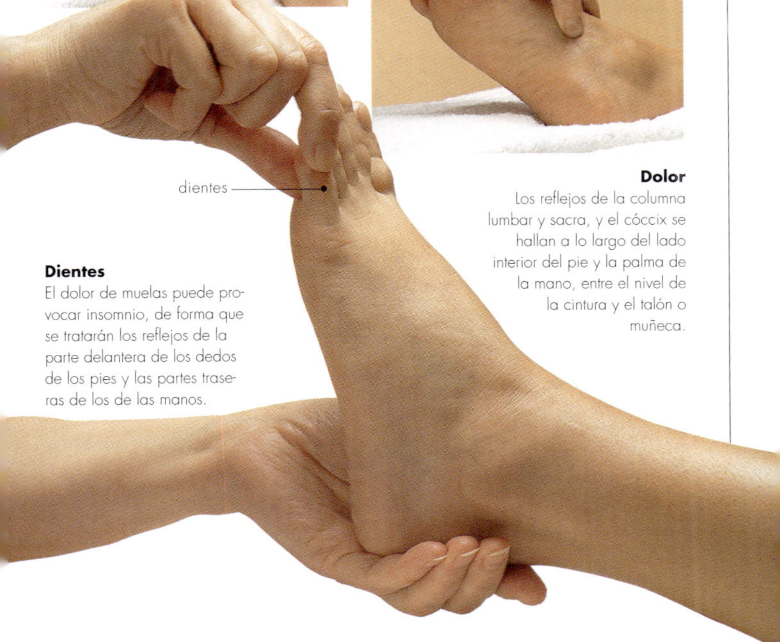

Dolor

Los reflejos de la columna lumbar y sacra, y el cóccix se hallan a lo largo del lado interior del pie y la palma de la mano, entre el nivel de la cintura y el talón o muñeca.

Dientes

El dolor de muelas puede provocar insomnio, de forma que se tratarán los reflejos de la parte delantera de los dedos de los pies y las partes traseras de los de las manos.

Problemas de espalda

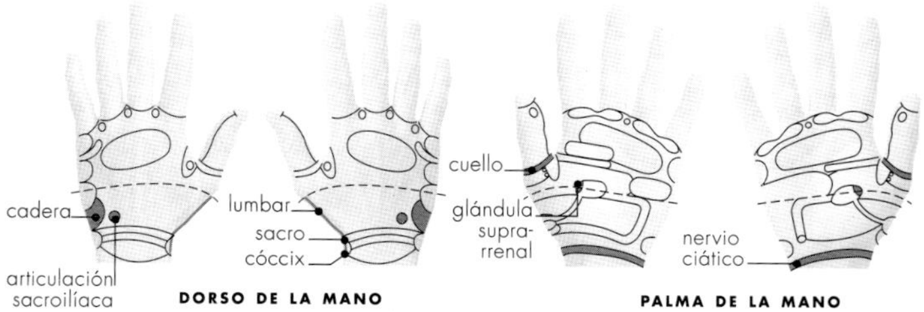

Padecer dolor y rigidez en la espalda puede deberse a una enfermedad, lesión muscular o en otro tejido blando, un nervio pinzado y una lesión articular o en los discos intervertebrales. Conviene consultar con un doctor en cuanto aparezca el dolor, aunque suele etiquetarse como "no específico", es decir que la causa es incierta y es probable que el problema se resuelva solo. Aunque puede tomar medidas para reducir las posibilidades de que recurra, una vez que padece dolor de espalda es probable que vuelva a aparecer en algún momento. El tratamiento de un osteópata, quiropráctico o fisioterapeuta puede evitar que el dolor de espalda recurra.

Dolor lumbar

Puede provenir de problemas en diversas áreas del cuerpo, a parte de la columna, por ello deberán tratarse los reflejos de todas las partes del cuerpo lesionadas o que funcionen mal.

Ciática

La inflamación del nervio ciático puede provocar mucho dolor en la zona lumbar, las nalgas y bajar hasta el muslo; de hecho en cualquier punto del recorrido de este nervio.

Tratamiento

Muchas personas que padecen dolor de espalda sienten un alivio en la osteopatía o quiropáctica, especialmente si la inician poco después de aparecer el dolor. La reflexología también alivia el dolor de espalda, aunque no llega a determinar la causa del problema. Ayudará en dolores de espalda resultantes de patologías inflamatorias (como la artritis reumatoide) u osteoporosis de "huesos delgados", pero sólo un reflexólogo experimentado deberá realizar el tratamiento.

En un tratamiento completo se tratarán los reflejos de la columna y el cuello, pero también se trabajarán los reflejos asociados, dependiendo del tipo y ubicación del dolor: si hay inflamación se tratarán las glándulas suprarrenales; si existe lesión o tensión, el nervio ciático y las diferentes partes de la columna, incluyendo el cóccix; y, si es el caso, la cadera o rodilla.

Prevención

Para prevenir problemas de espalda, tenga cuidado al levantar o mover objetos pesados (incluyendo a niños) y practique ejercicio para reforzar los músculos y ligamentos de la espalda y el estómago.

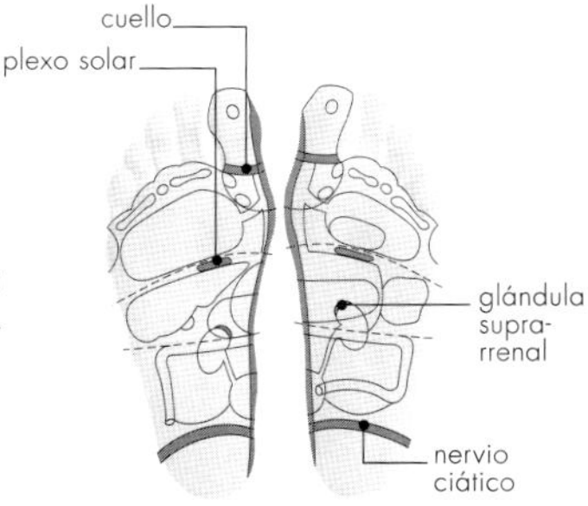

PLANTA DEL PIE

EXTERIOR IZQUIERDO

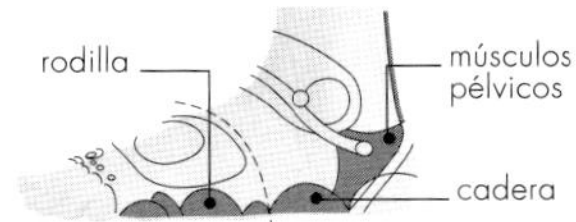

INTERIOR DERECHO

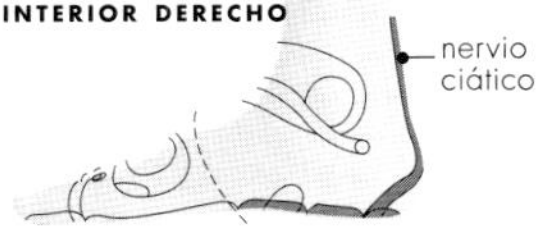

EXTERIOR DERECHO

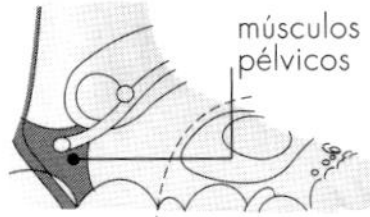

INTERIOR IZQUIERDO

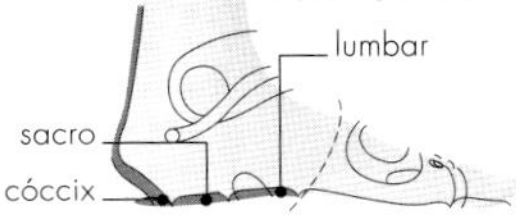

TRATAMIENTO

Para el dolor lumbar, el reflexólogo trabajará sobre las áreas de la columna vertebral, de las cervicales al cóccix, así como el cuello. Otras áreas incluyen el plexo solar (para aliviar el dolor y fomentar la relajación), las glándulas suprarrenales (para la inflamación), y cualquier parte del cuerpo afectada por dicho dolor o lesión, como las rodillas. Para aliviar el dolor ciático deberán tratarse los nervios lumbar y sacro de la zona lumbar.

Nervio ciático
El nervio ciático tiene un área refleja que se extiende a través del pulpejo del talón y la muñeca.

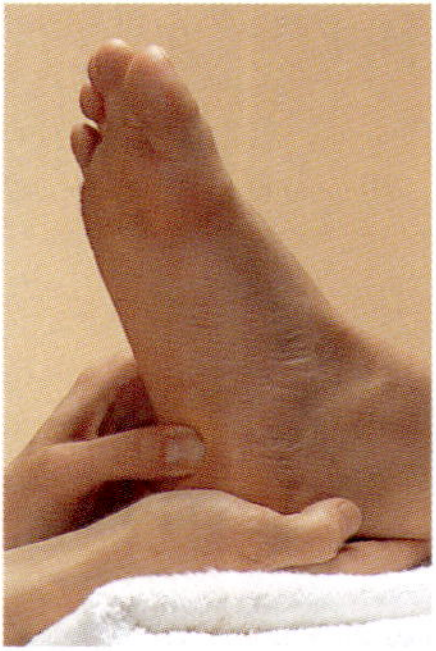

Plexo solar
Su reflejo es un área pequeña sobre la planta, en las zonas 2 y 3, justo debajo de la línea del diafragma.

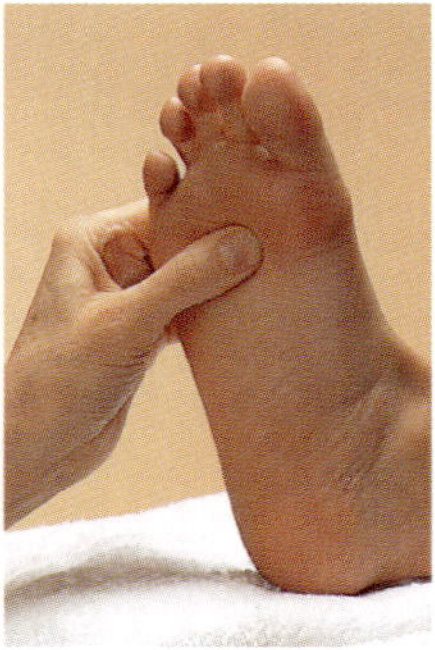

Cóccix
El reflejo del cóccix está justo antes del talón del pie y la muñeca, adyacente a los reflejos lumbar y sacro.

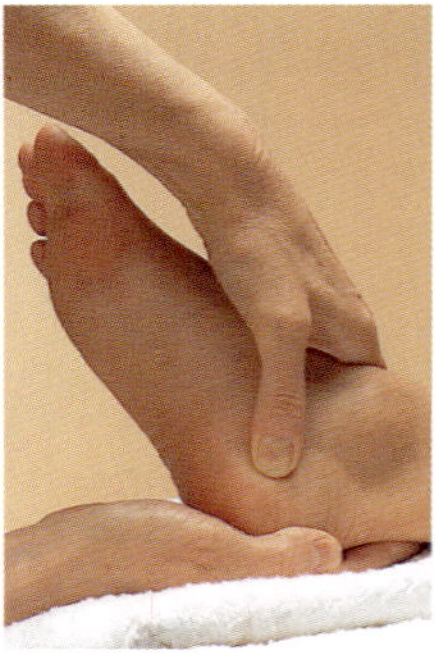

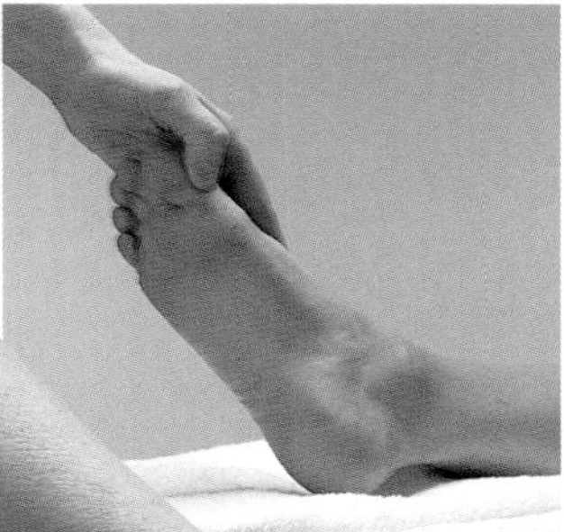

Columna vertebral

Los reflejos de la columna se extienden a lo largo del lado interior del pie y la mano. Empieza en el área cervical, en el lado del dedo gordo del pie y el pulgar.

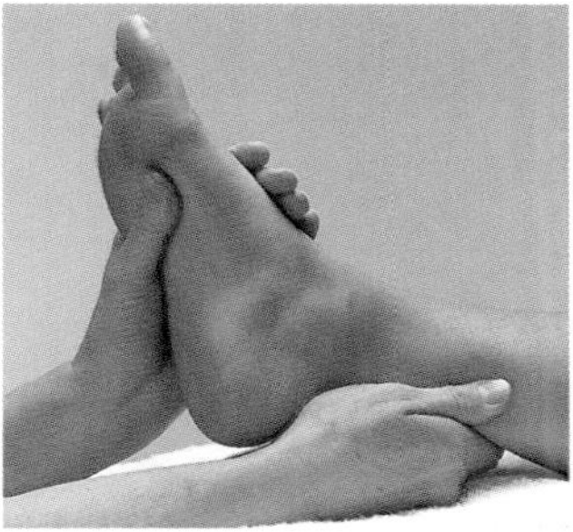

Nervio ciático

Está respresentado en una banda que se extiende a través del lado estrecho de la base del talón, y sube hacia el tobillo a ambos lados del tendón de Aquiles.

Articulación sacroilíaca

Esta articulación está representada delante de la parte exterior del hueso del tobillo.

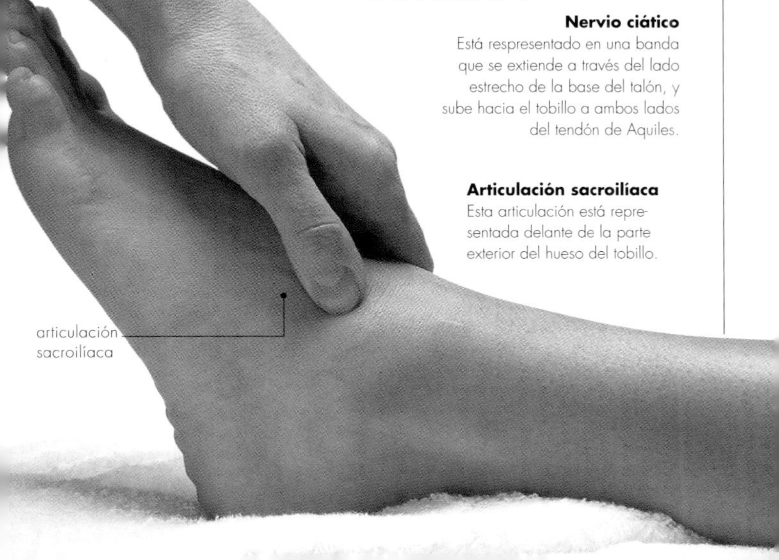

Dolor muscular y articular

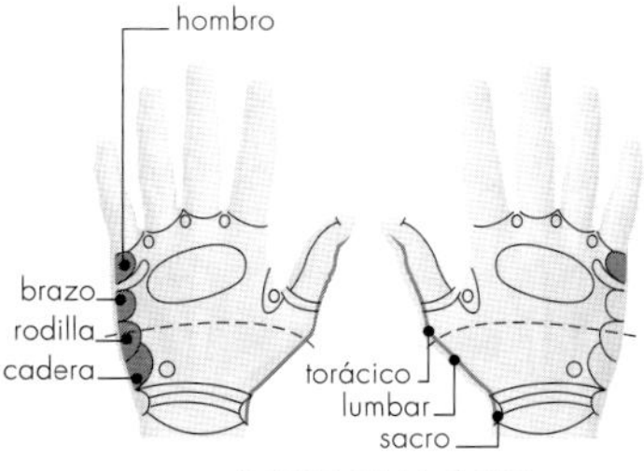

DORSO DE LA MANO

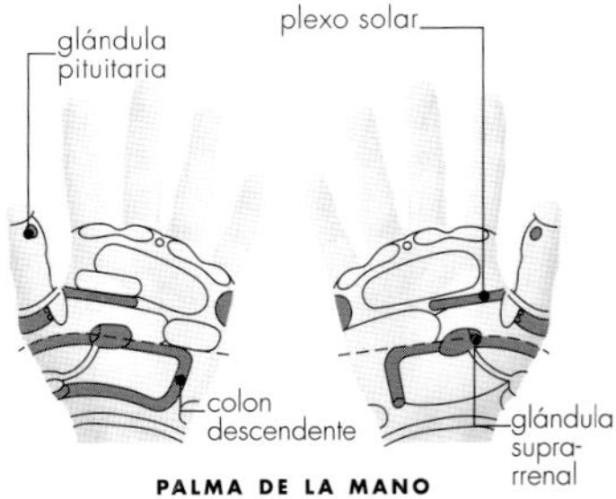

PALMA DE LA MANO

Alguien que practique deporte de forma regular o que realice ejercicio de forma tenaz es propenso a sufrir una lesión en algún momento; los más vulnerables son los principiantes en mala forma. Las torceduras o distensiones musculares son muy comunes, y es fácil lesionarse en los músculos y otros tejidos blandos por malos movimientos o caídas desafortunadas.

Reducir riesgos

Se minimizarán riesgos siguiendo un programa para conseguir más fuerza y flexibilidad. Siempre se realizarán ejercicios de precalentamiento y estiramiento antes y después de practicar deporte para proteger los músculos.

Trate una lesión en seguida, con reposo, hielo, compresión y elevación. Deberá envolver el hielo en un trapo antes de llevarlo a la piel para evitar quemaduras por congelación.

Lesiones por movimiento repetitivo

Afectan los tejidos blandos de hombros, brazos y manos como resultado de realizar los mismos movimientos de forma repetida durante un largo período. Suelen estar relacionadas con el trabajo, y afectan sobre todo a personas que trabajan delante de un teclado o en líneas de producción mecanizadas. Es difícil tratarlas por medios ortodoxos, pero la reflexología puede aliviar el dolor y ayudar a que los tejidos se recuperen.

Artritis

En todos los tipos de artritis se inflaman las articulaciones y duelen. La patología más común es la osteoartritis, que padecen la mayoría de personas a medida que se hacen mayores. Afecta las articulaciones que se cargaron durante actividades deportivas pasadas: los futbolistas profesionales pueden padecer artritis en las articulaciones de la rodilla. Existen medicamentos para reducir la inflamación, aliviar el dolor y mantener la movilidad, y la reflexología incrementa su eficacia.

El terapeuta tratará las áreas afectadas, los reflejos de las glándulas suprarrenales si hay inflamación y el plexo solar para estimular la relajación.

Autoayuda

Evite forzar las articulaciones de forma innecesaria manteniendo un peso adecuado. Si practica ejercicio de forma tranquila, reforzará los músculos que soportan las articulaciones.

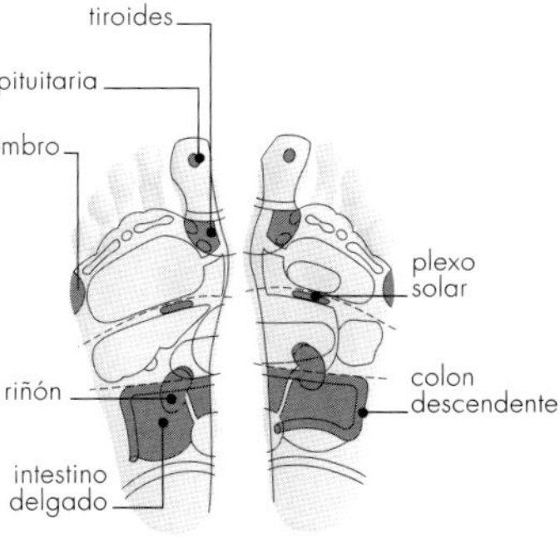

PLANTA DEL PIE

EXTERIOR IZQUIERDO

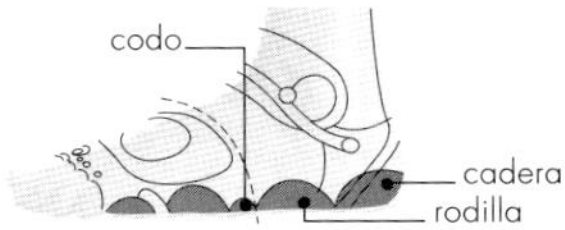

INTERIOR DERECHO

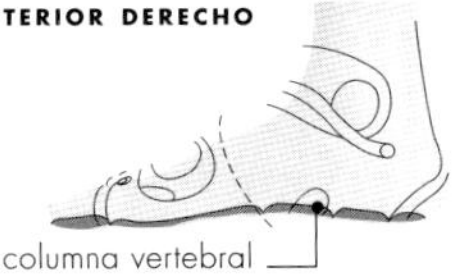

EXTERIOR DERECHO

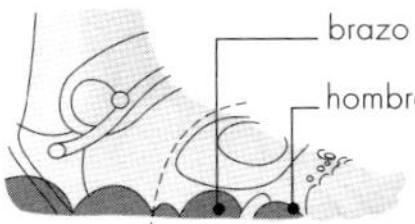

INTERIOR IZQUIERDO

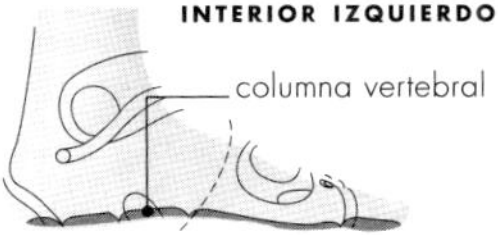

TRATAMIENTO El terapeuta se centrará en las áreas más afectadas. El artritis reumatoide puede afectar los pies, y el reflexólogo deberá trabajar con mucho cuidado, especialmente si la lesión en las articulaciones conlleva no poder tratarse la mano en su lugar. En casos de lesión por movimiento repetitivo, se tratarán las áreas afectadas o el área relacionada con la zona: el tobillo por dolor en la muñeca, por ejemplo. El tratamiento de reflejos en lesiones relacionadas con el deporte dependerá de dónde sea la lesión.

Cadera
Su reflejo está en el lado exterior del pie, en un área con forma de media luna, justo delante del talón. También se halla entre el nivel de la muñeca y la cintura, en el lado exterior del dorso de las manos.

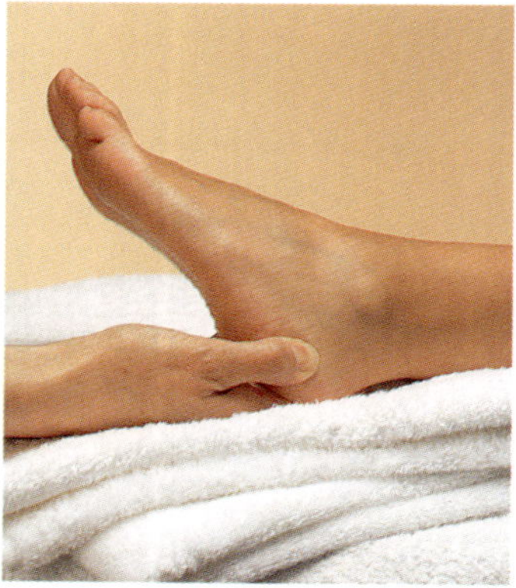

Brazo
Este reflejo se encuentra en el lado exterior del pie, desde la base del dedo pequeño a la proyección huesuda situada a medio camino a lo largo del pie.

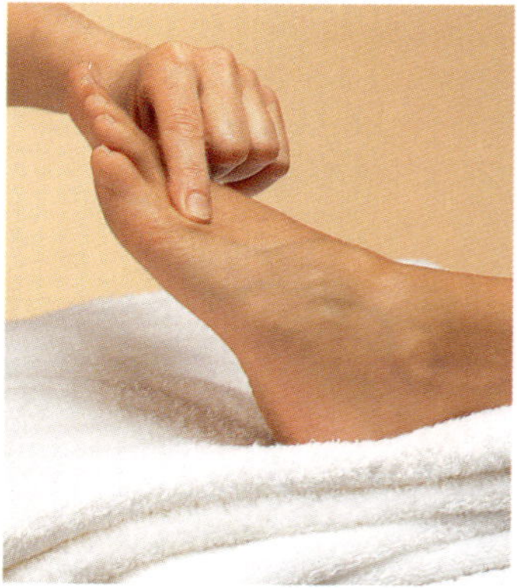

Rodilla

El reflejo de la rodilla es una forma de media luna ubicada en el lado exterior del pie entre la proyección huesuda a medio camino a lo largo del pie en dirección al dorso del talón.

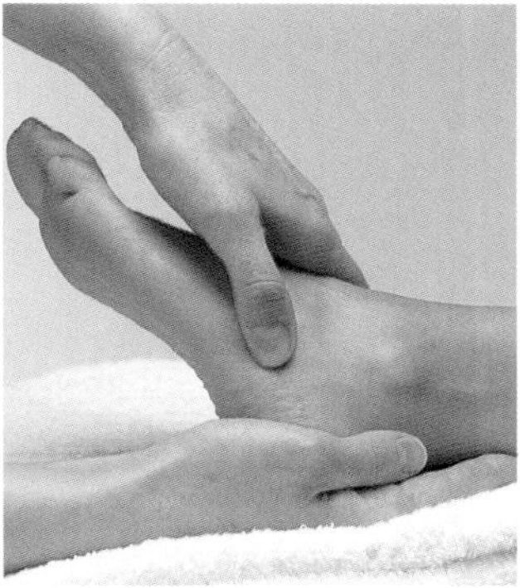

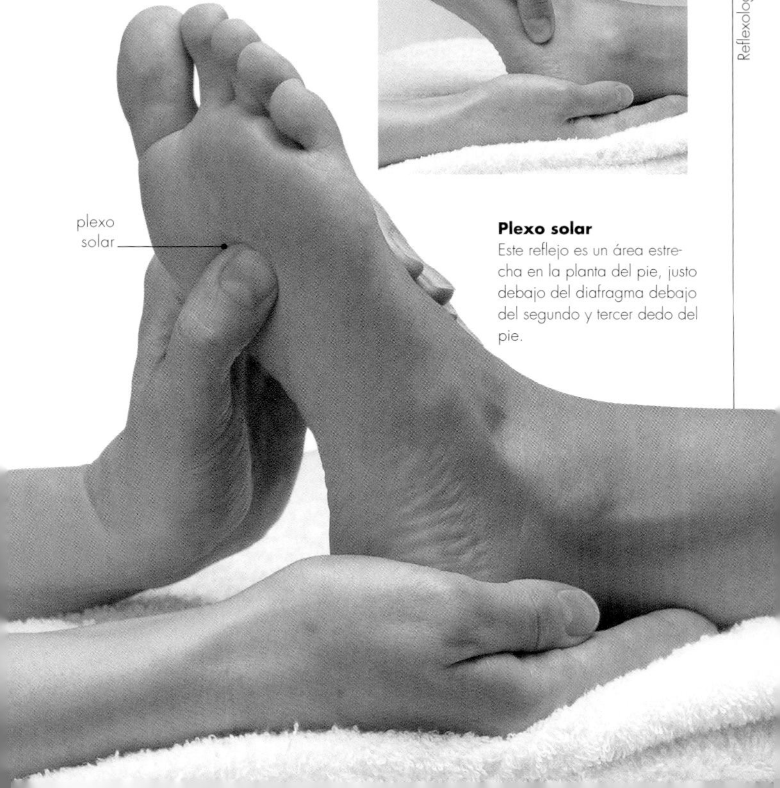

Plexo solar

Este reflejo es un área estrecha en la planta del pie, justo debajo del diafragma debajo del segundo y tercer dedo del pie.

Ojos y oídos

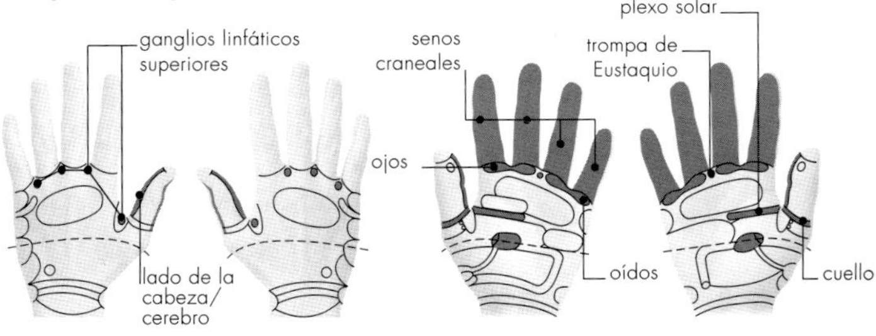

Todo lo que no sea un síntoma leve y efímero que afecte los ojos u oídos debería ser revisado por un doctor para descartar alguna patología subyacente potencialmente grave. En ocasiones la pérdida de visión puede provenir de un problema que requiere un tratamiento convencional y puede surgir como resultado de una lesión en el reverso del ojo en personas que no saben que padecen diabetes, por ejemplo. Dependiendo de la causa, no siempre podrá tratarse un deterioro gradual de la capacidad auditiva, pero un doctor recomendará una ayuda auditiva para mejorar la situación. Una infección suele ser la causa de ojos y oídos doloridos. Si el problema persiste o los síntomas se convierten en algo más que una molestia deberían tomarse antibióticos para erradicarla. Sin embargo, muy a menudo, los problemas en ojos y oídos son relativamente insignificantes en términos médicos, aunque suelen causar incomodidades y molestias notables en la vida cotidiana.

Conjuntivitis

Cuando la membrana que reviste el párpado se inflama (a causa de una infección o reacción alérgica) los ojos se enrojecen, pican y duelen: se trata de la conjuntivitis. El reflexólogo tratará el área refleja directa (para el ojo) y áreas reflejas asociadas: los ganglios linfáticos superiores si los síntomas los provoca una infección, las glándulas suprarrenales para reacciones alérgicas y, en ocasiones, los riñones: se hallan en la misma zona energética longitudinal que los ojos.

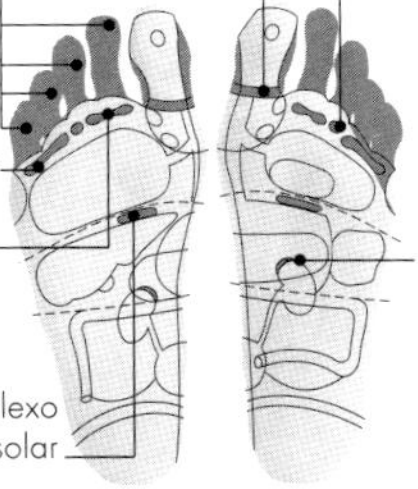

PLANTA DEL PIE

Dolor de oído y tinnitus

El dolor de oído suele resultar de una infección y el reflexólogo tratará el reflejo directo (para el oído), los glanglios linfáticos superiores para eliminar la infección, las trompas de Eustaquio para aliviar la congestión y el plexo solar para relajar.

Un pitido o zumbido en los oídos puede estar asociado con una infección de oído: tinnitus. La medicina ortodoxa no cuenta con tratamientos eficaces, aunque los aparatos electrónicos que emiten "sonidos blancos" ayudan a ocultar los sonidos, y una terapia permite vivir mejor con los síntomas. En casos de tinnitus el reflexólogo tratará el lado de la cabeza, cuello, columna cervical y senos craneales.

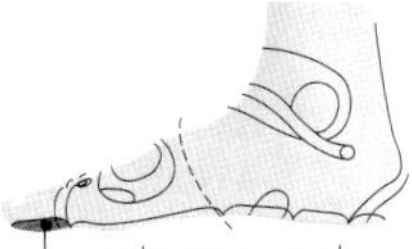

INTERIOR DERECHO

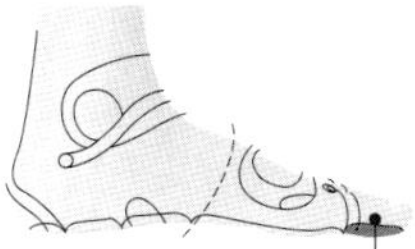

INTERIOR IZQUIERDO

TRATAMIENTO

Para los trastornos auditivos, además del reflejo del oído, el terapeuta tratará la trompa de Eustaquio, que une la garganta y el oído medio. Si se congestiona como resultado de una infección o reacción alérgica, puede afectar la capacidad auditiva y causar tinnitus. Cuando existe dolor de ojos debido a una pequeña alergia o después de haber extraído un cuerpo extraño, puede aliviarse la irritación tratando el área refleja del ojo.

Dolor de oído

El reflejo del oído se encuentra a lo largo de una banda estrecha en la planta del pie, debajo de la base del cuarto al quinto dedo del pie. En la mano se halla en la palma, justo debajo del punto donde el anular y el meñique se unen a la mano.

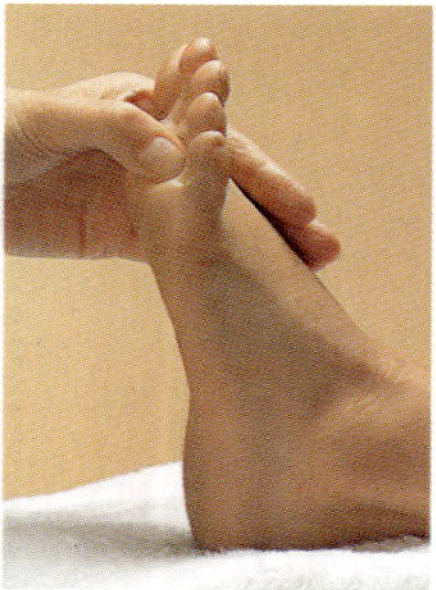

Congestión

El área refleja para la trompa de Eustaquio está en la planta del pie, justo debajo del punto donde se unen el tercer y cuarto dedo. En la mano está en la palma, justo debajo de la base de la intersección entre el tercer y cuarto dedo.

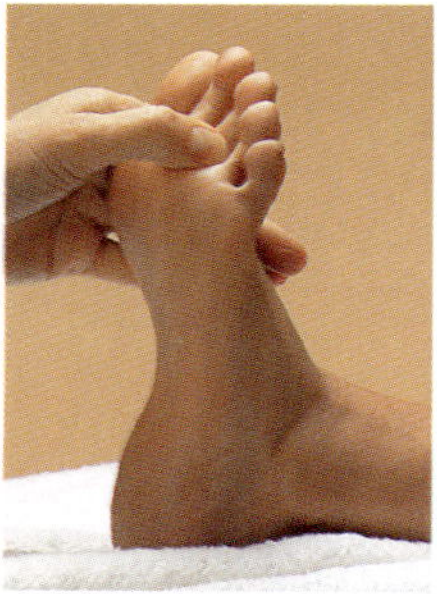

Reflejo alternativo

El reflejo de la trompa de Eustaquio puede hallarse en lugares similares ubicados en la parte superior del pie y en el dorso de la mano. En este caso se encuentra sobre la intersección entre el tercer y cuarto dedo del pie o de la mano.

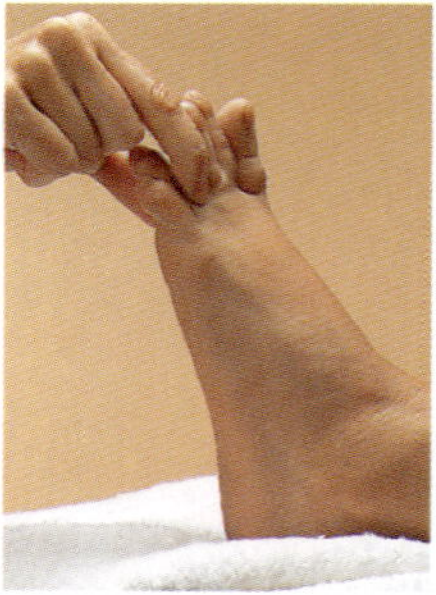

Irritación ocular

El reflejo del ojo se encuentra en la planta del pie, justo debajo del punto donde el segundo y tercer dedo se unen al pie. En la mano, está en la palma, debajo de la intersección entre el segundo y tercer dedo y la palma.

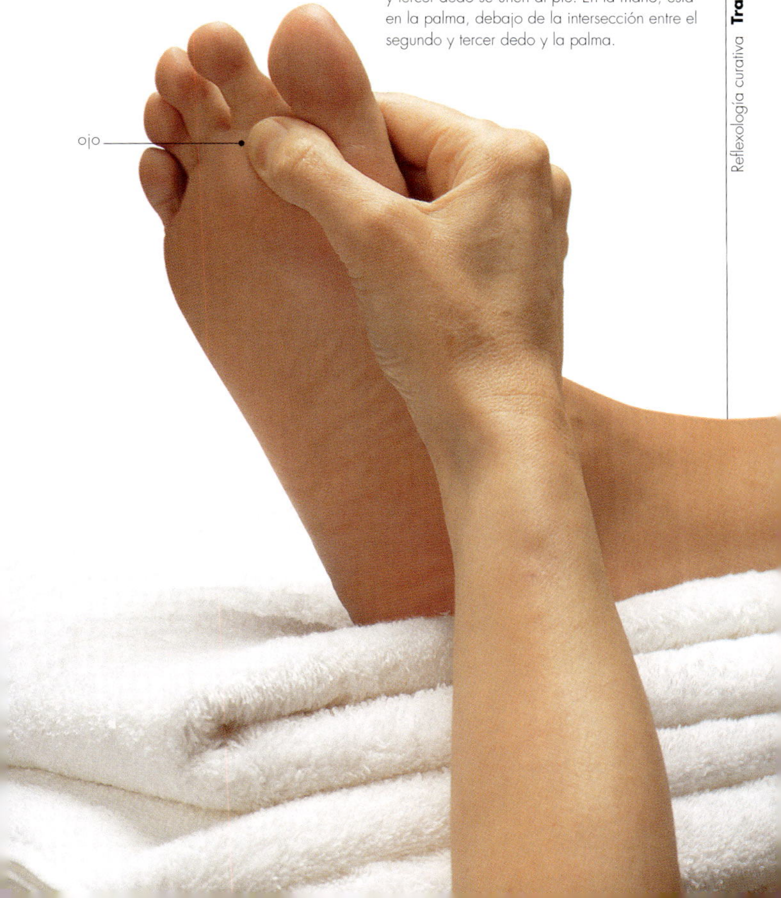

Alergias

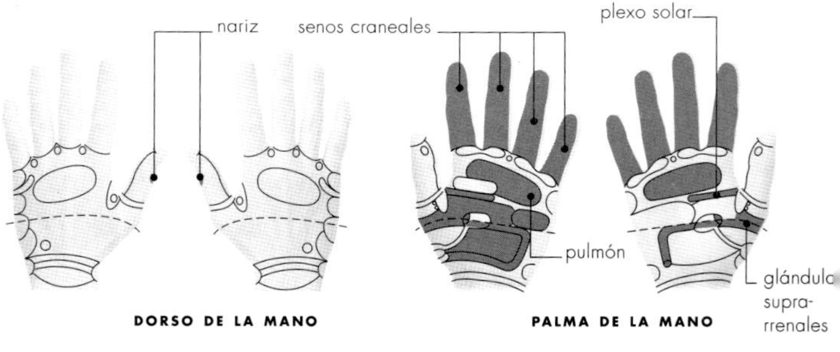

Se produce una reacción alérgica cuando el sistema inmunológico reacciona ante una sustancia en el cuerpo que de hecho es inofensiva, como si te tratara de un virus, bacteria o toxina. La sustancia culpable, o alérgeno, puede tragarse, inhalarse, ponerse en contacto con la piel o entrar en el cuerpo a través de ésta, como una picadura de abeja. El sistema inmunológico forma a su ejército de defensores (histaminas y otras células) para que ataquen al "invasor", y esto provoca una serie de síntomas. Este tipo de alergia se está volviendo muy común: incluye a las que ponen la vida en peligro potencial como el asma y la alergia a los cacahuetes.

Síntomas

Dependiendo del tipo de alergia, el resultado puede ser fiebre del heno o rinitis; algún tipo de sarpullido; síntomas respiratorios como el asma, náuseas, y vómitos; o, sólo ocasionalmente, una reacción grave que pone la vida en peligro, la anafilaxis. Ésta última es una emergencia y debe tratarse como tal, con una inyección de adrenalina.

Es importante tratar de identificar qué ocasiona la reacción alérgica en cada caso individual, y tomar todas las medidas posibles para evitar o minimizar el contacto con el/los alérgeno/s responsable/s. Muy a menudo es sencillo identificar al causante: muchas personas asmáticas son alérgicas a los ácaros y/o pelos de animales, por ejemplo, y quienes padecen fiebre del heno reaccionan ante el polen. Las personas con asma deben tomar medicación regular para prevenir los ataques y tratarlos cuando los padecen, y también es necesario medicarse para suprimir los síntomas de otras alergias.

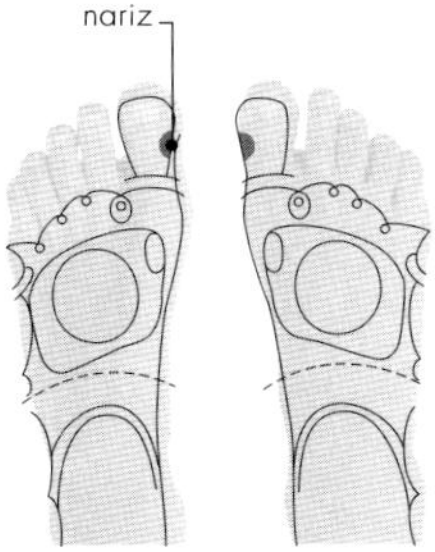

DORSO DEL PIE

Reducción de los síntomas

Aunque ningún terapeuta (ortodoxo o complementario) afirma poder curar una alergia, un tratamiento ayuda a suavizar la reacción alérgica y minimizar los síntomas. El reflexólogo lo conseguirá tratando las áreas reflejas de las partes del cuerpo afectadas por los síntomas. Dependiendo de la alergia en concreto, los reflejos directos incluirán la nariz, senos craneales, pulmones, piel y sistema digestivo. Mediante el tratamiento de las glándulas suprarrenales y el bazo se moderará la respuesta alérgica, y el tratamiento del plexo solar estimulará la relajación, lo que beneficiará en particular a las personas asmáticas.

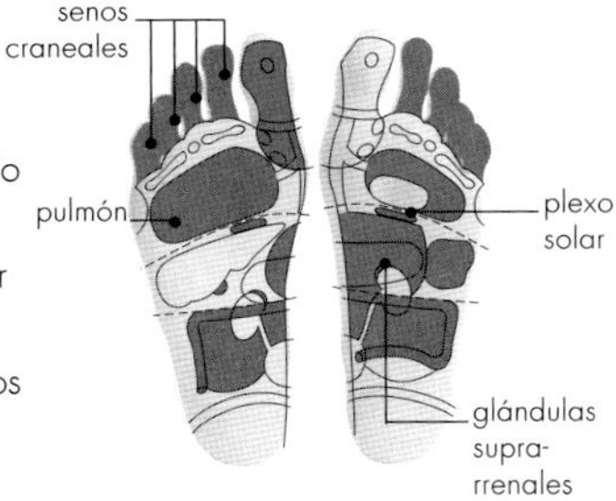

PLANTA DEL PIE

TRATAMIENTO

Dependiendo de la alergia en concreto, los síntomas pueden afectar distintas partes del cuerpo, de forma que las áreas reflejas principales a tratar variarán de acuerdo a este criterio. En el caso del asma, por ejemplo, el centro se hallará en los pulmones. Otras áreas significativas serán la nariz, ojos, senos craneales, garganta, y trompas de Eustaquio, y se tratarán las glándulas suprarrenales y el plexo solar en todas las patologías alérgicas para aliviar los síntomas y estimular la relajación.

Pulmones

Este reflejo está representado en la planta del pie, a través de todo el ancho del empeine debajo del segundo al quinto dedo del pie. En la mano, se sitúa en el área de la palma inmediatamente debajo de la base de los cuatro dedos.

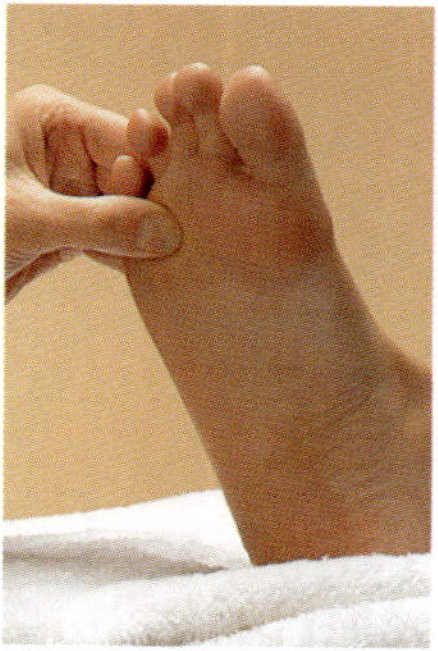

Senos craneales

Sus reflejos se hallan en la base y los lados de los dedos del pie y en la parte delantera y lateral de los de la mano. Es importante tratar los senos craneales en personas con alergia, como la fiebre del heno o rinitis perenne, lo que causa mucha mocosidad y/o congestión.

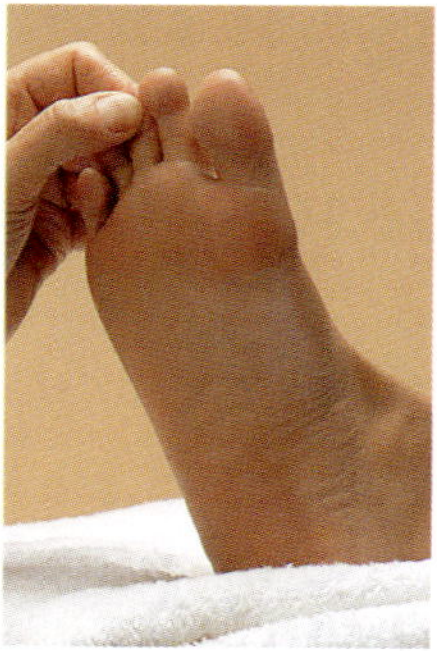

Glándulas suprarrenales

Estos reflejos se hallan en pequeñas áreas ubicadas justo sobre el nivel de la cintura, en las plantas y palmas, hacia los lados interiores de los pies y manos. Mediante el tratamiento de las glándulas suprarrenales se aliviará el dolor (como el de cabeza) resultante de una respuesta alérgica.

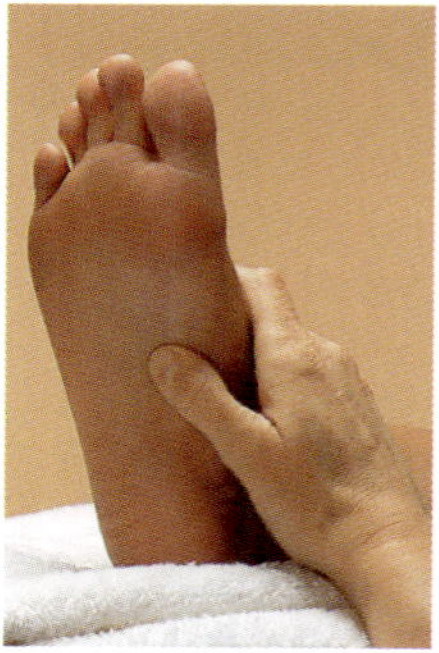

Plexo solar

El área refleja del plexo solar está justo debajo del nivel diafragmático, en las zonas 2 y 3, en la planta del pie y aproximadamente a un cuarto de distancia bajando desde los dedos hasta la palma.

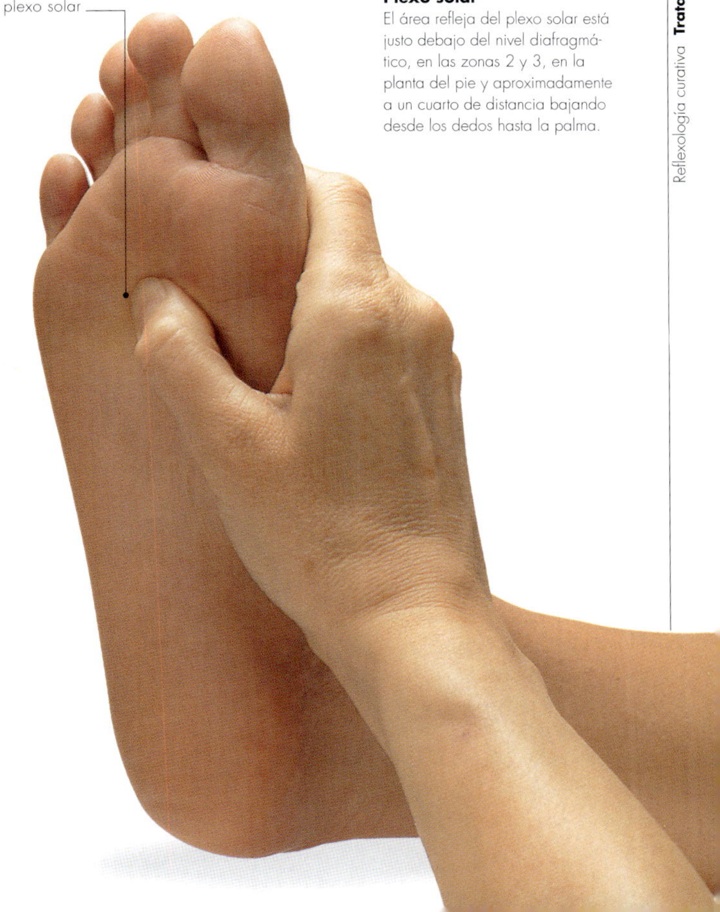

Seguimiento

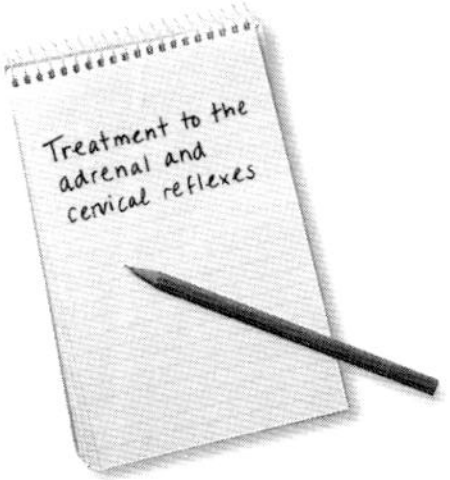

Toma de notas
El reflexólogo realizará un informe del tratamiento del paciente.

Antes de iniciar el tratamiento, el reflexólogo discutirá el número de tratamientos necesarios. Cada sesión suele durar una hora, y en la mayoría de los casos, se necesita un mínimo de 3 sesiones antes de poder determinarse si el paciente está obteniendo algún beneficio real.
La duración del tratamiento completo variará, pero el promedio es de tres a seis sesiones, una por semana. No suele tener sentido alguno seguir recibiendo sesiones después del tratamiento si no se ha alcanzado ninguna mejoría.

Efectos secundarios

Cada persona responde de forma distinta al tratamiento. Algunas personas notarán efectos inmediatos tras uno o dos días (por ejemplo, encontrarán que necesitan orinar o defecar más a menudo de lo normal, o tendrán ligeras náuseas, un efímero dolor de cabeza, o un sarpullido en la piel. Todos éstos son indicios de que el cuerpo está respondiendo de forma activa al tratamiento y empezando a curarse. Los terapeutas complementarios lo llaman "reacción curativa", en que se considera que indica la eliminación de "toxinas" que han sido despertadas por el tratamiento.

Tiempo

Allí donde se esté recibiendo un tratamiento por una patología o síntoma en concreto es probable que transcurra algo de tiempo antes de experimentar algún tipo de mejoría a medida que se van corrigiendo de forma gradual los desequilibrios de energía originales. En ocasiones, aunque el tratamiento no parezca tener un efecto evidente sobre los síntomas, puede que la sensación de bienestar general de la persona tratada mejore y sea capaz de tolerar los síntomas mejor que antes.

Anotaciones

Todo reflexólogo dispondrá de un informe detallado de cada paciente, donde se resuman los problemas y síntomas iniciales, y otra información relevante, así como el tratamiento exacto que ha recibido en cada sesión, la respuesta del paciente y los resultados del tratamiento. Cuando éste haya finalizado, recomendará un programa de mantenimiento de un número menor de sesiones para ayudar a mantener los beneficios a largo plazo.

Muchos beneficiados por la reflexología siguen tratándose de forma regular, quizás una vez cada 4 o 6 semanas, para mantener la mejoría experimentada y hacer frente al estrés diario. En el futuro un tratamiento les volverá a ayudar si resurje un problema anterior o aparece uno nuevo.

LA REFLEXOLOGÍA PARA CASOS ESPECIALES

Las personas de todas las edades pueden beneficiarse de la reflexología, aunque existirán diferencias en el enfoque del tratamiento para las distintas fases de la vida. Se necesita mucha experiencia y un cuidado especial a la hora de tratar a una mujer embarazada, y ésta no debería tratarse a sí misma sin un guía experto. Los bebés y los niños suelen responder positivamente a la reflexología, pero no sería realista esperar que permanezcan pacientemente sentados durante una hora entera de tratamiento, de modo que cada sesión probablemente durará menos de lo normal. Las personas mayores disfrutan con el contacto físico que conlleva la reflexología, que les ayuda a aliviar pequeños achaques, así como patologías más graves. En las páginas 30–37 hallará mapas completos de todas las áreas reflejas.

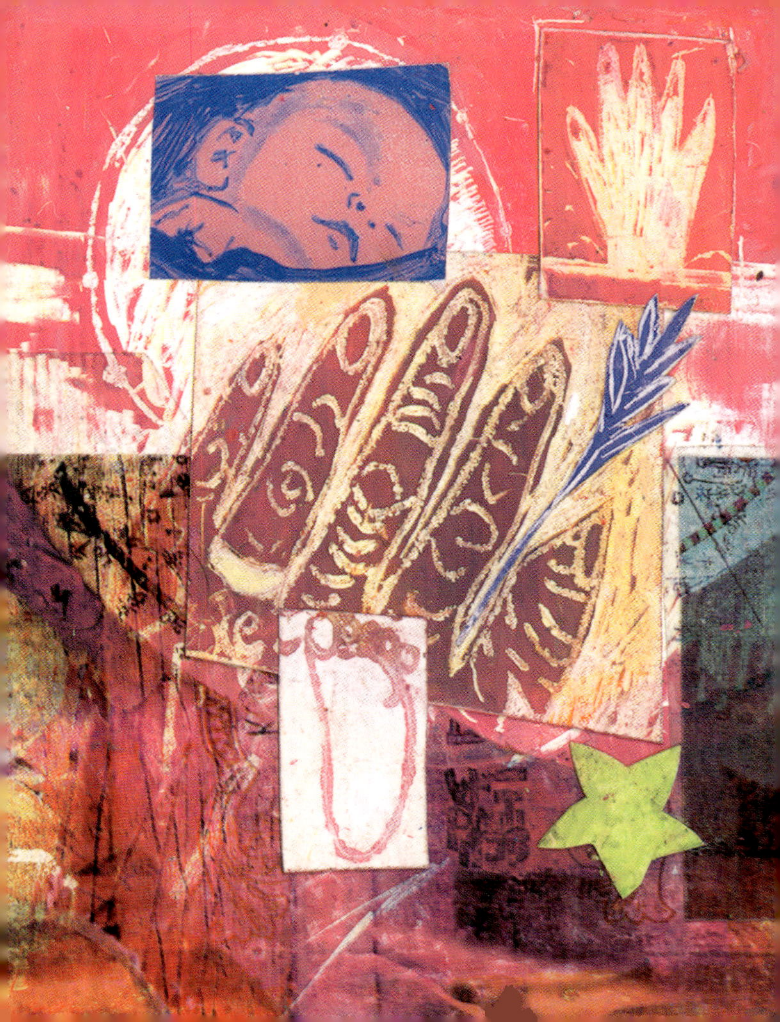

Bebés y niños

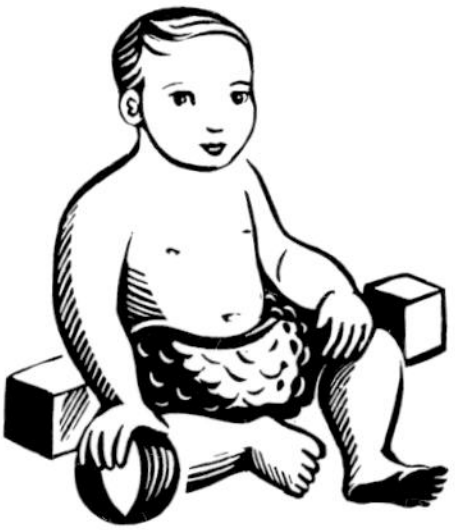

Temprano inicio
Los jóvenes pueden beneficiarse de la reflexología tanto como los adultos.

En principio, practicar la reflexología a un bebé o niño pequeño es igual que practicarla a un adulto, pero en la práctica existirán algunas diferencias en la forma en que trabaje el terapeuta. Obviamente, el comentario sobre los síntomas, dieta, etc. será entre el familiar o adulto y el terapeuta, aunque a un niño mayor le gustará intervenir si no es demasiado tímido. Anime al niño a formar parte del tratamiento de esta forma.

Sentado

Probablemente un bebé o niño pequeño estará más relajado sentado sobre el regazo de la madre durante el tratamiento; así, el terapeuta se sentará a un lado, para trabajar en él.

Es importante organizarlo todo para que los tres participantes se sientan cómodos durante el tratamiento. Un niño mayor podrá sentarse en la silla reclinable si es lo suficientemente alto para hacerlo cómodamente con los pies en una posición accesible.

Tratamiento

El reflexólogo eligirá tratar las manos o los pies, o ambos, dependiendo de qué área tolera mejor el niño.

En cualquier caso, el terapeuta deberá ser aún más preciso que al tratar a un adulto, porque las áreas reflejas en el pie o mano de un bebé o niño pequeño son extremadamente pequeñas. Sin embargo, a pesar del tamaño, el tratamiento se realizará de la misma manera que para un adulto.

Cuándo parar

Normalmente un niño disfrutará del tratamiento y un bebé hasta lo considerará algún tipo de juego, pero si se empiezan a impacientar será mejor parar por un momento. Probablemente volverán a seguir el tratamiento, pero es inútil persistir si no cooperan en absoluto.

Resultados

Los niños suelen responder a la reflexología con más rapidez que los adultos, quizá porque su cuerpo no ha perdido ninguna capacidad innata de autocuración. Su corriente de energía se bloquea y se vuelve a restaurar más fácilmente. La reflexología suele beneficiar a los niños que, aunque no están muy enfermos, padecen síntomas que los perturban: dolor de muelas, cólico, mareo, etc. También ayudará a tratar problemas emocionales, como la ansiedad, y a hacer frente a patologías crónicas como el asma y otras alergias.

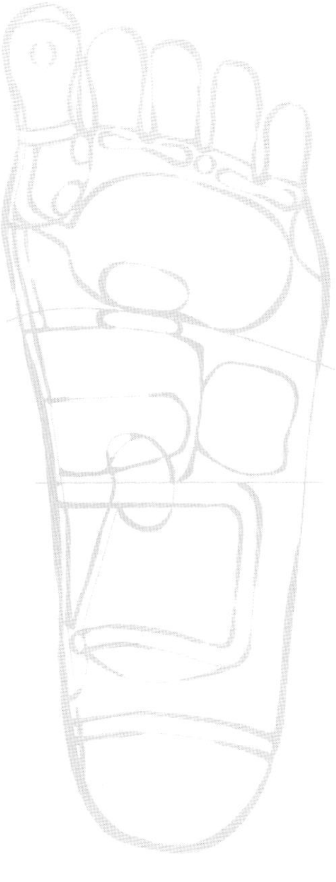

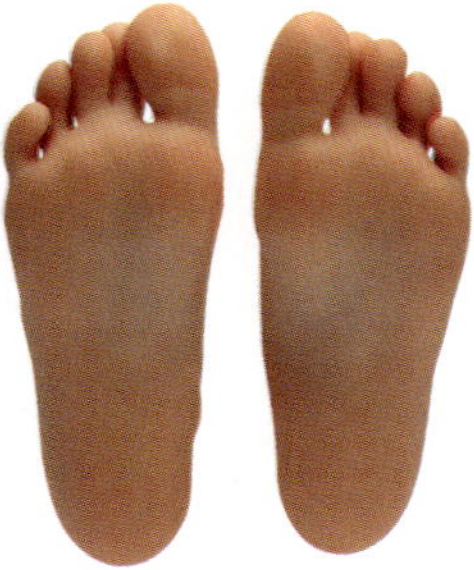

Tratamiento para niños

En un beb, el tratamiento debería durar alrededor de 30 min. la mitad de lo que duraría en un adulto, debido a que las áreas reflejas son más pequeñas

EL ENFOQUE ADECUADO

Cuando un niño pequeño recibe un tratamiento reflexológico, el terapeuta y el padre del niño deberán trabajar conjuntamente. Se trata de hallar la mejor forma de mantener al niño cómodo y relativamente tranquilo durante suficiente tiempo para que el reflexólogo pueda hacer su trabajo, aunque no tanto como para que el niño empiece a impacientarse.

Patologías infantiles

Los niños en edad escolar suelen darse golpes o hacerse morados mientras juegan y son más propensos a infecciones víricas leves, como resfriados y amigdalitis, además de la otitis media, cuando el oído medio se llena de mocosidad.

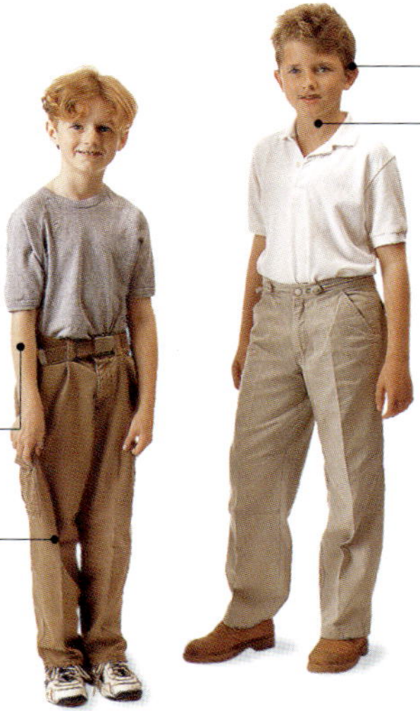

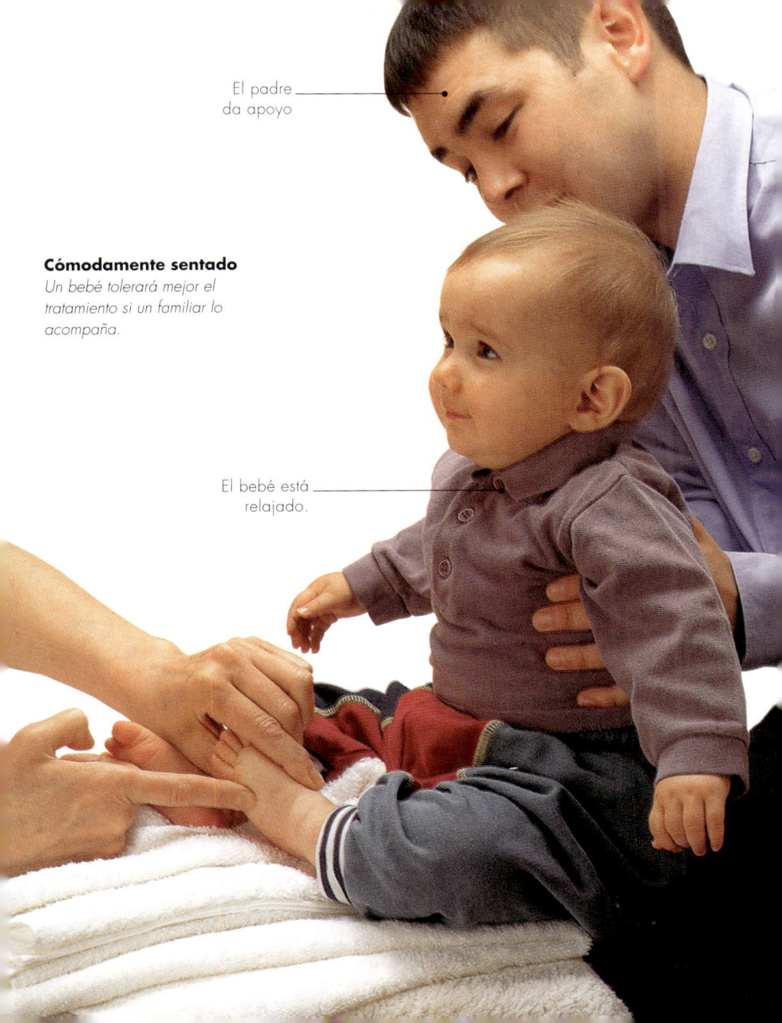

Cómodamente sentado
Un bebé tolerará mejor el tratamiento si un familiar lo acompaña.

Problemas de bebés

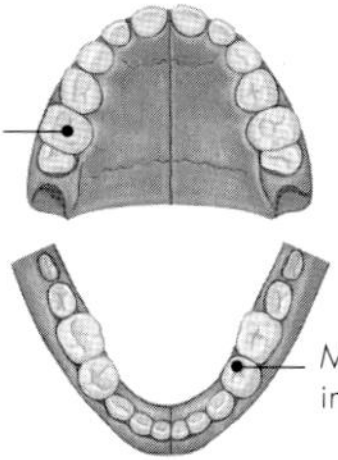

Dentadura de un bebé
Los dientes de leche de un bebé empiezan a salir a la edad de 6 meses.

Es muy angustioso para los padres ver a su bebé con dolor y llorando, aunque hayan hecho todo lo posible para que se sienta cómodo y feliz.

Cólico

Una de las razones más comunes que causan un gran dolor a un bebé durante sus 3 primeros meses de vida es un cólico. El bebé llora de dolor, se lleva las rodillas al pecho y a menudo su cara se torna roja. Estos ataques suelen ocurrir a la misma hora todos los días, mayoritariamente a media tarde, y pueden durar algunas horas. Nadie sabe exactametne cuál es la razón del problema, aunque probablemente tenga algo que ver con la inmadurez del sistema nervioso del recién nacido, y la mayoría de los bebés dejan de padecer los ataques alrededor de 3 meses después de haber nacido. Un reflexólogo podría aliviar los síntomas con un tratamiento, que incluiría trabajar el área refleja de los intestinos.

Dentición

Ésta produce un gran número de síntomas molestos, incluyendo dolor, pérdida del apetito e insomnio. La reflexología ayuda a tranquilizar a un bebé angustiado y a aliviar el dolor.

Eccema

Esta patología cutánea (que causa rojez, picor y descamación) es común en bebés, especialmente en las áreas en que la piel está seca y en los pliegues de la piel. Pueden aliviarse los síntomas con cremas hidratantes o sustitutos del jabón, y mediante la reflexología.

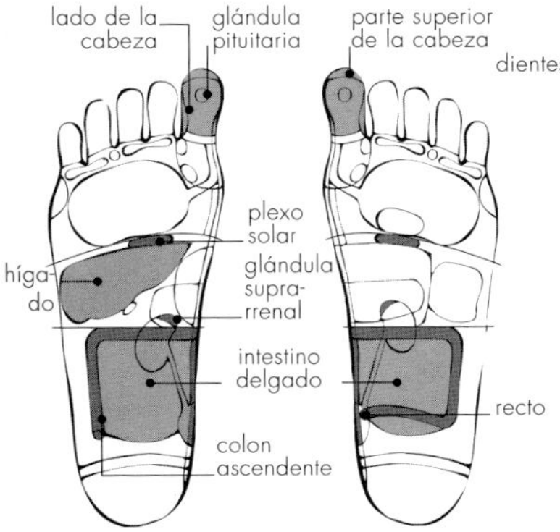

PLANTA DEL PIE

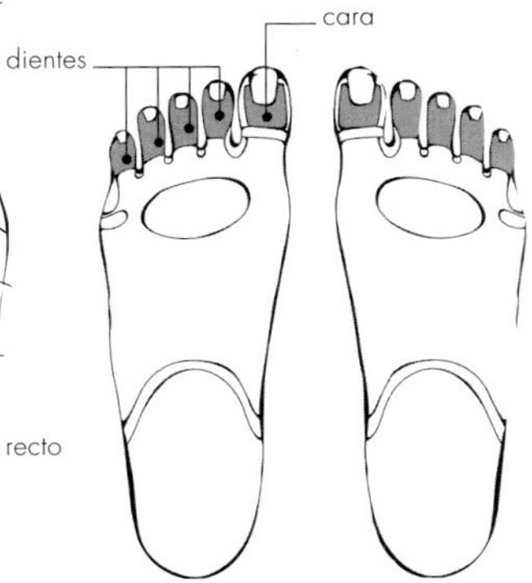

DORSO DEL PIE

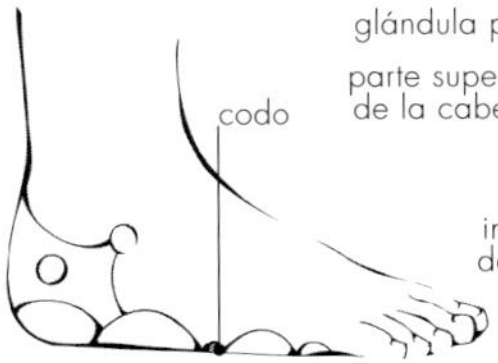

EXTERIOR DERECHO

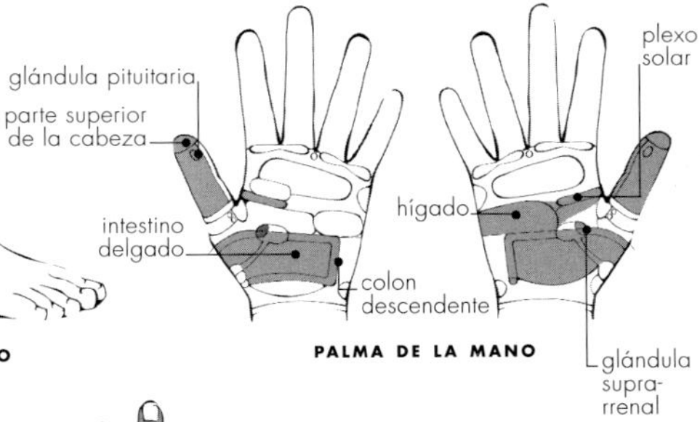

PALMA DE LA MANO

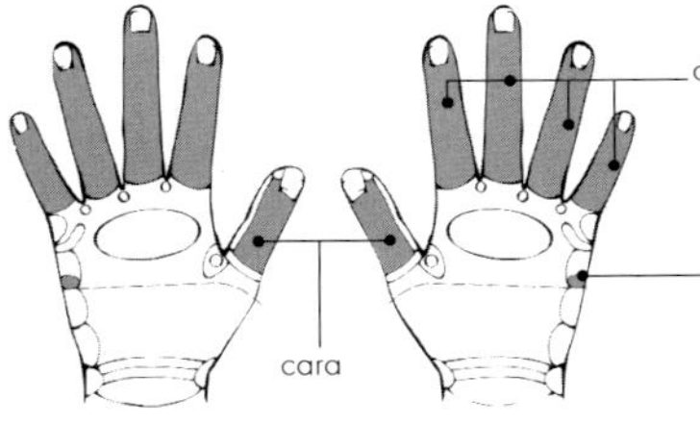

DORSO DE LA MANO

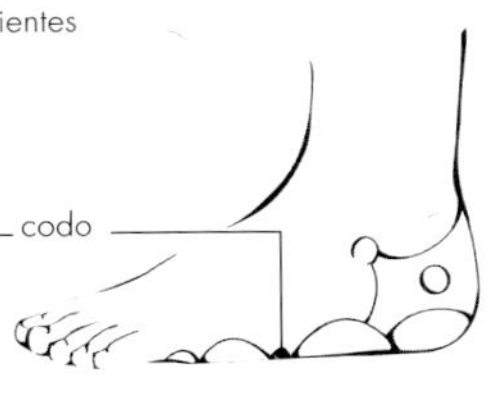

EXTERIOR IZQUIERDO

EJERCICIOS ESPECIALES PARA BEBÉS

Para tratar a un bebé de un cólico, se trabajará el área refleja del intestino grueso (en la planta del pie, que abarca distintos elementos). La dentición se trata en los reflejos de los dientes y las encías, en la parte delantera de los dedos de los pies. Los eccemas se tratan en la parte del cuerpo afectada (en las glándulas suprarrenales, para reducir la inflamación, alergias y el estrés).

Cólico – colon

El colon ascendente, en las zonas 4 y 5 del pie derecho, sube del talón al nivel de la cintura; y el transverso cruza ambos pies al nivel de la cintura. En el pie izquierdo, se vuelve a través de un ángulo recto y el colon descendente se extiende del pie izquierdo hacia un punto justo sobre la parte muscular del talón. El reflejo del colon sigmoide se extiende desde aquí a través de todas zonas, donde se encuentra con el reflejo del recto en el lado interior del pie.

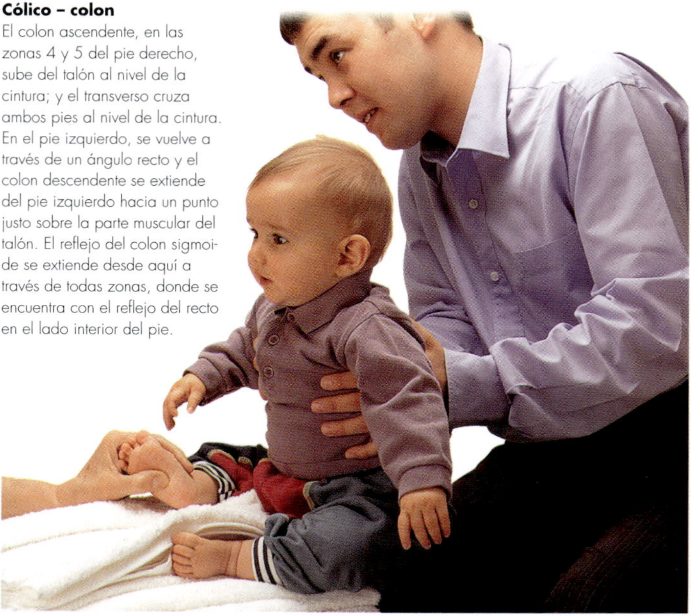

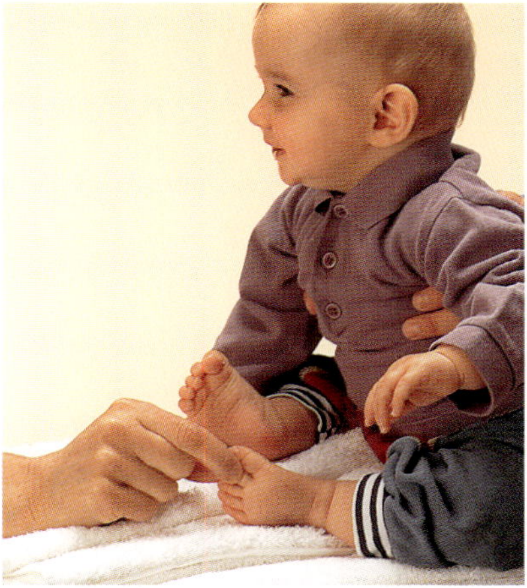

Dolor de dentición – dientes

Los reflejos de los dientes y las encías se encuentran en la parte delantera de los dedos de los pies, justo debajo de las uñas, con los dedos delanteros en las zonas 1 y 2, y los traseros en la zona 4. (En los adultos, los reflejos de las muelas del juicio se hallan en la zona 5)

Eccema – cara, codos y rodillas

El tratamiento para los eccemas se centra en las áreas cutáneas más afectadas por descamación y picor: sobre todo en la cara, los codos y las rodillas. Los reflejos de la cara se hallan en la parte delantera de los dedos gordos de los pies, debajo de las uñas; las áreas reflejas del codo y la rodilla se hallan en el lado exterior del pie, justo detrás del talón.

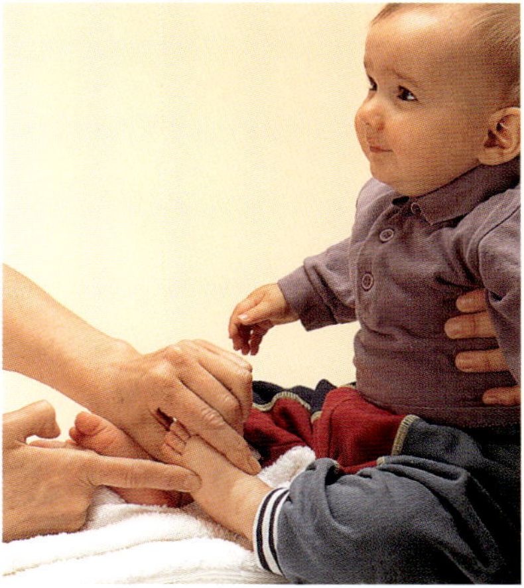

Problemas en los niños

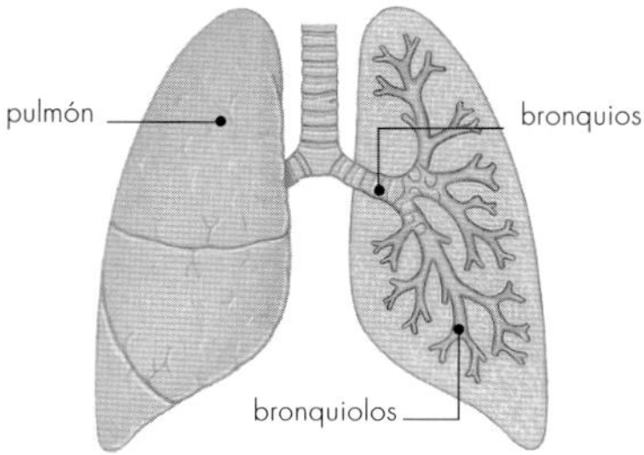

Ataque a los pulmones
Hoy en día aumentan las patologías alérgicas como el asma.

Los problemas psicológicos y emocionales suelen resultar en síntomas físicos (molestias digestivas, dificultades a la hora de dormir, mayor susceptibilidad a resfriados y otras infecciones). La reflexología tratará los síntomas en niños, sobre todo si sienten estrés y ansiedad.

Asma

Un niño asmático deberá medicarse de forma regular bajo la supervisión de un doctor, pero un tratamiento reflexológico en los reflejos directos (pulmones y bronquios) aliviará la obstrucción de las vías respiratorias; los reflejos asociados incluyen el plexo solar y el diafragma, para la relajación; las glándulas suprarrenales reducen el estrés y debilitan la respuesta alérgica; y las columnas cervical y torácica mejoran la corriente nerviosa a los pulmones y bronquios.

Ansiedad y estrés

Tratar todo el cuerpo a través de los pies con énfasis sobre el plexo solar y las glándulas suprarrenales ayuda a los adolescentes que padecen ansiedad o estrés. Tratar el reflejo de la glándula pituitaria también ayudará a estimular el equilibrio hormonal y a aliviar así los síntomas ocasionados por la explosión hormonal del inicio de la pubertad.

Mareo

Tratar las áreas reflejas de los oídos aliviará los síntomas, pues el oído interno ayuda a mantener el equilibrio y a formar la conciencia del movimiento y la posición corporales en relación con el exterior.

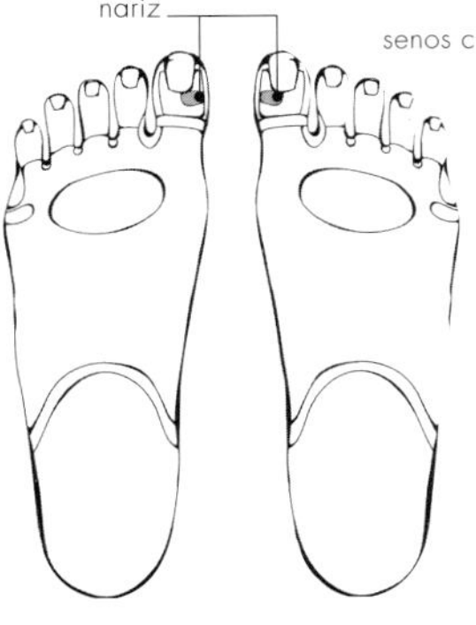

DORSO DEL PIE

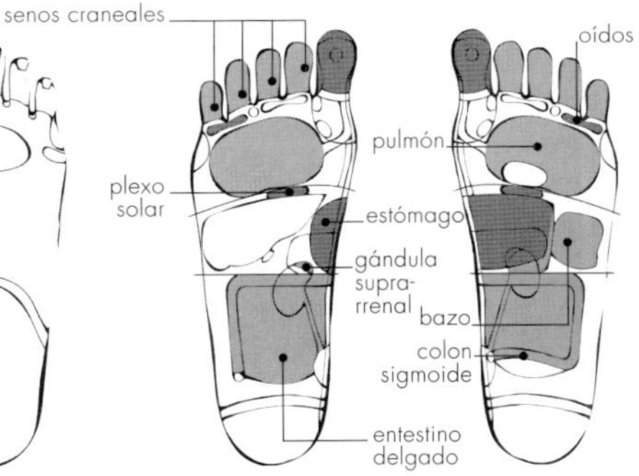

PLANTA DEL PIE

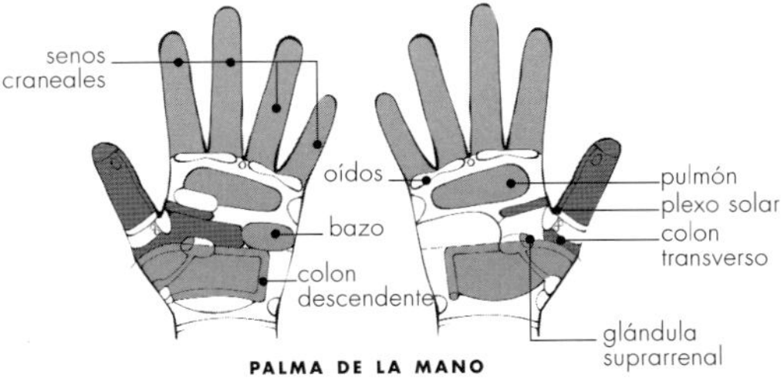

PALMA DE LA MANO

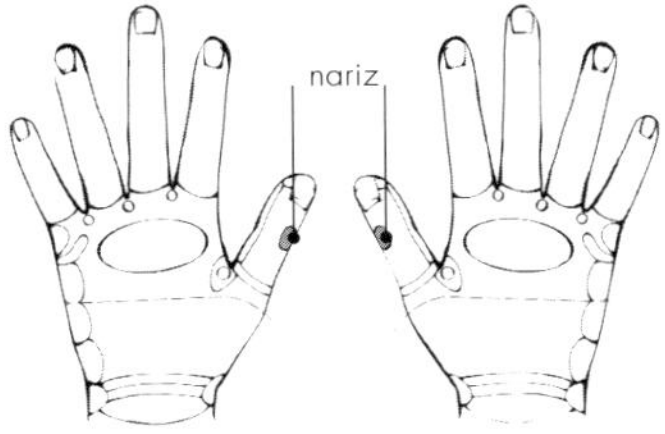

DORSO DE LA MANO

NIÑOS

A continuación se explican algunos ejercicios especiales para niños. Los reflejos principales para tratar el asma son los de los pulmones y los bronquios. En el asma y en otras patologías alérgicas se tratarán los reflejos de las glándulas suprarrenales para ayudar a reducir la respuesta anormal del sistema inmunológico. Una sesión de reflexología (en la que se trate sobre todo el área refleja del plexo solar) aliviará la ansiedad y estimulará la relajación. Se tratarán las áreas reflejas de los oídos para aliviar los síntomas del mareo.

Asma – pulmones

El reflejo del pulmón se halla en el empeine del pie, debajo del segundo al quinto dedo. En las manos el reflejo del pulmón se encuentra debajo de los dedos, en la palma.

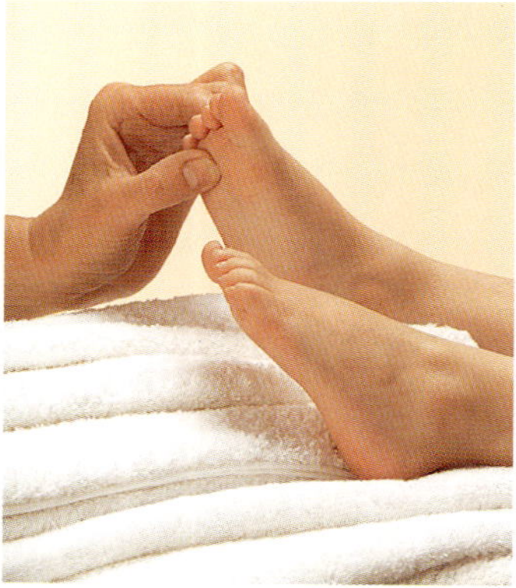

Mareo – reflejos del oído

Los reflejos del oído se encuentran justo debajo del punto donde el cuarto y quinto dedo del pie se unen a la planta, y en la mano, en la palma, justo debajo de la intersección entre los dedos cuarto y quinto.

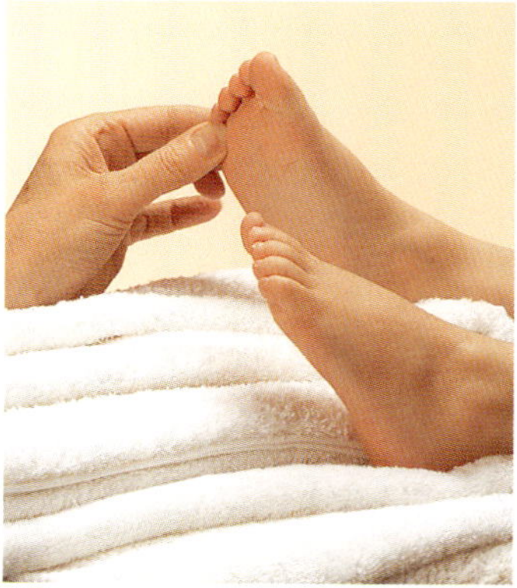

Ansiedad – plexo solar

El plexo solar está en la planta del pie, justo debajo del nivel diafragmático en las zonas 2 y 3, y en una posición análoga en la palma.

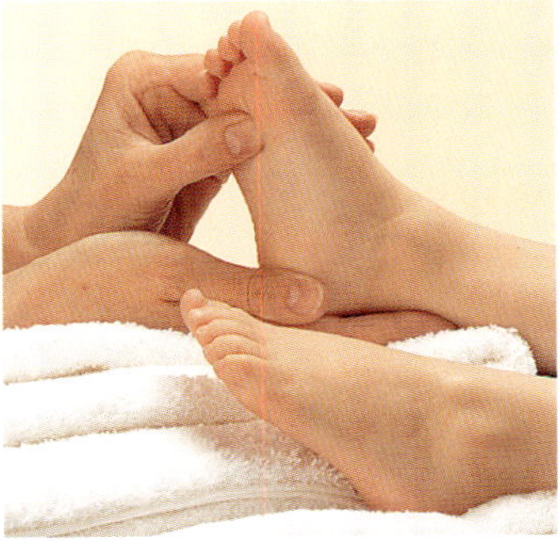

Alergias – glándulas suprarrenales

Las glándulas suprarrenales son pequeñas áreas justo debajo del nivel de la cintura, en las plantas y palmas, hacia los lados interiores de pies y manos.

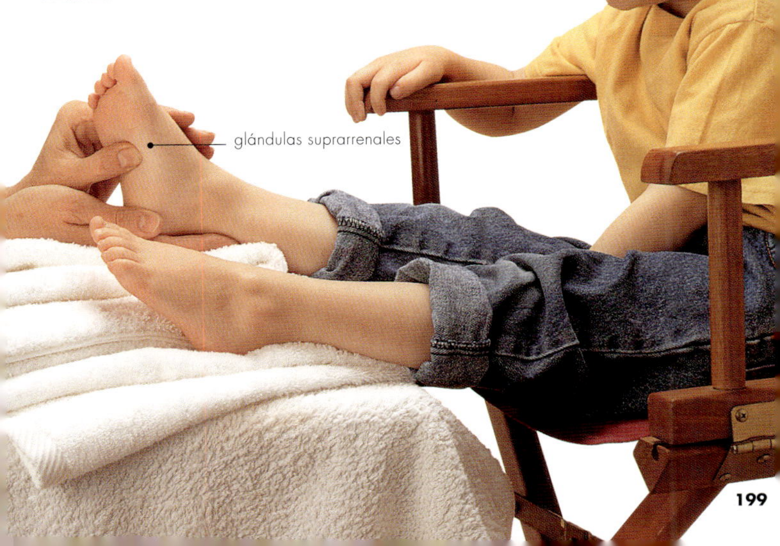

Mujeres embarazadas

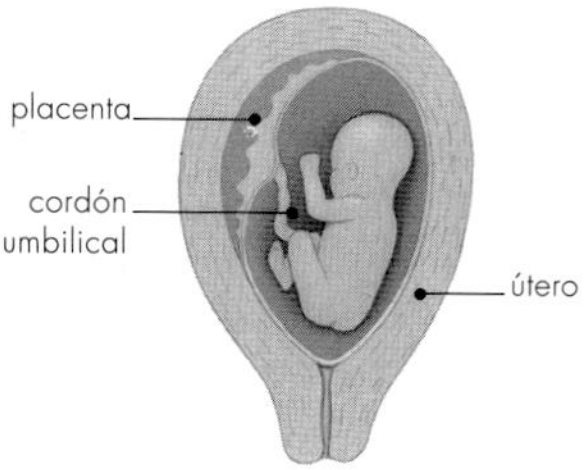

Una nueva vida
El cuerpo sufre muchos cambios durante el embarazo.

La reflexología puede ayudar a aliviar las molestias del embarazo, pero el tratamiento deberá provenir de un reflexólogo experimentado. No se aconseja el autotratamiento.

Contraindicaciones

Generalmente, los practicantes evitan tratar a una mujer durante el primer trimestre, especialmente si se trata de su primer embarazo o si es propensa a sufrir abortos. Estas restricciones no siempre existirán si la mujer ha ido recibiendo tratamiento reflexológico regular antes de la concepción.

Mareo matutino

Las náuseas y mareos suelen desaparecer a finales del primer trimestre, pero pueden debilitar en extremo. Si un reflexólogo experimentado juzga que es seguro tratar durante este período, se aliviarán los síntomas trabajando el área refleja del estómago. También ayudará a aquéllas que sigan con náuseas pasados los primeros tres meses.

Problemas emocionales

Los beneficios de la reflexología van más allá de aliviar síntomas físicos. Muchas mujeres se cansan y se estresan en exceso. Esto puede provocar cambios emocionales, relacionados en parte con las hormonas, pero que también reflejan dudas y preocupaciones sobre el propio embarazo. Unas sesiones regulares con un reflexólogo ayudan en este proceso de ajuste y, además de los beneficios del propio tratamiento, permiten que la mujer se tome una "pausa" y comprenda qué le está sucediendo emocional, psicológica y físicamente.

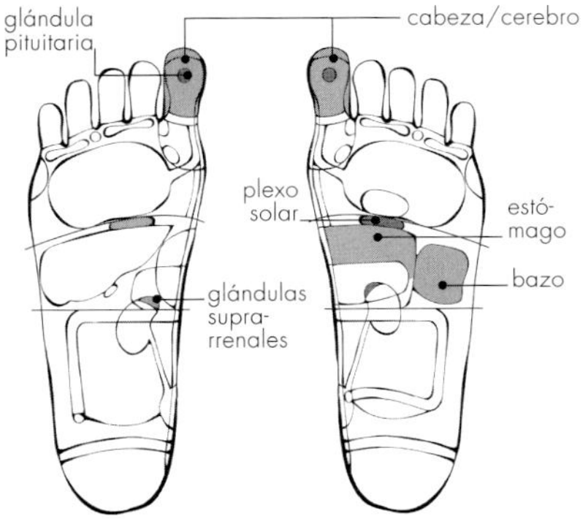

PLANTA DEL PIE

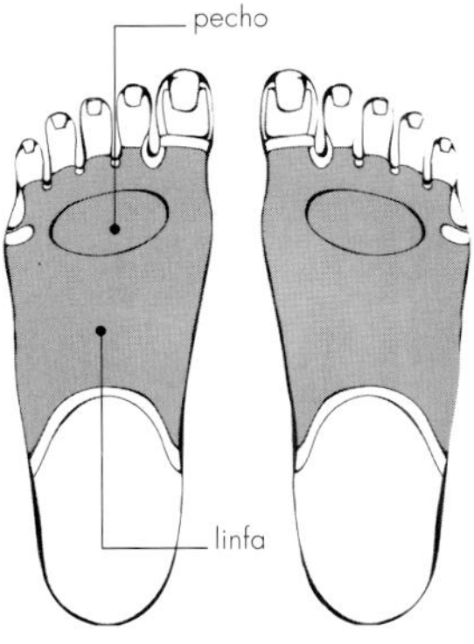

DORSO DEL PIE

EXTERIOR IZQUIERDO

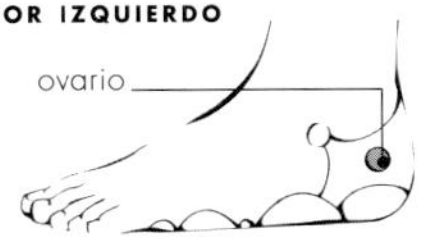

EXTERIOR DERECHO

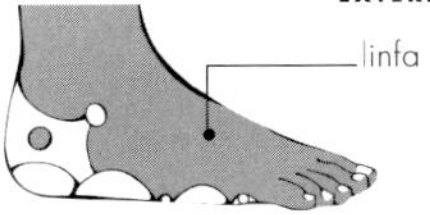

INTERIOR DERECHO

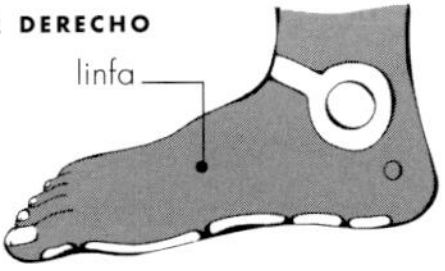

INTERIOR IZQUIERDO

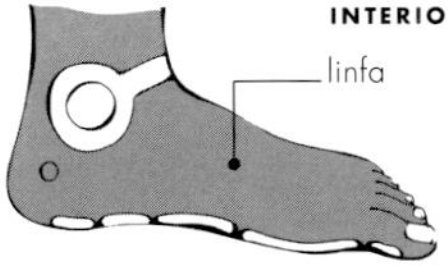

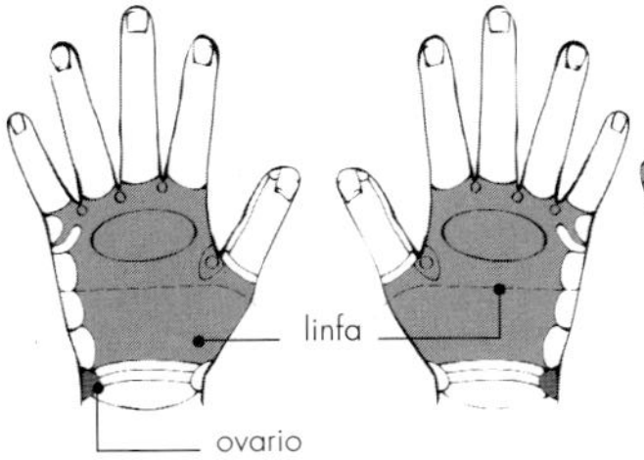

DORSO DE LA MANO

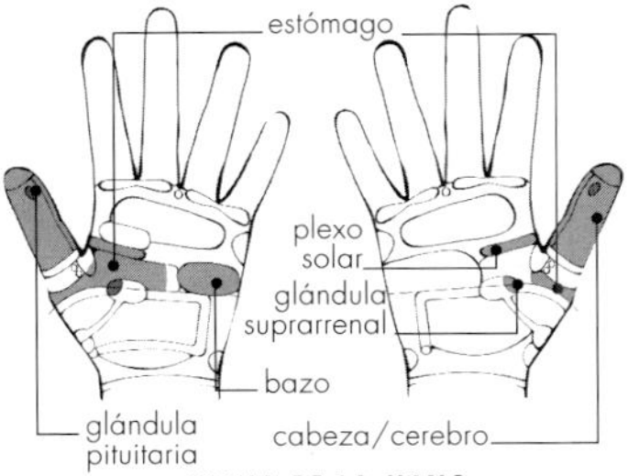

PALMA DE LA MANO

PRIMER TRIMESTRE

No suele aconsejarse ningún tipo de tratamiento o medicación durante los primeros tres meses de embarazo, porque se trata de una fase crítica en el desarrollo del feto, en la que las cosas pueden torcerse fácilmente. Sin embargo, si un reflexólogo experimentado juzga que es seguro tratar durante este período, trabajará las áreas para tratar las náuseas, cansancio y problemas emocionales. Si nunca antes ha recibido ningún tratamiento de reflexología, consulte a su doctor antes de iniciar uno.

Náuseas – estómago

Se tratan en el reflejo del estómago, en la planta del pie, en las zonas 1 a 3 entre los niveles de la cintura y el diafragmático. Está representado en regiones comparables de las palmas de ambas manos.

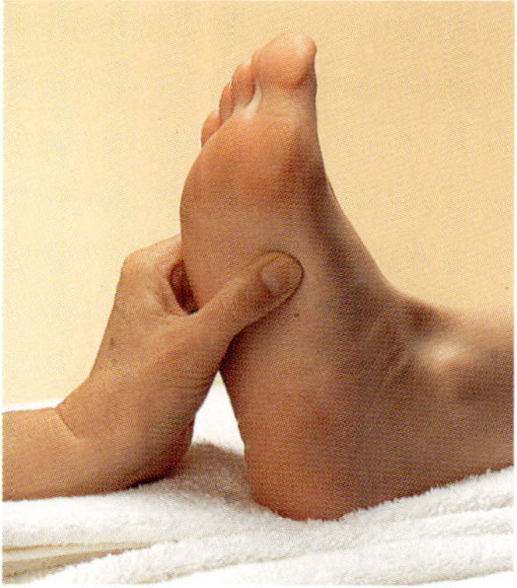

Cansancio – bazo

Se trata de un problema común, que aparece a raíz de las crecientes exigencias del cuerpo de la mujer. El tratamiento se centrará en el reflejo del bazo, en la planta del pie izquierdo y en la palma de la mano izquierda, en las zonas 4 y 5 entre los niveles de la cintura y diafragmático.

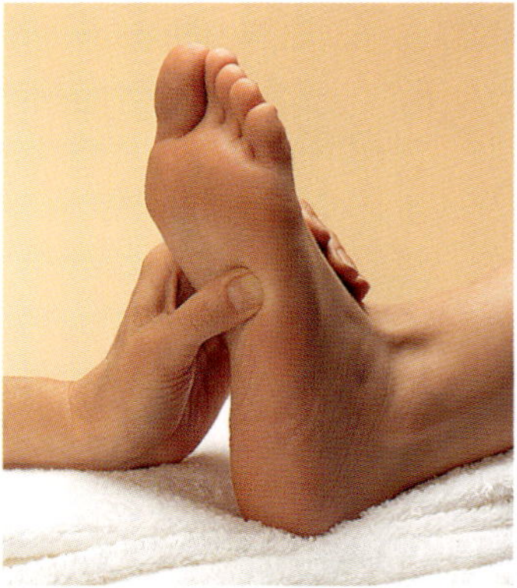

Emocional – cabeza/cerebro

Estas áreas están representadas en la parte superior, lados y lado inferior del dedo gordo del pie y el pulgar.

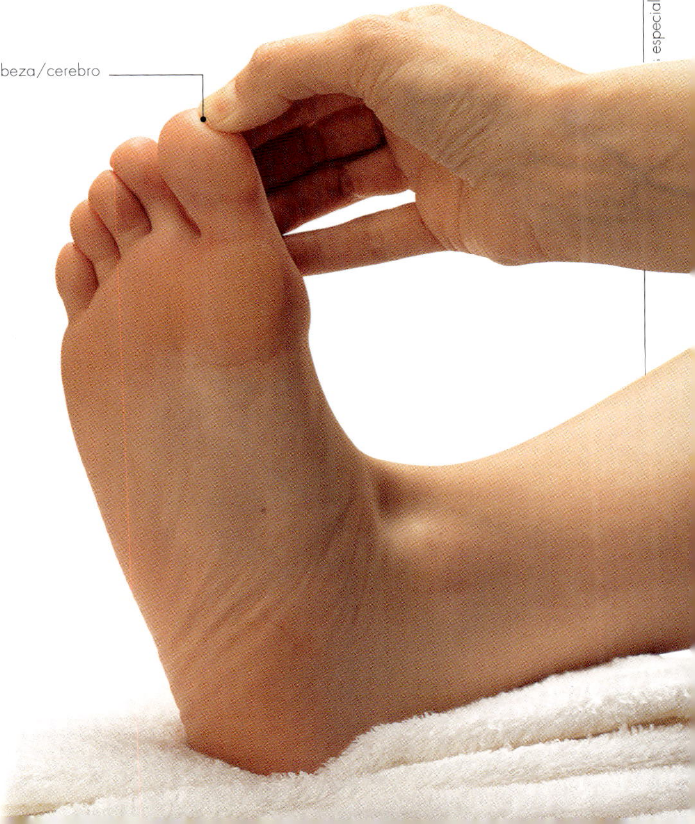

Ejercicios especiales para el tercer trimestre

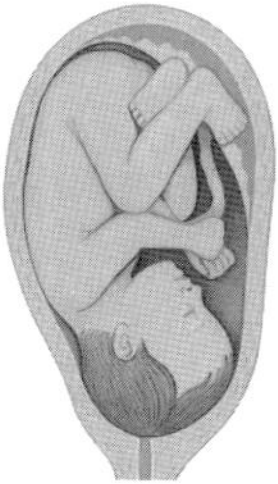

Problemas
El tamaño y peso crecientes del útero pueden provocar problemas.

Es común padecer dolor en la zona lumbar, debido al balanceo inconsciente para equilibrar el peso del bebé. Esto se ve acentuado por el efecto de las hormonas del embarazo que relajan los ligamentos que aguantan la articulación sacroilíaca para permitir que la pelvis se expanda y deje que el bebé pase hasta el canal del parto.

Se desarrollarán varices en la parte inferior de las piernas y alrededor del ano (hemorroides o almorranas) como resultado de los cambios causados por la expansión del útero y la acción de las hormonas. El recorrido del contenido por los intestinos puede aminorarse, causando estreñimiento.

La falta de sueño suele ser un problema hacia el final del embarazo: será casi imposible encontrar una posición cómoda. Cualquier preocupación o ansiedad sobre el nacimiento inminente dificultarán el sueño aún más.

Tratamiento

La reflexología ayuda a tratar síntomas específicos, estimular la relajación y restaurar el equilibrio energético natural del cuerpo. Se tratará todo el cuerpo y se concederá una atención especial a los reflejos directos relacionadas con cualquier síntoma: zona lumbar para el dolor de espalda, intestinos para el estreñimiento, recto y ano para las hemorroides, riñones para tobillos hinchados y cabeza y cerebro para el insomnio.

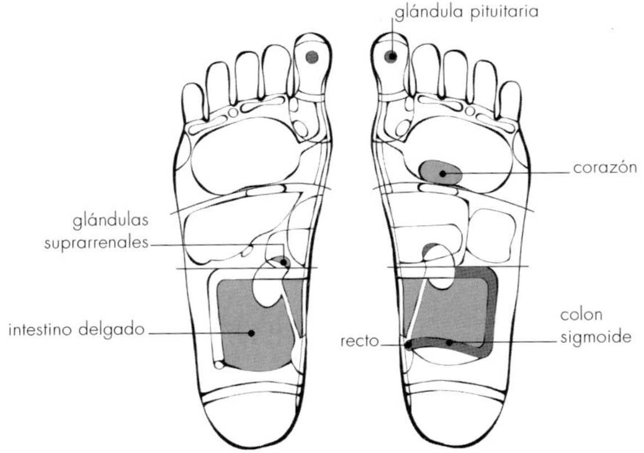

PLANTA DEL PIE

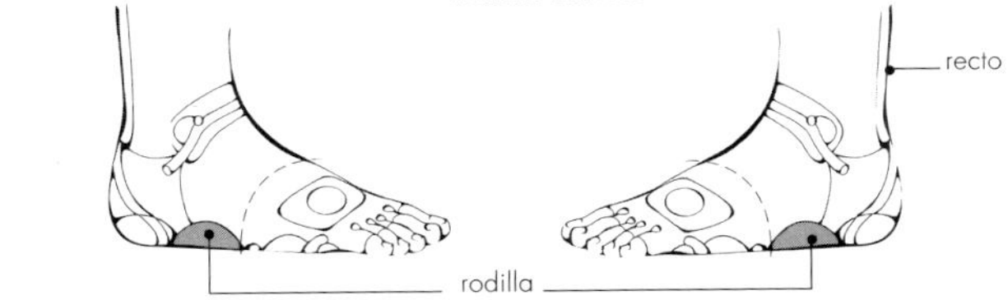

EXTERIOR DERECHO **EXTERIOR IZQUIERDO**

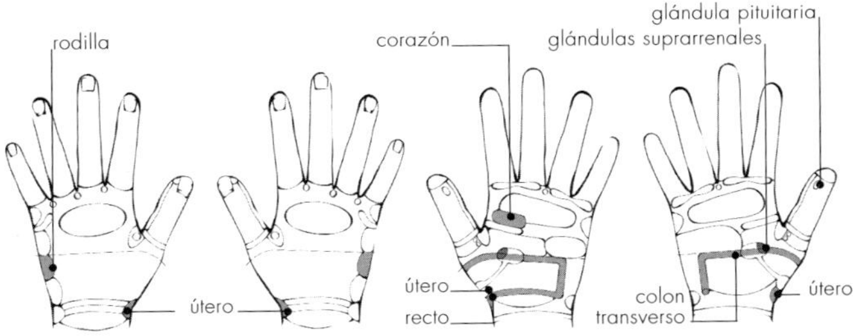

DORSO DE LA MANO **PALMA DE LA MANO**

TERCER TRIMESTRE

Tratar los reflejos de la columna lumbar y sacra aliviará el dolor de espalda causado por malas posturas y los efectos del aumento de laxitud de las articulaciones por parte de las hormonas del embarazo. El tratamiento también mejorará las molestias de las varices y evitará que el problema vaya a más. El efecto de equilibrio general de una sesión de reflexología aliviará los problemas para dormir, y el terapeuta prestará una atención especial a la glándula pituitaria, que controla y regula la producción hormonal de todo el cuerpo.

Dolor de espalda – columna vertebral

Los reflejos de la columna lumbar y sacra se encuentran en el lado interior del pie, desde el nivel de la cintura hasta el cóccix, justo delante del talón. En la mano la parte inferior de la espalda se halla a lo largo del lateral, de la base del pulgar hasta poco antes de la muñeca.

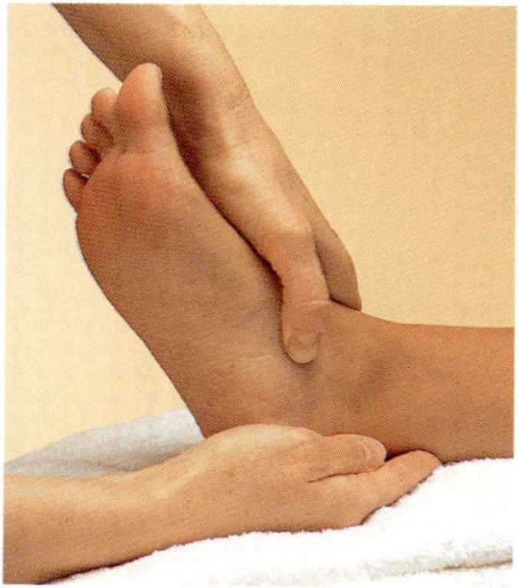

Almorranas – recto

Las dos zonas a tratar son el recto/ano, que se extienden desde la base del tobillo, debajo del talón y el área en la zona 1 en la planta interior, justo debajo del pulpejo del talón. En la mano está debajo del pulgar, justo debajo de la muñeca.

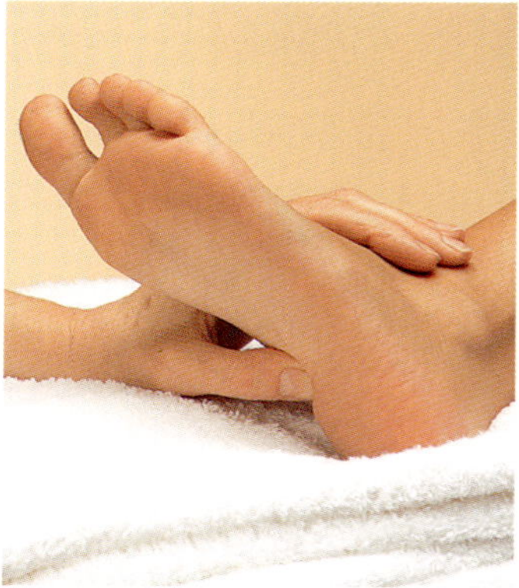

Varices – piernas

Este reflejo se halla en el lado exterior del pie, formando un semicírculo justo delante del talón. También se tratarán otras áreas, incluido el corazón.

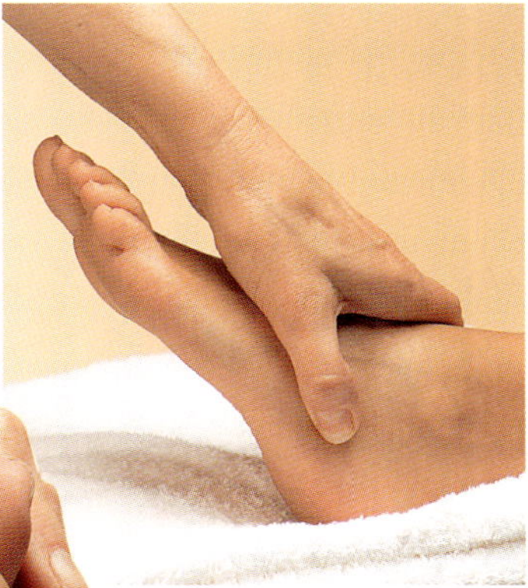

Sueño – glándula pituitaria

Está representada en el centro de los pulpejos del lado inferior de los dedos gordos de los pies y los pulgares.

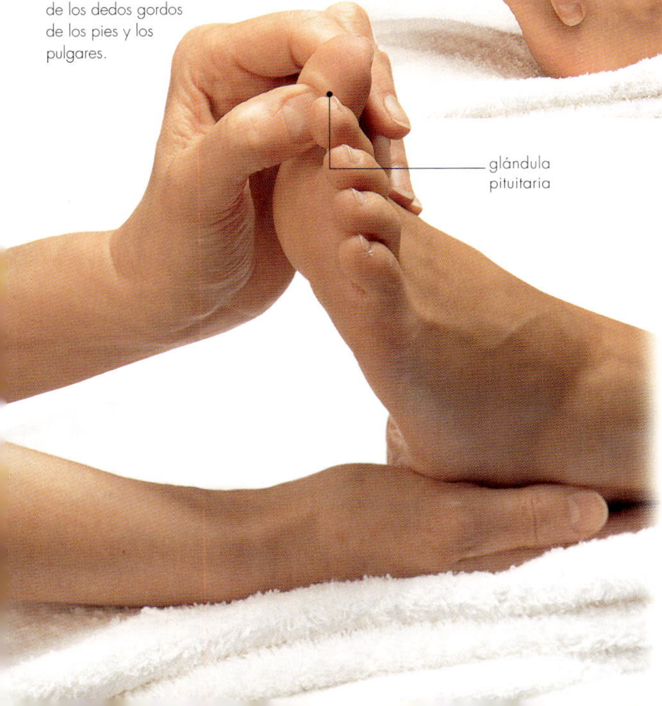

Personas mayores

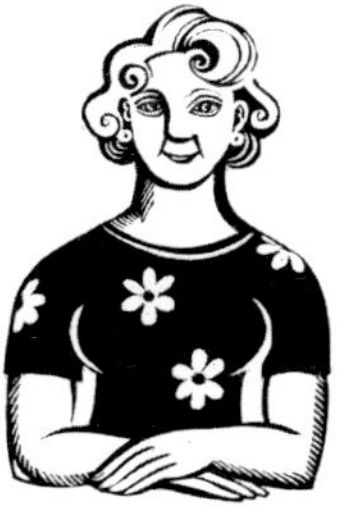

Contra el aislamiento
Los pacientes mayores apreciarán las habilidades asesoras del terapeuta.

Hacerse mayor no conlleva necesariamente la pérdida de salud: muchas personas se encuentran sanas y en plena forma durante los últimos años de vida, aunque con menos energía y flexibilidad que en el pasado. Sin embargo, será inevitable cierta pérdida de tono músculocutáneo, y prevalecerán algunas patologías como las cardiovasculares, osteoartritis o pérdida de capacidad auditiva y visual.

Desafortunadametne, la soledad y el aislamiento social complican los problemas de mala salud de algunas personas mayores. También se suele caer en el hábito de seguir una dieta nutricionalmente pobre, quizá porque parezca no valer la pena esforzarse por cocinar para sí mismo. Muchas personas mayores se quejan de que duermen peor que de jóvenes, aunque esto está en parte relacionado con llevar una vida menos activa.

Contacto social

Recibir sesiones de forma regular por parte de un profesional comprensivo y preocupado puede ofrecer a las personas mayores un contacto social muy necesario. Algunos reflexólogos son buenos consejeros: alguien que esté solo apreciará la oportunidad de contar sus problemas emocionales, aunque hay quien necesitará que se le anime para ello si no está acostumbrado a hablar sobre los sentimientos. Asimismo, necesitará tiempo para relajarse lo suficiente para disfrutar del contacto físico, aunque la mayoría de las personas aprecian sus beneficios al acostumbrarse a la idea. Según las necesidades, un terapeuta animará al paciente a buscar otros tipos de ayuda experta (ya sea de un doctor u otro profesional, como un pedicuro o podólogo o un óptico, por ejemplo).

Tratamiento

Un gran número de factores bloquean o desequilibran la energía. No obstante, la reflexología mejorará la sensación general de bienestar restaurando este equilibrio mediante un tratamiento completo. Tener hipersensibilidad en algunas áreas reflejas significará que ciertas partes del cuerpo no funcionan como debieran debido a bloqueos o desequilibrios de energía. Un tratamiento reactivará los sistemas corporales: aumentará los niveles de energía y la resistencia a enfermedades y tratará síntomas específicos.

Artritis

Para obtener información más detallada sobre la reflexología y otros tratamientos para la artritis véanse páginas 172–175.

CONSEJOS PRÁCTICOS

Antes de iniciar la sesión con una persona mayor, el reflexólogo dedicará tiempo en asegurarse de que ésta se encuentra cómoda para relajarse en la silla del tratamiento. Asimismo le dará consejo sobre el cuidado de la piel (que puede ser seca y delicada) y de los pies. Puede ser que necesite la ayuda de un pedicuro que le trate las duricias y que le corte las uñas de los pies si le cuesta hacerlo por sí misma.

Artritis – caderas

Algunos tipos de artritis en las articulaciones, especialmente en las caderas y rodillas, son casi universales y requieren un tratamiento especial (véanse pág. 173). El reflejo de la cadera está en el lado exterior del pie justo delante del talón.

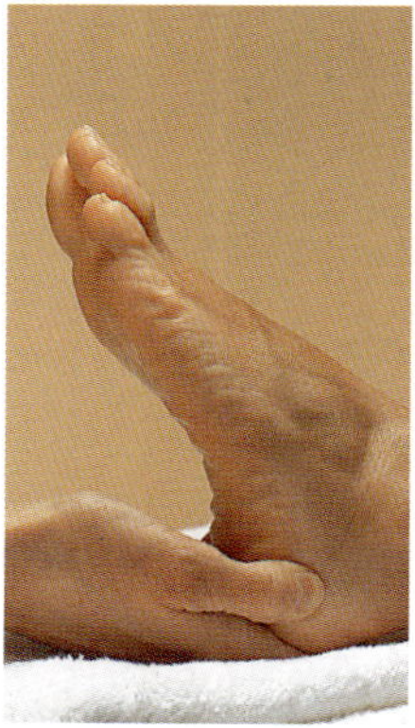

Artritis – manos

Si las articulaciones de las manos están inflamadas o duelen, en su lugar deberán tratarse los reflejos de las zonas relacionadas en los pies, como la parte superior de los pies.

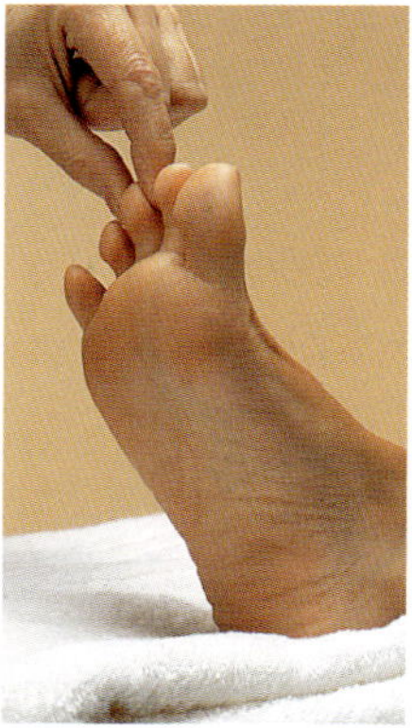

Problemas psicológicos – cabeza/cerebro

Los problemas emocionales y psicológicos se aliviarán tratando las zonas de la cabeza, en la parte superior del dedo gordo del pie, sobre la uña y bajando por el lado interior de este dedo.

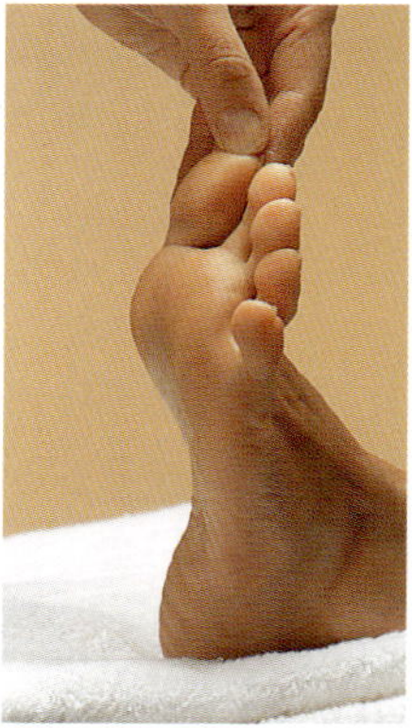

Control vesical – vejiga

Los problemas en el control vesical deben tratarse con mucho cuidado, aunque un tratamiento sobre los reflejos de la vejiga ayudará a aliviar los síntomas.

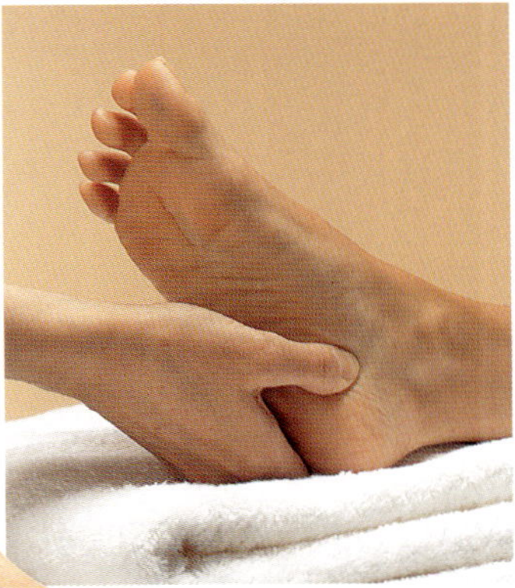

Cortar las uñas

Si una persona mayor no puede cortarse las uñas de los pies, el reflexólogo lo hará, si no puede visitar un podólogo.

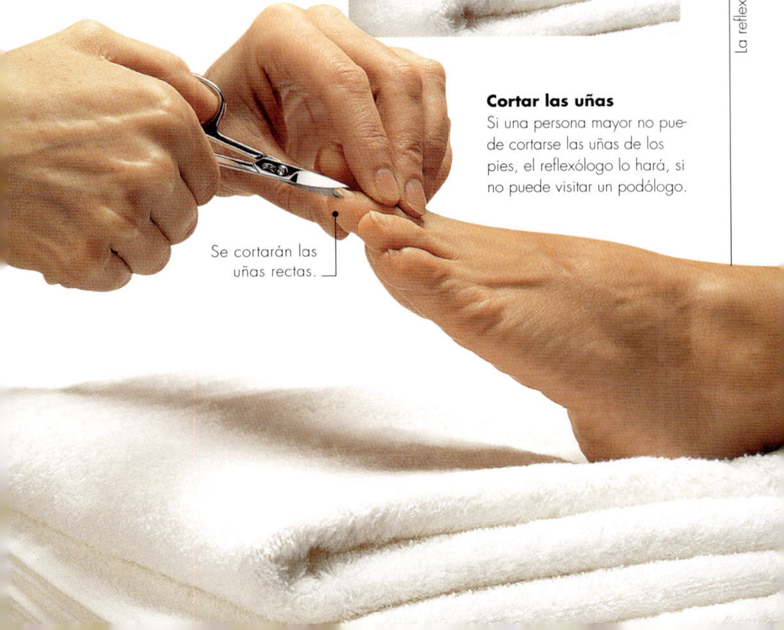

Se cortarán las uñas rectas.

Ejercicios especiales para personas mayores

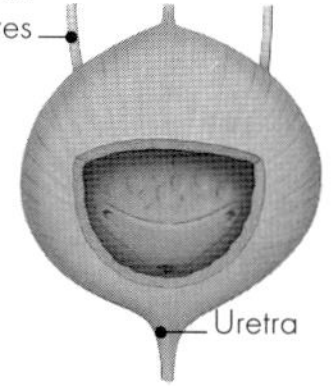

Glándula prostática
En esta glándula se combinan fluidos lechosos y seminales.

La próstata es una pequeña glándula situada entre la vejiga y la base del pene que suele causar problemas en los hombres mayores, normalmente después de los 60. Puede ensancharse y comprimir la uretra y en ocasiones la vejiga, causando problemas urinarios, que pueden volverse cancerígenos. Como parte del tratamiento de todo el cuerpo para restaurar la armonía y el equilibrio de energía y mejorar la sensación de bienestar, el terapeuta prestará una atención especial al reflejo de la próstata.

Efectos de un ictus

Cuando un coágulo o una disección de las capas de una arteria interrumpen el riego sanguíneo a una parte del cerebro, las consecuencias dependen de la gravedad y la ubicación de la lesión. Algunos problemas posibles incluyen parálisis, molestias visuales y dificultades psicológicas y comunicativas. Se tratarán las áreas reflejas alrededor del dedo gordo del pie y el pulgar, que representan la cabeza y el cerebro.

Oído y vista

Los problemas de oído y vista requerirán una atención especial de las áreas reflejas de los oídos y ojos. La pérdida de audición resultante de la edad no tiene cura, pero la reflexología ralentizará el deterioro natural y tratará problemas que afecten al oído, como un catarro. Estimulando y manteniendo una corriente de energía saludable, la reflexología ayudará a mantener una buena visión y evitará que empeore.

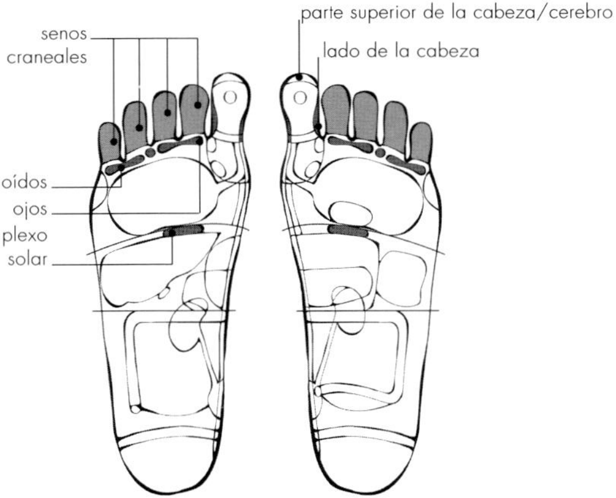

PLANTA DEL PIE

INTERIOR DERECHO **INTERIOR IZQUIERDO**

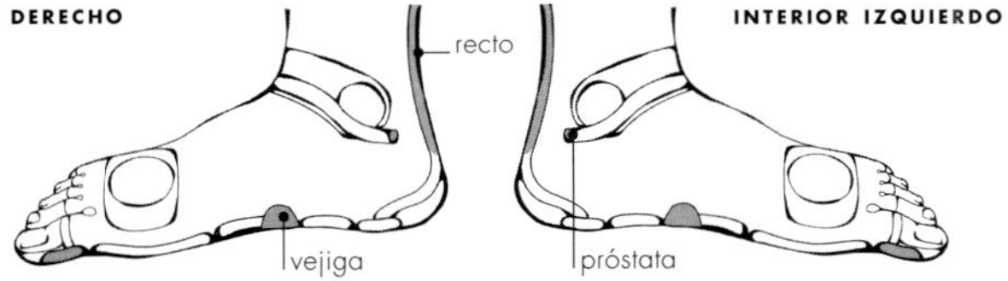

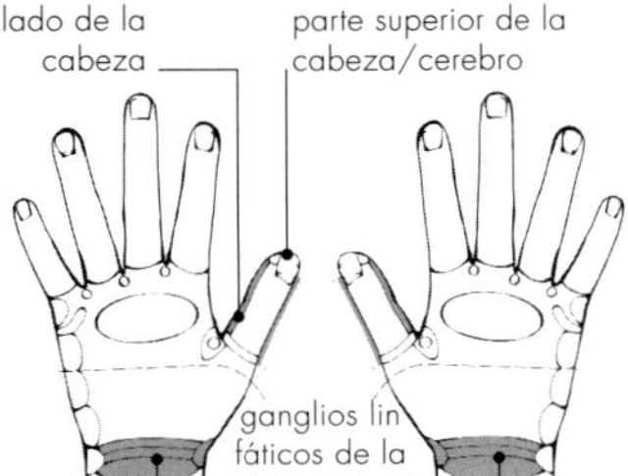

DORSO DE LA MANO

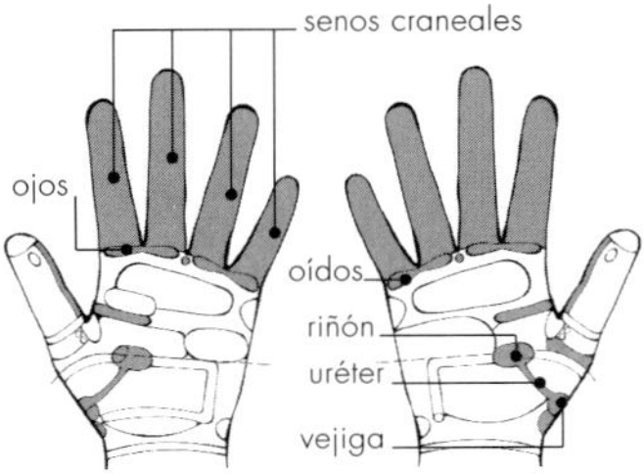

PALMA DE LA MANO

TRATAMIENTO

Una sesión de reflexología ralentiza el deterioro natural del oído y la visión y trata problemas, como el catarro. Se tratará el punto reflejo correspondiente para minimizar problemas de próstata, y en casos de ictus, la reflexología tratará de restaurar el equilibrio de energía natural para que la persona pueda sacar el mejor partido de aquellas funciones que no se hayan visto afectadas por la lesión a ciertas partes del cerebro.

Oídos

Los reflejos del oído se hallan justo debajo del punto donde el cuarto y quinto dedo del pie se unen a la planta del pie, y a un lado de la palma, debajo de la intersección entre el cuarto y quinto dedos.

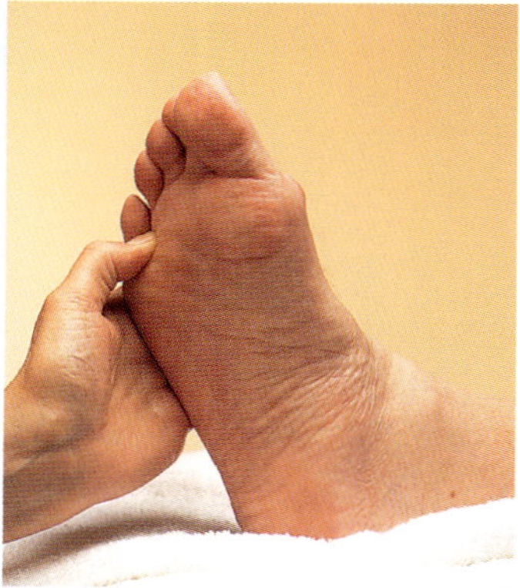

Ojos

Las áreas reflejas están en la planta del pie, justo debajo de la intersección entre el segundo y tercer dedo del pie. El tratamiento ayudará a manterner la visión tan aguda como sea posible.

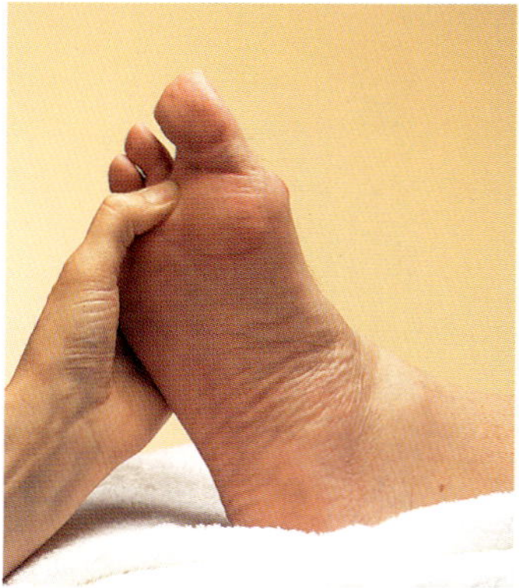

Próstata

El reflejo de la próstata se encuentra en el lado interior del pie, a medio camino entre el hueso del tobillo y el talón.

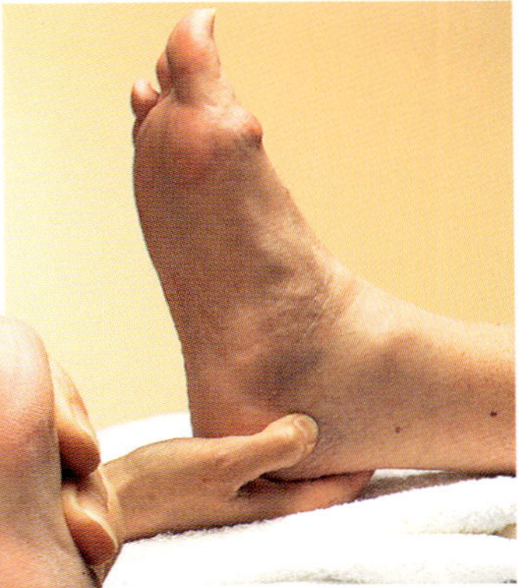

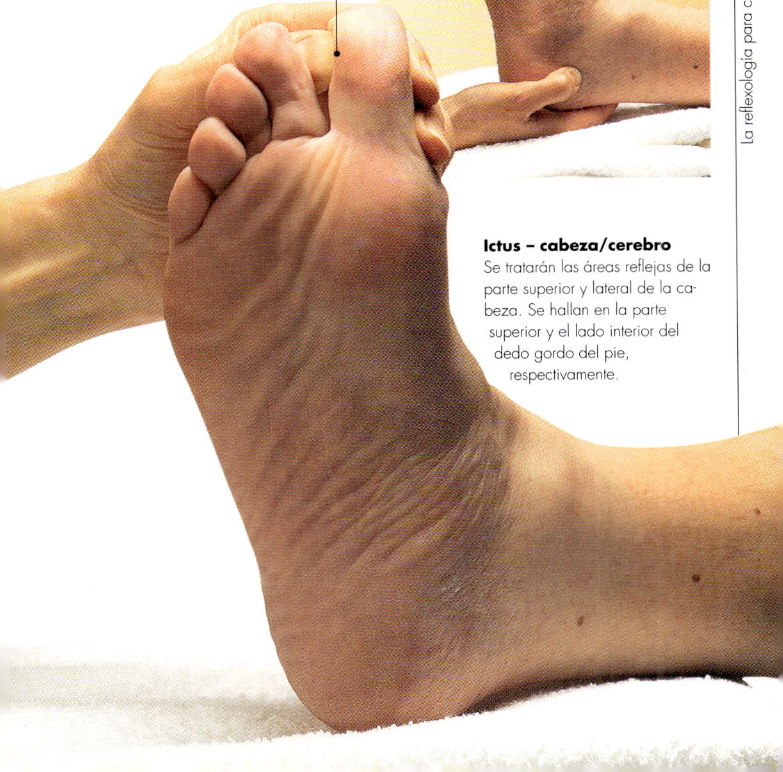

Ictus – cabeza/cerebro

Se tratarán las áreas reflejas de la parte superior y lateral de la cabeza. Se hallan en la parte superior y el lado interior del dedo gordo del pie, respectivamente.

OTROS TÍTULOS DE ESTA SERIE:

SOLO € 4.99

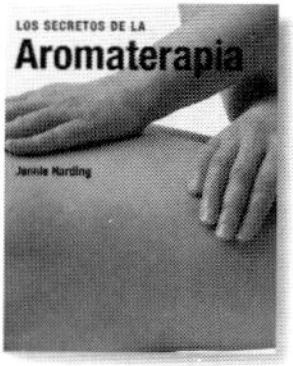

Aromaterapia
Jennie Harding
ISBN 3-8228-2485-2

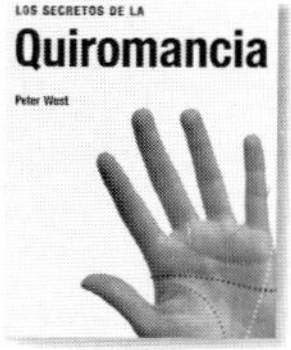

Quiromancia
Peter West
ISBN 3-8228-2525-5

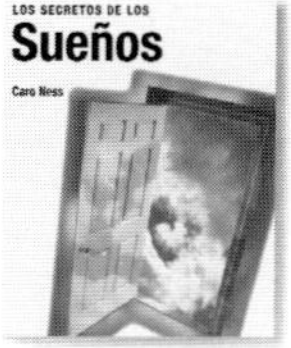

Sueños
Caro Ness
ISBN 3-8228-2479-8

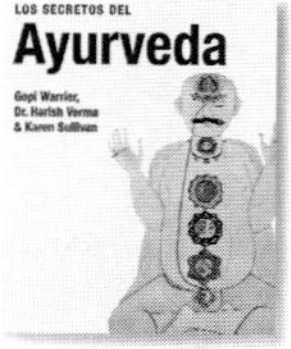

Ayurveda
Gopi Warrier, Dr. Harish Verma & Karen Sullivan
ISBN 3-8228-2491-7

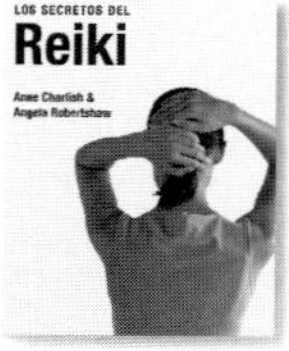

Reiki
Anne Charlish & Angela Robertshaw
ISBN 3-8228-2500-X

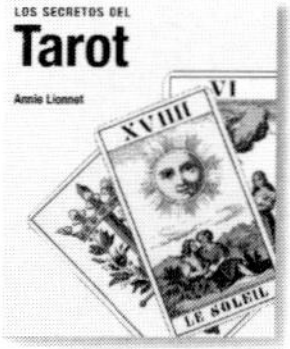

Tarot
Annie Lionnet
ISBN 3-8228-2482-8

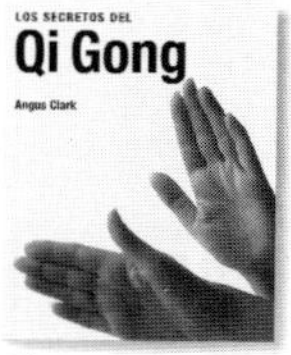

Qi Gong
Angus Clark
ISBN 3-8228-2497-6

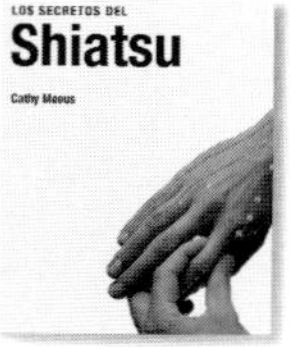

Shiatsu
Cathy Meeus
ISBN 3-8228-2494-1

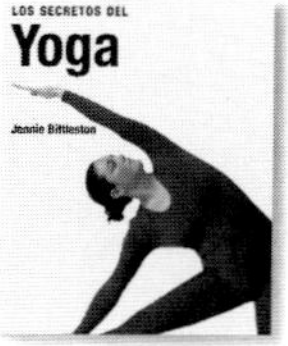

Yoga
Jennie Bittleston
ISBN 3-8228-2506-9

DIRECCIONES DE INTERÉS

Instituo Europeo de Quiromasaje
C/ Alcalde Sainz de Baranda, 46 Bajo A, Madrid
(Telf: (34) 91 574 54 14)

Esklepion
Centro de Técnicas Corporales y de Danza
C/ Cardena Cisneros, 30
28010 Madrid
(Telf: (34) 91 593 10 24)

Centro Maya
Centro de Formación
C/ Vila Barberá, 6, Bajo
46007 Valencia
(Telf: (34) 963 803 693)

FENACO
Federación Española de Asociaciones Profesionales de Naturópatas.
2Presidencia en:
Pi y Maragall 63-65
08224 Terrrassa
Barcelona
(Telf: (34) 93 789 11 49)

Instituo Internacional de Shiatsu
Escuela Privada de Enseñanza de Shiatsu y de Terapias Naturales
C/ Verdi, 108
08012 Barcelona
(Telf: (34) 93 218 93 91)

REINO UNIDO E IRLANDA

Association of Reflexologists
27 Old Gloucester Street,
Londres WC1N 3XX, RU
(Telf: (0870) 567 3320)

Bayly School of Reflexology and British Reflexology Association
Monks Orchard,
Whitbourne,
Worcestershire WR6 5RB, RU
(Telf: (01886) 821207)

British School of Reflexology and Holistic Association of Reflexologists
92 Sheering Road,
Old Harlow,
Essex CM17 0JW, RU
(Telf: (01279) 429060)

International Federation of Reflexologists
76–8 Edridge Road,
Croydon, Surrey CR0 1EF, RU
(Telf: (0208) 667 9458)

Irish Reflexologists Institute
3 Blackglen Court,
Lambs Cross, Sandyford,
Dublín, República de Irlanda

Scottish Institute of Reflexology
(Secretary: Ruth Marozzo)
4 Eden Road, Ednan, Kelso,
Roxburghshire TD5 7QG, RU
(Telf: (01573) 226645)

EEUU Y CANADA

Foot Reflex Awareness Association
PO Box 7622, Mission HIlls,
CA 91346, EEUU

International Council of Reflexologists
PO Box 30513,
Richmond Hill,
Ontario L4C 0C7, Canada
(Fax: (905) 884 0294)

International Institute of Reflexology
PO Box 12642,
Sant Petersburg,
FL 33733, EUA
(Telf: (813) 343 4811)

Reflexology Assocation of America
4012 S. Rainbow Boulevard,
Box K585, Las Vegas,
NV 89103-2509, EUA

Reflexology Association of Canada (RAC)
11 Glen Cameron Road,
Unit 4, Thornhill,
Ontario L8T 4NB, Canada
(Telf: (905) 889 5900)

GLOSARIO

Acupuntura Antigua forma de terapia china que usa agujas sobre puntos específicos del cuerpo para equilibrar la energía. Algunos reflexólogos creen que funciona de forma similar a la reflexología, aunque usa diferentes canales de energía.

Amasar Usar ambas manos para presionar en la parte superior e inferior del pie o mano de forma rotativa y fomentar la relajación.

Áreas de zonas relacionadas Éstas dan al terapeuta algunas alternativas en caso de necesitar un tratamiento adicional debido a una herida: por ejemplo, debería realizarse un masaje sobre la rodilla como terapia adicional si el codo estuviera lesionado y no pudiera realizarse un masaje directamente.

Áreas reflejas Se muestran en los mapas de las manos y pies de las páginas 30–37; su posición en el pie y mano refleja su posición en el cuerpo.

Autotratamiento Es posible, aunque no es sencillo, para tratar algunas áreas reflejas en sus propias manos y pies; es apropiado para aliviar problemas leves como un dolor de cabeza, pero no alcanzará los mismos efectos beneficiosos como un tratamiento completo de un terapeuta.

Bloqueo de energía Bloqueo del flujo de energía en una parte del cuerpo que afecta a otras estructuras que se hallan en la misma zona longitudinal. Debe eliminarse mediante el tratamiento de las áreas reflejas de los pies o manos de dicha zona.

Cierre Fase final de una sesión, cuyo objetivo es hacer que el individuo se sienta relajado.

Cristales Pequeñas áreas "arenosas" bajo la piel de los pies o manos sensibles al tacto; un reflexólogo cuidadoso las tendrá en cuenta al trabajar los pies de un individuo y las considerará indicios de que puede que haya problemas en la parte del cuerpo relacionada con el lugar del depósito de cristales.

Curación Los terapeutas complementarios creen que el cuerpo humano tiene la capacidad de curarse por sí mismo de forma natural, y el objetivo del tratamiento es el de provocar esto y restaurar así la buena salud del individuo; se trata más de hacer frente al problema subyacente que de aliviar los síntomas.

Desequilibrio de energía Cuando una parte del cuerpo no funciona correctamente, la energía no podrá fluir como debería a través de las zonas longitudinales y es probable que la persona se sienta enferma debido a este desequilibrio; se manifestará mediante síntomas físicos o piscológicos o simplemente como una carencia de bienestar general.

Energía Energía que fluye por el cuerpo a lo largo de las zonas longitudinales, que se reequilibra y desbloquea mediante masajes en las áreas reflejas relacionadas que se encuentran en las manos y los pies.

Fotografía Kirlian Método de fotografía especializada desarrollado en la URSS, que utiliza electricidad de alto voltaje para que puedan visualizarse en la "fotografía" resultante los niveles de energía de manos y pies.

Glándula pituitaria Glándula situada en la base del cerebro, que desempeña un papel primordial en el control de la interacción hormonal en el cuerpo.

Holístico El enfoque holístico es la base de todas las terapias complementarias y simplemente significa tratar a la persona como un todo más que concentrarse en su enfermedad o síntomas; de esta forma, los terapeutas se interesan por todos los aspectos de la vida de un paciente, incluyendo sus ansiedades y preocupaciones emocionales, así como sus problemas de salud específicos, ya que éstos no pueden tratarse de forma aislada.

Línea de la cintura Línea que divide el pie horizontalmente en el mismo nivel donde los metatarsianos de la parte superior se encuentran con los primeros tarsianos antes de llegar a los huesos del talón.

Línea del hombro Línea que se visualiza a través del pie en el mismo nivel de la intersección entre los falanges (huesos de los dedos de los pies) y los metatarsianos en la parte superior del pie.

Línea de la base pélvica Línea visualizada por los reflexólogos al pasar horizontalmente a través del pie por encima de los huesos del tarso del talón, entre los huesos del tobillo.

Meridianos Los 14 canales de energía que usan los practicantes de acupuntura y que conectan las partes interiores del cuerpo con las exteriores.

Nivel diafragmático Área entre una línea "imaginaria" que cruza el pie justo debajo del empeine del pie y la línea de la cintura; no está relacionada con la estructura esquelética del pie o mano, y ayuda a los practicantes a determinar la posición de las zonas reflejas de los pies y manos con gran precisión.

Reacción curativa Este término suele utilizarse para describir los efectos secundarios que un paciente experimenta después de una sesión de tratamiento reflexológico. Aunque puede indicar que el tratamiento está alcanzando el efecto deseado, también puede indicar un sobretratamiento del que el terapeuta debería tener constancia.

Respiración del plexo solar Parte del elemento de "cierre" del tratamiento; estimula la relajación y promueve una sensación de calma a la persona tratada.

Retorcer Sujetar el pie (o mano) con ambas manos, con una alrededor de la parte exterior y la otra de la interior, a continuación estirar el pie para separar los huesos unos de otros.

Silla reclinable La mayoría de reflexólogos dispondrá de una silla especial en su consulta, diseñada para permitir que el paciente se relaje cómodamente durante la sesión, con las piernas ligeramente elevadas para permitir que el terapeuta trabaje sin esfuerzo sobre los pies.

Sobretratamiento Allí donde un individuo padece síntomas que sugieren que una parte del cuerpo en concreto no funciona correctamente, el reflexólogo dedicará más tiempo tratando las áreas reflejas pertinentes; sin embargo, será necesario encontrar el equilibrio correcto entre dar el tratamiento suficiente y dar demasiado, causando efectos secundarios no deseados.

Terapia complementaria Tratamientos naturales que evitan el uso de fármacos o cirujía y tienen como objetivo "complementar" en lugar de sustituir cualquier tratamiento ortodoxo; los practicantes siguen un enfoque holístico en lugar de centrarse en síntomas o patologías específicos.

Terapia zonal Terapia desarrollada por el doctor norteamericano William Fitzgerald, considerado el pionero de la reflexología moderna; publicado en 1917, su libro del mismo nombre, perfilaba el concepto de la corriente de energía a través de 10 zonas longitudinales y de cómo un tratamiento basado en la presión podía desbloquear y devolver el equilibrio a esta energía, con resultados beneficiosos para el paciente.

Tratamiento del cuerpo completo Se refiere a lo que acontece en una sesión de un tratamiento reflexológico: aunque algunos problemas específicos requieran una atención especial a reflejos en particular, se tratarán los pies (o manos) completamente.

Zonas longitudinales Los 10 "canales", 5 en cada lado del cuerpo, que se extienden desde las puntas de los dedos de los pies hasta la cabeza; es a través de estas zonas que fluye la energía vital, y durante el tratamiento se accede a los puntos que hay a lo largo de cada zona de las manos y pies.

Zonas transversales Se usan como ayuda para localizar áreas reflejas específicas, generalmente en los pies, y se definen mediante una serie de líneas que se visualizan cruzando el pie horizontalmente en diversos puntos diferentes.

ÍNDICE

a
acupuntura 17, 218
alergias 180–183, 199
almorranas 204, 206
anatomía 28–29
angina de pecho 136, 138
anotaciones 185
ansiedad 160–163, 196, 199
apoyo 56, 58–59
aromaterapia 61, 64, 65
articulaciones 61, 172–175
artritis 61, 173, 208, 210
asma 120, 122, 196, 198
autoayuda 62–63
autotratamiento 57, 96–97, 112–113, 219

b
bazo 85, 110, 202
Bayly, D. 8, 38, 68
bebés 6, 188–195
bloqueos 24–25, 209
boca 126
brazos 76, 78, 174
British Reflexology Association (BRA) 13, 217

c
cabeza 70, 98, 158, 166, 203, 210, 215
cadera 86, 106, 174, 210
cálculo biliar 131
Canadá 217
cara 72, 74, 100, 102
catarro 121
centros de salud 14
China 8
ciática 13, 168
circulación 15, 136–139
cistitis 144
cóccix 170
cólico 192, 194
columna vertebral 71, 99, 158, 171
comida 62–63, 208
confianza 44
conjuntivitis 176–177
corazón 84, 86, 108, 110, 136–139, 208
cuello 71, 99, 158
curación 7, 118, 218

d
dentición 192, 195
depósitos de cristales 25
depresión 160–163
diabetes 40, 60, 149
diarrea 132–135
dientes 100, 102, 167
digestión 124–127
direcciones 217
doctores 14, 44
dolor de espalda 13, 65, 113, 168–171, 206
dolores de cabeza 113, 156–159

e
eccema 192, 195
efectos secundarios 93, 117, 184
Egipto 8
ejercicio 62–63
embarazo 6, 40, 61, 200–207
encías 100
energía 16–17, 218
enfermeras 14
ensayos clínicos 12–13
entorno 45, 46–47, 62
epilepsia 60
esófago 126
Estados Unidos (EEUU) 8, 217
estilo de vida 63
estómago 80, 82, 127
estreñimiento 132–135, 204
estrés 13, 97, 109, 196
Europa 8

f
Fitzgerald, W. 8, 16
funciones de los pies 26–27
fundamentos 6, 7, 38
g
ganglios linfáticos 87, 104, 106, 135, 140–143
glándula pituitaria 71, 99, 150, 162, 166, 207
glándulas suprarrenales 109, 111, 151, 162, 167, 182, 199
glosario 218–219
gota 61

h
hígado 80, 82, 128–131, 135, 163
hipertensión 60, 138
historia 8
hombros 76, 78
homeopatía 61, 65
hormonas 148–151
hospitales 14
huesos 61
i
ictericia 130
ictus 212, 215
India 8
indigestión 125
indios americanos 8
infertilidad 153, 155
Ingham, E. 8, 12, 68
insomnio 65, 164–167, 204
intestino delgado 134
intestino grueso 80–81, 83, 85, 108–109, 111, 134
Irlanda 217

j
Japón 8

l
lecturas 216
lesión 105
m
mano derecha 98–107
manos 20–22, 26–29, 94
  anatomía 29
  artritis 210
  dorso 36–37
  cuidado 41
  visión general 96–117
  mapas 6, 34–35
  tratamiento 50
  zonas 21
mapas 6, 18–19, 30–31, 34–35
mareo 196, 198
mareo matutino 200
Marquardt, H. 20
masaje 64–65
medicación 40, 60–61
medicina ortodoxa 8, 12, 14–15, 24
meditación 49
menstruación 152, 154
meridianos 17
migrañas 156–159
movimientos del pulgar 52–53
músculos 172–175

n
náuseas 200, 202
nervio ciático 81, 83, 170
niños 6, 188, 190, 196–198

o
oídos 73, 75, 100–101, 103, 176–179, 208, 212, 214
ojos 73, 75, 100–101, 103, 159, 176–179, 208, 212, 214
orden del tratamiento 68–69
órganos reproductivos 105, 152–155
orina 144–147
osteoporosis 40, 61
ovarios 87, 106, 155

p
palpitaciones 136–137, 138
páncreas 151
pedicuras 42–43

personas mayores, 208–215
pie derecho 70–83
pie izquierdo 84–87
pies
  anatomía 28–39
  cuidado 42–43
  funciones 26–27
  mapas 6, 18–19, 22–23, 30–31
  masaje 8
  principios 9
  puntos reflejos 32–33
  trabajo completo 7, 68–93
  zonas 20–21
placebos 12–13
plexo solar 76–77, 79, 91–92, 115–116, 162, 166, 170, 175, 183, 199
preparación 40, 48–49
presión 54–55
principios 6, 9, 10
próstata 87, 106, 147, 215
pulmones 76, 79, 182
puntos reflejos 32–33, 112

r

Reino Unido (RU) 8, 217
relajación 88–91, 114–15, 164–165
remedios florales de Bach 65
remedios herbales 61, 65
resfriados 121, 122
respiración 120–123
riñones 83, 109, 110, 146
rodillas 86, 106, 139, 175

s

senos craneales 72, 74, 100, 103, 159, 182
sensibilidad 52
shiatsu 17
sillas 50–51
síndrome del colon irritable 132
sinusitis 121, 122
sistema nervioso 15
sueño 164–167, 204, 207

t

técnica Alexander 64
terapia zonal 8
testículos 87, 106
tinnitus 177
tiroides 40, 60, 76, 79, 149, 150
tos 121
toxinas 25
tratamiento casero 50
trombosis 40
trompas de Eustaquio 72, 75, 100, 103, 178

u

úlceras 124–125
útero 87, 106

v

varices 204, 207
vejiga 83, 144–145, 146, 211
vesícula biliar 128–131
visión plantar 30, 35

y

yoga 48–49, 64

z

zonas 9, 10, 16–23
zonas longitudinales 9, 16–19, 219
zonas transversales 9, 20–23

AGRADECIMIENTOS

El editor agradece a Deborah Fielding por la lectura de
y comentarios sobre el texto.

AGRADECIMIENTOS POR LAS FOTOGRAFÍAS

Se han realizado todos los esfuerzos por respetar los derechos de autor y obtener autorizaciones.
Los editores piden disculpas por posibles omisiones y estarían deseosos
de realizar los cambios necesarios en futuras impresiones.

Images Colour Library 63; **Science Photo Library**/ G Hadjo 14b; **Tony Stone Images**/ David Joel 14t / James Strachan 49.

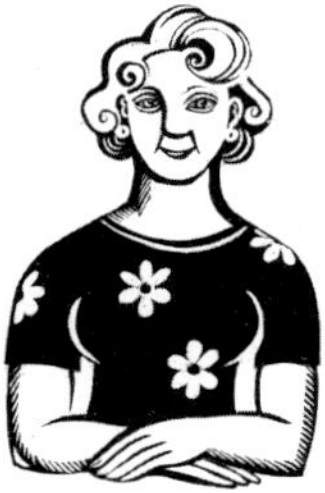